中国少数民族医药资源发掘与保护研究丛书

丛书主编◎李金林　洪宗国

壮 医 药

ZHUANG YIYAO

◎主编　杨新洲　林 辰

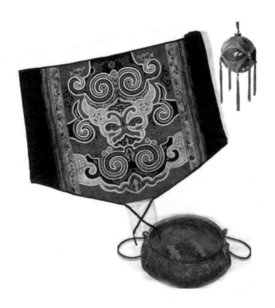

长江出版传媒
湖北科学技术出版社

图书在版编目(CIP)数据

壮医药 / 杨新洲,林辰主编 . —武汉 : 湖北
科学技术出版社,2021. 12
(中国少数民族医药资源发掘与保护研究
丛书/李金林,洪宗国主编)
ISBN 978-7-5352-9748-8

I. ①壮… II. ①杨… ②林… III. ①壮医
IV. ①R291. 8

中国版本图书馆 CIP 数据核字 (2017) 第 258041 号

责任编辑:宋志阳 　　　　　　　　封面设计:喻　杨

出版发行:湖北科学技术出版社 　　　电话:027-87679468
地　　址:武汉市雄楚大街 268 号 　　　邮编:430070
　　　　　(湖北出版文化城 B 座 13－14 层)
网　　址:http://www.hbstp.com.cn
印　　刷:湖北新华印务有限公司 　　　邮编:430035
880×1230　　1/32　　　8. 75 印张　　7 插页　　240 千字
2021 年 12 月第 1 版　　　　2021 年 12 月第 1 次印刷
　　　　　　　　　　　　　　　　　　定价:100. 00 元

"中国少数民族医药资源发掘与保护研究丛书"
编委会

《壮医药》编委会

丛书总序

中国是由 56 个民族组成的大家庭,各民族在繁衍生息过程中都发展出自己的民族医药。除了以汉族为主发展出来的中医药外,民族医药曾是广大少数民族地区的"主流医药",为少数民族群众防病治病、保持健康发挥了极其重要的作用。在我国卫生医疗保健资源中,西医、中医和民族医成为"三大资源"。像中医药一样,民族医药同样也是优势在我的资源,是丰富厚重、可开发潜力巨大的资源,是先人留给我们的宝贵财富。

民族文化是中华文化的重要组成部分,是中华民族的共有精神财富。民族医药是民族文化的核心部分,其理论、诊疗方法、方剂、药物品种、制药技术与工艺是民族文化的瑰宝。我国很多少数民族世世代代生活在偏僻的地区,虽有不少独特的医疗保健经验却没有得到有效的发掘和整理。一些民族的医药虽然得到一定的整理,但缺少逻辑联系与理论总结,需要进一步提高。少数民族的医药理论、医药资源、工艺技术和医药文化需要传承、保护,需要挖掘、整理、总结、提高,这对繁荣祖国的民族文化,发展民族经济,促进民族团结与民族进步具有很高的社会价值和经济效益。

2014 年《中国少数民族医药资源发掘与保护研究丛书》在湖北省新闻出版局作为重点图书立项,这套丛书立足于民族医药的传承、保护与发展,是一个有利于民族医药发展和民族文化发展的工程。中南民族大学与湖北科学技术出版社共同承接了该丛书策划与撰写的任务,这是一项光荣而艰巨的工作。本丛书涉及众多不同的民族,涵盖各民族医药的理法方药的方方面面,需要厘清各

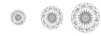

民族医药的前生今世，需要凸显各民族医药的各自特色与相互联系，工作量与难度都是巨大的。这套丛书的出版无疑将对我国民族医药资源的开发、传承与发展起到重要的作用。

值得一提的是中南民族大学的药学院的作者们深知促进民族文化事业的发展是我们大学义不容辞的责任，他们与全国民族医药研究的研究者和机构一直保持着密切的合作，始终针对民族医药的传承与发展进行研究。丛书的总主编洪宗国教授长期在中南民族大学从事民族医药研究，在医药思想、医药理论、分类与比较研究等方面成果丰硕，他的《中国民族医药思想研究》，是本领域研究的先行成果之一。

我希望这套丛书成功出版，愿广大读者能借此了解民族医药，喜爱民族医药，选择民族医药为自己的健康顾问，并从中受益。我们希望中华民族医药得到长足的发展，并日益繁荣昌盛，愿我国民族医药为中国乃至全人类的健康做出宝贵的贡献。这就是我们的初衷。是为序。

李金林

2016 年 3 月 10 日

中医药壮瑶医药大会上的讲话，2012年5月25日）也正如鉴定委员会专家们所说的，它"为我国一些尚未进行总结的少数民族医药做出了榜样，具有示范作用。"

由中南民族大学杨新洲教授和广西中医药大学林辰教授主编的《壮医药》一书，以比较完整、充实的文献资料，对壮医药的历史和现状、基本理论和诊疗方法、常用药物和常用方剂、医教研机构和专家队伍等，做了比较全面的论述，是一本引导广大民族医药人员及壮医药爱好者进入壮医药殿堂的较好的工具书。它的出版，必将对壮医药事业和产业的进一步发展，对壮医药文化的传承和弘扬起到应有的积极促进作用。我作为两位主编的老朋友和老民族医药工作者，欣喜之余，谨此为序。

黄汉儒

2018年6月

注：序作者黄汉儒系中国民族医药学会、中国民族医药协会原副会长，广西民族医药协会终身名誉会长；主任医师、桂派中医大师、博士生导师；享受国务院特殊津贴专家；第八届全国人大代表，广西第六届、第八届区政协委员。

前　言

　　壮族是我国第二大民族,也是我国少数民族中人口最多的一个民族,共有1 600多万人,在全国各地均有分布,主要以广西壮族自治区以及云南、广东、贵州、湖南等省的毗邻地区为世居地,其中广西壮族人口占壮族总人口的87.81%。壮族主要分布地区东起广东省连山壮族瑶族自治县,西至云南省文山壮族苗族自治州,北抵贵州省黔东南苗族侗族自治州,南达北部湾,西南与越南接壤。壮族地区是一个山水秀丽的地方,素有"八山一水一分田一片海"之称,山区、丘陵占土地面积82%。壮族地区地处低纬度地带,北回归线横穿壮族聚居地中部,属亚热带季风气候区。雨水充足,各地年平均降水量1 080～2 760mm;气候温和,年平均气温16.5～23.1℃,冬无严寒,夏季酷热。各种地形地貌以及良好的气候条件,孕育了丰富的自然资源,特别是动植物资源,生物多样性明显。壮族地区四季草木常青,百花盛开,物产丰富,其中中草药资源,尤其是壮药资源极其丰富,也为壮医药发展提供了重要支撑。

　　壮药是在壮医理论和经验指导下应用于疾病防治和卫生保健的药用物质及其制剂,具有鲜明的民族性、传统性和地域性特点。壮族民间医生通过对人类与自然、生理病理和各种病症的认识,以及在长期临床实践经验基础上,凝练提高而形成了壮医理论——阴阳为本、三气同步、三道两路等,总结了对痧、瘴、蛊、毒、风、湿等病症的防治以及调气、解毒、补虚等治疗原则,是指导壮药临床应用的基本理论,具有简、验、便、灵、廉的特点和优势,是壮族人民千百年来同疾病做斗争,繁衍传承,生生不息的重要武器。

壮医药发展历史源远流长,广西武鸣马头西周古墓出土的青铜针和贵港罗泊湾汉墓出土的银针,为壮族先民的医用针具,是壮医药悠久历史的文物见证。在历代广西地方史志中,均有对壮医药的记载。

中华人民共和国成立后尤其是改革开放以来,广西不断加强壮医医疗机构的内涵建设和基础设施建设,壮医风湿病专科、壮医筋病专科、壮医目诊等列入国家中医药管理局"十一五"民族医重点专科专病(建设)项目。广西壮医医院列入国家中医药管理局全国十家重点民族医医院建设单位,目前广西中医药大学和广西壮医医院强强合作,共同组建广西国际壮医院,成为广西壮族自治区60周年大庆重点建设工程。人才教育培养方面,广西中医药大学壮医药学院、右江民族医学院、广西民族医药研究所等单位积极开展不同层次的壮医药教育,培养了一批不同层次的壮医药骨干及技术人才。产业方面,广西民族药生产企业164家,其中大中型民族药生产企业15家,上市民族药品种250多个。以广西道地壮药药材为原料被批准为国家中药保护品种的有20多个。"三金""玉林""天和""两面针""金嗓子""花红"等30多个广西壮药品牌在产品质量、市场占有率、资源利用等方面均具有较大优势,桂林三金药业、玉林制药、金嗓子药业跻身国家中药制药企业50强,壮药发展空间巨大。壮医药立法和政策方面,《广西壮族自治区发展中医药壮医药条例》已于2009年颁布实施;2009年《壮瑶医药振兴计划》通过广西壮族自治区人民政府发布实施,并列入《国务院关于进一步促进广西经济社会发展的若干意见》(国发〔2009〕42号)之中;2008—2016年,广西壮族自治区食品药品监督管理局先后颁布《广西壮族自治区壮药质量标准》一至三卷。

本书主要就壮医药史、基本理论、诊疗方法、方剂治疗、常用壮药、壮医名师以及壮医药发展等内容全面系统地阐述壮医药的科学内涵和发展概况,是一本指导民族医药技术人员开展研究开发和临床保健的专业工具书。

由于时间仓促,水平有限,本书还存在不足之处,敬请大家指正。

编　者
2018 年 6 月

目　　录

第一章　壮医药史

第一节　壮医药概论

一、壮医药的定义

壮医药是壮族人民在长期的生产、生活实践中,同疾病做顽强斗争的过程中,对经验进行提炼和升华而逐渐形成的独特的理论体系,简称为壮医。壮医与中医都属于传统医学,是我国传统医药的重要组成部分,是壮族珍贵文化遗产的重要方面。由于壮族聚居地的独特自然环境、特殊的气候条件及当地的文化、风俗习惯、民族间文化交流等因素,壮医具有明显的民族特色及地方特色。与其他民族医药相比较,在许多方面,壮医药都有自己独到之处。壮医药内容丰富多彩,疗效确切,在我国传统医药的治疗方法中占有重要地位。

二、广西中药资源与壮药资源

广西壮族自治区位于中国的南部,为我国五个自治区之一,地处云贵高原东南边缘,土地面积 $23.76 \times 10^4 km^2$,位于北纬 $20°54'$ ~ $26°23'$、东经 $104°28'$ ~ $112°04'$。东连广东省,南临北部湾并与海南省隔海相望,西与云南省毗邻,东北接湖南省,西北靠贵州省,西南与越南社会主义共和国接壤。地跨热带与亚热带,地势由西北

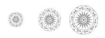
向东南倾斜,四周山地环绕,呈盆地状,盆地边缘多决口,中部和南部多为平地,属于亚热带季风气候区,主要特征是夏天时间长、气温较高、降水多,冬天时间短、气候干暖。年平均气温21.4℃。自然生态环境优越,蕴藏种类繁多的野生动植物资源,素有"天然药库""生物资源基因库""中药材之乡"的美称。已知的植被有289科,1 670属,近8 000种,中药资源有4 590种,仅次于云南(5 050种),居全国第2位。常见药用植物有松柏科、木兰科、芸香科、樟科、唇形科、伞形科、姜科、蔷薇科、菊科、罂粟科、豆科、禾本科、桑科、无患子科、蓼科等构成,主要分布在桂西南高温多湿的热带常绿阔叶雨林中,以十万大山、大荣山、六韶山、六万大山、大明山为主,中亚热带的大瑶山、九万大山、元宝山,以及桂北龙胜华坪林区、兴安、资源的猫儿山自然保护区也有分布。

如上所述广西中药资源极为丰富,而且也蕴藏着丰富的壮药资源,广西壮药与中药资源一样,属于天然药物资源范畴,涉及植物药、动物药和矿物药。据调查,广西壮药资源接近4 000种,其中《壮族医药史》记载病症有180余种,药有3 800余种。已开发应用的中草药有1 078种,别具特色的壮药有活血丹、萝芙木、海风藤、土垄大白蚁、薯良、黄花参、水罗伞、白花丹、田七、罗汉果、八角、肉桂、蛤蚧、广莪术、滇桂艾纳香、鸡血藤、广豆根、青天葵、千年健、巴戟天、金银花、金钱草、杧果、蓦头回、岩黄连、苦玄参、一点红、鸡骨草、扶芳藤、穿山甲、珍珠贝、牡蛎、龟板、青环海蛇、小头海蛇、环纹海蛇等。全国400多种常用中药原料中有70多种主要来源于广西的壮药,其中有10多种占全国总产销量的50%~80%,罗汉果、鸡血藤、广豆根占全国总产销量的90%以上,具有明显的民族医药资源优势。广西民族医药研究所药用植物资源研究室自1993年以来,承担国家中医药管理局下达的"壮药资源普查及开

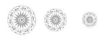

发利用研究"科研课题,进一步在全区进行壮药普查,又发现了新的壮药品种397种。因此,仅广西境内壮药就达千种以上。

壮药历史悠久,源远流长。某些品种的壮药较早得到开发利用,同时成为著名的中药。例如《后汉书·马援传》载:"又出征交趾,土多瘴气",因常服薏苡仁而能防治瘴疾,后带回中原。薏苡仁至今仍是壮药常用药,也是常用中药,盛产于壮族聚居的百色地区各县。1976年在贵县(今贵港市)罗泊湾汉墓出土的文物中,就有铁冬青、金银花等壮医常用药。在《神农本草经》收载的365种药物中,壮族地区盛产的菌桂、牡桂、薏苡仁、丹砂、钟乳石等被收录。该书中有"欲除寒热邪气,破积聚,愈疾者,本下经"等作用的"下药"125种,壮族地区大多有出产。唐代《新修本草》也收载了不少壮药,如蚺蛇胆、滑石、钓樟根皮、茯苓、桂、蒜、瓜芦木、黑石脂、钩吻、白花腾蛇黄、郁金、苏方木、狼跋子等。稍其后的《本草拾遗》,更收载了著名的壮医解毒药陈家白药和甘家白药,这两种药在当时即已作为贡品上贡朝廷。

如前所述,毒药和解毒药的广泛应用,是壮医的重要诊疗特色和突出贡献。此外,将丹砂烧炼为水银的先进方法以及田七的发现和利用,成为壮药开发利用并达到一定水平的重要标志。

《本草经集注》谓丹砂出符陵,其实容州勾漏所出特别是邕州所产金缠砂最为上品。宋代《岭外代答》详细记载了壮族先民烧炼水银的方法:"邕人炼丹砂为水银,以铁为上下釜,上釜盛砂,隔以细眼铁板;下釜盛水,埋诸地。合二釜之口于地面而封固之,灼以炽火。丹砂得火化为霏雾,得水配金,转而下坠,遂成水银。"这种符合科学原理的密封蒸馏法,在自然科学史上也是较早的记载。

三七是世人皆知的著名中药,活血化瘀,应用广泛。但它首先是一味著名的壮药,是壮族人民对我国传统医药乃至世界传统医

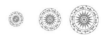

药的重要贡献。此药无论过去和现在,都主产于壮族地区——壮族聚居的广西百色和云南文山。明代以前,中原医家尚不知三七为何物,而壮族人民早已使用它并积累了丰富的临床经验。据资料记载:田七本名三七,因主产于广西壮族聚居的田阳、田东、那坡、德保、靖西一带,昔日商贾对其交易多集中于田州一带,故又名田七,是为地道品种。明代李时珍《本草纲目》称:田七"生广西南丹诸州番峒深山中""此药近时始出,南人军中用为金疮要药,云有奇功"。又云:"凡杖朴伤损,瘀血淋漓者,随即嚼烂,罨之即止,青肿者即消散。若受杖时,先服一二钱,则血不冲心;杖后尤宜服之,产后服亦良。大抵此药气温、味甘微苦,乃阳明、厥阴血分之药,故能治一切血病,与麒麟竭、紫矿相同。"说明田七治疗内外损伤、瘀血停留等病症,乃壮族人民最早发现及应用,其功是不可泯灭的。现代研究证实,田七内含皂苷等有效成分,具有人参的治疗作用而避免了人参的副作用,国外研究声称田七还具有抗癌作用。目前,国内外对田七的开发研究方兴未艾。从田七牙膏、田七花茶到云南白药以及多种心血管疾病防治药品,都以田七为主要原料或重要成分,产值数以亿计。

主产或特产于壮族地区的壮药,具有广阔的开发前景。如罗汉果、肉桂、八角、金银花、蛤蚧、蝲蛇、葛根、花粉、广豆根、广西血竭、广金钱草、扶芳藤、大黑山蚂蚁、灵香草、木棉花等。特别是田七的开发和综合利用,已受到专家的高度重视,并提到政府的议事日程。此药必将为我国人民和世界人民的健康做出新贡献。目前广西已经形成一定生产规模的中成药,如正骨水、云香精、中华跌打丸、金鸡冲服剂、鸡骨草丸、炎见宁、三金片、百年乐、大力神等,多是在壮医验方秘方或其他民间单方秘方的基础上研制提纯而成。这些具有地方和民族特色的中成药,功效显著,且不易仿制,因而具有很强的市场竞争力。广西民族医药研究所近年来研究成功的"舒洁药物文胸""产妇春浴液""神女乐洗浴液""儿童清热口服液""胎黄消口服液"等,大都是在壮药验方、秘方的发掘整理基础上研制出来的,投入后已产生了较好的社会效益、经济效益。

第二节　壮医药的发展历程

一、壮族医药的起源(远古—先秦)

医药卫生的起源,是人类与自然环境、疾病、创伤、饥饿做斗争的必然结果。瓯骆先民在野兽横行、瘴气弥漫、山重水复的艰苦环境中生活,疾病、创伤是难以避免的。例如,1980 年在柳江县博甘前洞出土的 9 枚人牙化石(属晚期智人)即发现有龋齿洞,其他如感染性疾病、皮肤病、胃肠病、营养不良等,想必在当时也是极为常见的。为此,人们要生存,除了不断向大自然索取生活资料外,还必须不断地同各种疾病做斗争,千方百计寻找一些防病治病的有效方法,人类生产劳动和生活的需要,决定了医药卫生的产生和发展。

(一)壮医药的萌芽

在氏族部落时期,社会生产力极其低下,渔猎是瓯骆先民的主要谋生手段,在采集野果、捕获猎物的活动中,被尖利的植物刺伤、岩石擦伤、挫伤,被动物撞伤、咬伤等是常有的,在这些受伤的过程中有些偶然情况会使一些原有的病痛得到缓解,甚至痊愈,经过反复实践、总结,开始有意识地选择某一工具在身上刺、戳以治疗某种病痛,于是人们便认识到用石骨刺针可以治病,从而逐渐产生了壮医针刺疗法。

在原始社会，人们往往饥不择食，常会因误食某些野果、野菜发生呕吐、中毒，而有些吃了则能使痛病减轻。经反复验证，瓯骆先民便逐渐意识到，有些植物对人体有毒，而有些则能治病，从而促成了原始医药的萌芽。我国历史上有"神农尝百草，一日而遇七十毒"的传说，这不仅是中药（汉药）起源的论述，壮族古代医药的起源自然也是遵循这一规律发展起来的。到了先秦时期，壮医除了针刺疗疾、舞蹈导引、按矫治病方法外，对药物也已有所认识，并积累了一些临床经验。如知道用紫苏煮螺蚌以解毒去腥，佩带某些草木根以防病治病，某些草药内服可以减轻疲劳，某些植物有剧毒不可内服，等等。当时，壮族还未形成本民族的规范化文字，而壮医的用药经验仍能通过口耳相传及部分汉文资料记载得以流传下来，说明这一时期壮医医疗卫生活动是活跃的。壮医药物疗法在这一时期处于萌芽阶段。

由于年代久远，人们在不了解药物起源的真正原因的情况下，根据传说把它归因于某一个人，某一个神，如"神农尝百草，始有医药"。壮族亦有类似的传说，如药王是传说中的壮医药神，他发现药草，为人治病，普救民众，还向众人传授种药采药知识，使之得以健康繁衍。并立有药王庙，每年定期祭祀药王。壮族还有关于医神三界公的传说，三界公乃仙童转世，曾于山中遇仙，授以五彩带、仙棒、仙桃及金字书法宝，三界公服下仙桃变成神医，专为贫苦乡人治病。治病时在患者患处缠上五彩带，以仙棒轻轻敲三下，则骨折脚跛的人就能奔走，浮肿患者恢复健康，多年盲人能重见光明。在瘟疫盛行期间，三界公广发"驱瘟灵"，使患者药到病除，起死回生，且分文不取，深受群众的爱戴。壮族地区多处修建有"三界庙"，现忻城县土司衙门旧址附近仍存有一座清代修建的"三界庙",常年香火不断。这类关于医药起源的传说,是在科学文化知识落后的情况下,人们对于医药来源的看法,说明壮族医药和其他民族医药一样,源远流长。

火的使用,为壮医灸法的产生奠定了基础,促成了壮医灸法的萌芽。人们在烤火取暖时,有时会发现某些疾病减轻甚至消失,经过无数次的经验积累,壮族先民便逐渐认识到火灸的治疗作用,故壮医灸法应是伴随着壮族先民对火的使用而产生和发展起来的。

据考古发现及史料记载,先秦时期,瓯骆社会生产力的发展与中原相比虽然存在较大差距,但医药却几乎是同时发展的,这一时期是壮族医药的萌芽阶段,这与瓯骆先民居于领先地位的水稻栽培技术及稍后的青铜冶炼技术是分不开的。

(二)从考古发现来探讨壮医针刺疗法的起源

在壮族地区原始时代的文化遗址中,考古工作者发现了很多尖利的石器和石片,在桂林甑皮岩遗址、南宁贝丘遗址、柳州白莲洞遗址、宁明花山和珠山附近的岩洞里,还发现有骨针实物。这些尖利的石器、石片、骨针等,是否为壮族先民的专用医疗工具,尚须进一步考证,但从一器多用的角度看,它们完全可以作为早期的针刺用具。

对现存的壮医陶针的考证表明,其针形与《灵枢·九针十二原》列于九针之首的镵针极为相似,陶针和镵针与原始社会的砭石最为接近。"九针"已是金属医疗用具,按人类历史发展的规律,于石器时代与铜器时代之间,曾有一段灿烂的陶器文化,陶针是陶器时代的产物。在中医"九针"形成齐备之前,由于壮族地区的地理环境,人民的体质特点,地方病、多发病防治的需要,以及秦汉时期,南方用铁未能普遍的情况下,壮族先民已经知道在砭石的基础上,敲击陶片,使之比砭石更锋利,以便有目的地进行针刺治疗。由于疗效显著,简便易行,壮医陶针在民间流传不衰,至今还在使用。考古发现,几何印纹陶是我国南方百越地区新石器时代晚期共同流行的、具有鲜明地方特色的一种陶器,在广西东北部、广东、江西、福建、浙江、江苏、湖北、安徽等地的新石器时代晚期文化遗址中均有发现。其陶质有泥质陶(即黏土烧制而成)和瓷质陶(即用高岭土烧制而成)两种,其中以后者最具代表性。其特点是陶胎细腻坚硬,火候高(烧成温度达1 100℃),装饰纹饰采用印模拍印方法。其中瓷质陶可以作为陶针的原料来源,这就为壮族先民在远古时代使用陶针提供了有力的佐证。

　　1985年10月,考古工作者在广西武鸣县马头乡(壮族聚居地区)西周末年至春秋古墓中,发掘出土了2枚青铜浅刺针(其中1枚出土时已残断)。其针体通长2.7cm,针柄长2.2cm,宽0.6cm,厚0.1cm,呈扁长方形,针身短小,长仅0.5cm,直径仅0.1cm,锋锐利,呈圆锥状,经考证认为是2枚浅刺用的医疗用针,其锋微细,与古人对"微针"的描述是一致的。1976年7月,广西考古工作者在贵县(今贵港市)罗泊湾一号汉墓的随葬品中发现了3枚银针,其外部造型相似,针柄均为绞索状,针身均为直径0.2cm的圆锥状,锋锐利,3枚银针的针柄顶端均有一圆形小孔,长分别为9.3cm、9.0cm、8.6cm。从外形观察,3枚银针的造型与现代针灸用针极为相似,可以确认为医疗用针。

　　这是迄今为止我国发现的年代最早的绞索状针柄的金属制针具。这种针柄对后世针具的针柄造型具有深远的影响,并一直沿用至今,在我国针具史上有重要的意义。壮族地区先后发现了年代最早的青铜针及银针,而同一时期的有关文献却未记载,它与《黄帝内经》提及的"九针"也不完全相同,其他地方也未发现相同或相似的针具,很可能该种针具仅在壮族地区使用,可见壮族先民很早就积累了自己独特的针刺治疗经验,对中医"九针"的形成产生了重大的影响。正如《素问·异法方宜论》所说的:"南方者,天地所长养,阳之所盛处也。其地下,水土弱,雾露之所聚也。其民嗜酸而食胕。故其民皆致理而赤色,其病挛痹,其治宜微针。故九针者,亦从南方来。"诚然,这里的南方不一定特指壮族地区,但从地理位置及历史文献来看,南方包括广西壮族地区。这些都可以佐证,壮医针刺疗法起源于原始时期,春秋战国时期已盛行,并传到中原地区。

(三)花山崖壁画与早期的壮族医药

从广西壮族自治区首府南宁市乘船逆江而上,进入左江流域的扶绥、崇左、龙州、宁明,就会看到沿河两岸悬崖峭壁上笔触粗犷、风格浑朴的巨型崖壁画,经考证属于先秦时期瓯骆先民所作。目前已发现的崖壁画共 81 个地点,180 处,尚可辨认的各种画像4 500 多个。从左江上游的龙州县岩洞山到下游的扶绥县青龙山崖壁画地点,其画绵延 200km,形成一条规模宏大的崖壁画长廊。特别是宁明县花山崖壁画,在宽 200m,高约 40m 的临江一侧的崖壁上,密密麻麻地布满各种用赭红色颜料绘成的、色彩鲜艳的画像,画像高达 1.41m。规模如此宏大,画像如此众多,在我国已发现的崖壁画中首屈一指,国外亦属罕见。至今对于花山崖壁画的文化内涵,仁者见仁,智者见智,意见不一。目前较一致的观点认为,花山崖壁画乃壮医为防病强身创制的功夫动作图。从两手上举,肘部弯曲 90°~110°,半蹲式,两膝关节弯成 90°~110°,两腿向后弯曲,两手向上伸张等舞蹈动作,显然有舒筋活络、强壮筋骨等保健作用。利用舞蹈导引气功等方法防治疾病,是古代传统壮医的一大特色。有学者将之与春秋战国时期带气功铭文的玉佩和长沙马王堆汉墓的导引图帛画并列为中国三大气功文物,并认为花山气功是壮医乾坤掌子午功。也有学者把花山崖壁画作为医源于巫的证据。认为它起初反映原始人的巫师祭水神与祈求生殖的生动场面,它是壮族人民祖先——骆越人的文化遗产。画面除人物外,还有狗、鸟、船、刀、剑、鼓等。其中心人物形象高大,占据画面中心地位,双手曲肘上举,两腿叉开,做蛙形,围绕着中心人物有数量众多的小人,半蹲式侧面,头形发式富有变化,场面宏大,画法朴实,蔚为壮观。

(四)壮医早期医疗卫生活动及文献记载

壮医是客观存在的,而且在早期与汉医几乎是同步发展的。例如,在1985年10月,武鸣县马头乡出土的西周末年至春秋古墓中,发现了2枚青铜浅刺针,表明了壮医针刺疗法在这时期已经使用,而且是最早使用的,无怪乎《素问·异法方宜论》曰:"故九针者,亦从南方来"。可见早期壮医卫生活动是客观存在且较为活跃的。

从壮族地区考古的情况显示,自从有了人类就有了医疗活动。医药与人们的生活关系最为密切,因为这是保证人类繁衍的最基本的需要,甚至动物亦会采药以自救,这是一种求生的本能。因此在社会发展的早期阶段,每个民族都有自己本民族的医药。在人类活动早期,壮汉还没开始交流,汉医不可能传入壮族地区,因而可知,壮族先民的卫生保健均是依靠本民族的医药来进行的,在生产力极其落后、生活环境相当恶劣的年代,壮医早期的医疗卫生活动显示出了它的重要作用。

瓯骆地属僻壤,交通闭塞,社会发展缓慢。在秦至汉魏六朝时期,壮族没有自己统一规范的文字,因而其医疗活动情况、诊疗经验等没能用文字记载下来,只能靠口耳相传,如在壮族地区发现了年代最早的青铜针及银针,未见有文字记载,却是在考古中发现的。这就给我们了解早期壮医活动情况增加了困难,但不能因此而否定它的客观存在。

古籍中有关壮医药的记载也印证了壮医药的存在及早期的活动情况。壮医药早期没有专著或经典著作,有关记载散见于各种典籍和地方志、博物志中。

商周时期,壮族先民中有小部分地区同中原发生联系,据古文献记载,壮族先民瓯骆与商王朝已有交往,壮族地区的珍贵药材,这时已部分输入中原。如《逸周书·王会解》记载:"正南,瓯、邓、桂国、损子、产里、百濮、九菌,请令以珠玑、玳瑁、象齿、文犀、翠羽、菌鹤、短狗为献。"《壮族通史》曰:"正南诸古国,均为越人地名,或分支族名……"据专家考证,"瓯",又作"区""呕""西瓯",是岭南百越中一个古老而强大的部落。瓯之地望,北接"桂国",东与苍梧为邻,西迄桂西、桂西北,南到郁江、邕江、右江一线而与骆越交错。红水河、柳江沿岸为其聚居之地。"桂国",因地多产桂树而得名。其地位于桂北,北到湖南,南迫桂江,西至融江一带,东接苍梧。"损子",分布于郁江中游一带,夹在瓯骆之间,居地当在今横县、贵港、容县、玉林,即今南宁东北部、玉林及钦州部分地区。"产里",亦称为产国。《泰族僮族粤族考》:"产里,国都于临尘,今广西邕宁县(今南宁市邕宁区)西"。"百濮"亦称"百越""濮人",为南方古族名,为壮侗语族诸民族先民,分布在江汉之南,或楚国西南。由此可知,"瓯骆""越族"早在商周之际已闻名于南方。向商朝进贡的珠玑、玳瑁等物,据考证相当部分具有药用价值,从一个侧面反映了壮医药早期的活动情况。

成书于春秋战国时期的《山海经》，是我国最早记录有医药的古籍，《山海经·南山经》载："有草焉，其状如韭而青华，其名曰祝馀，食之不饥。""有木焉，其状如榖而赤理，其汗如漆，其味如饴，食者不饥，可以释劳，其名曰白䓘，可以血玉。""有木焉，其状如榖而黑理，其华四照。其名曰迷榖，佩之不迷。"壮族医药专家覃保霖从壮语音义对上述药物进行考释，指出"祝馀"壮语读为"桂茶"；"白䓘"即今之紫苏；"迷榖（也作迷谷）"，壮语训读为草木之母根。壮族民俗，幼儿年弱多病或成人慢性病，常佩戴治病用的草木根，能防病治病。故《山海经》所载药物，亦有壮族地区原产者。

（五）壮医外治疗法的起源

原始社会，人兽杂处，碰撞搏斗在所难免，而部落间的械斗也是经常发生的，再加上生产工具的原始，劳动中的意外伤害必然较多。因此，外伤是常见的，并且也是当时重要的致死原因。原始人遇有外伤如何处理，现已难查证。但从近代一些交通极其闭塞、经济文化极端落后的地区来看，人们往往以泥土、香灰、树叶等敷裹创口的做法来推断，原始人对外伤也可能用泥土、野草和树叶等敷裹伤口，久而久之，人们逐渐发现了一些适合于敷治外伤的外用药，这便是外治疗法的起源。

瓯骆先民们在生产劳动过程中，有时被树枝、石块等硬物撞到或刮到某些部位，由此而能缓解某些病痛，经过长期反复实践而产生了药锤疗法、刮疗法（如药物刮疗、骨弓刮疗等）等外治法。

二、壮医药知识的积累

壮族医药起源于原始社会，于先秦时期初步发展，经过汉魏六朝壮族民众防病治病的长期实践，逐渐积累了丰富的、宝贵的经验,初步形成了具有浓郁民族特色的壮族医药。

（一）早期农业对壮医药的促进作用

壮族地区早期农业的特点是稻作为本。近年来,国内外学者根据考古资料和史籍有关野生稻分布的记载以及考察研究,认为亚洲栽培稻起源于中国杭州湾到印度阿萨姆邦这一广阔的半月形地带。壮族所居的岭南地区,气候温暖,雨量充沛,土地肥沃,水源条件好,适宜稻谷生长,壮族先民早在4 000年前就会稻作耕种,防城港、马兰咀山的贝丘遗址发现的磨盘就是壮族先民种植水稻的证据。壮族地区早期农业的发展,农作物的耕种,对壮医药的发展和壮医药知识的积累起到了积极的促进作用。

1. 谷物类

古代壮族地区粮食作物的构成,最早是块根、块茎作物的种植,其次是水稻主食地位的形成,最后是水稻、玉米、番薯、麦等类主粮构成的新组合。稻、芋、大豆、粟在广西汉墓中均有出土。稻、麦、玉米、番薯、粟、山薯、木薯、芋、大豆、眉豆、绿豆、豌豆、蚕豆、扁豆、刀鞘豆等,不仅是古代壮族人民充饥之食,而且作为健脾胃、益肾气、延年益寿的食疗壮药,加工成药粥、药酒、药饭、药糕等药膳食用。如贺州的黑糯米酿酒"沽于市有名色",桂平的黑糯米酿成的甜酒,具有"补中益气而及肾"之功效,刀鞘豆具有清暑热的功效。壮族的绿豆粽、昭平豆豉、全州魔芋豆腐、甘薯粉条等历来是备受人们喜爱的药菜。

2. 果类

壮族地区高温多雨,土壤大部分属酸性和中性,适宜热带、亚热带果树的生长。广西贵港罗泊湾汉墓出土的炭化果实有桃、李、柑橘、橄榄、梅、人面子等。广西合浦县堂排二号汉墓出土的一个

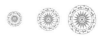

铜锅内,盛满了稻谷和荔枝,荔枝皮和果核都保持完整,这是目前发现最早的荔枝标本。梧州大塘鹤头山东汉墓,挖掘时在一个铜碗内有 28 粒板栗,与今桂北的板栗基本相同。东汉杨孚《异物志》记述当时岭南果树的品种有荔枝、龙眼、柑橘、甘蔗、橄榄等,并描述了多种果品的性状和食用价值。西晋稽含《南方草木状》记述果树 17 种,其中荔枝、龙眼、柑橘、杨梅、橄榄、五棱子等,至今仍是广西栽培的重要果树,且具有药用价值。如记载有"甘蔗疗饥""五棱子以蜜渍制,甘酢而美"。

唐代刘恂《岭表录异》记载岭南果树有 11 种,在内容上比《南方草木状》有不少增添,如记载橄榄"生吃及煮饮解酒毒",倒捻子"其子外紫内赤,无核,食之甜软,其暖腹,并益肌肉"。南宋范成大《桂海虞衡志》中有"志果"一章,列举了广南西路可食之果 57 种,应是当地栽培和采食的时果,并经他亲自辨识。

周去非所撰的《岭外代答》又增补若干果名。可见岭南地区自古以来就是水果之乡,古代壮族人民在长期的生活实践中,认识到这些水果的食用和药用价值,而广泛用作药膳,有直接吃、榨汁饮、腌制吃或配合其他壮药服用,达到防病治病的目的。如橙"能解鱼蟹毒,核炒研冲酒服,可治闪挫腰痛";黎朦"味极酸,其子榨水和糖饮之,能解暑";人面子"仁可供茶,佳品也";枳橘"解酒最验";槟榔"辟瘴、下气、消食";等等。

3. 蔬菜类

壮族地区优越的地理条件,自然导致农业生产中蔬菜栽培的早发性。古代壮族地区早就认识到膳食必须包括蔬菜在内了。广西贵港罗泊湾汉墓出土的植物种实,蔬菜有葫芦、广东含笑等。西晋稽含《南方草木状》记载的蔬菜有蘘菜、茄、芫荽等,这些蔬菜都是自古以来就在壮族地区栽培的原生种。据统计常吃的蔬菜有:

大白菜、小白菜、芥菜、油菜、蕹菜、萝卜、莴苣、菠菜、苦荬菜、紫苏、芥蓝菜、茼蒿、苋菜、苦苣、枸杞菜、金针菜、豆芽菜、落葵、千里香、厚皮菜、竹笋、茭白、黄瓜、苦瓜、冬瓜、南瓜、豇豆、葫芦、茄子、木瓜、凉薯、慈姑、莲藕、马蹄、菱角、芹菜、韭菜、薤（晶头）、芫荽、木耳、香菇等。蔬菜被古代壮族人民广泛用作食疗壮药，如蕹菜汁"能解葛毒"，菠菜"能解酒毒"，苦荬菜"味苦性寒，可解暑毒，并可治盅"，紫苏"食之不饥，可以释劳"，枸杞菜"味甘平，食之能清心明目"等。

4. 动物类

壮族地区动物资源十分丰富，林吕何《广西药用动物》一书就收有动物药 125 种。壮族先民长期以来依山傍水而居，养成了喜食动物的习惯，甚至生饮某些动物的血液。如《岭外代答》曰："深广及溪峒人，不问鸟兽蛇虫，无不食之。"壮族民间习惯用动物药来配制扶正补虚的药膳，形成了"扶正补虚，必配用血肉之品"的用药特点。据文献记载统计，古代壮族地区食用和药用的动物有：猪、牛、马、鸭、黄羊、嘉鱼、乳虫、竹鱼、珍珠、鲳鱼、盐龙、鹦鹉、鳖、石羊、山羊、金蛇、银蛇、蓝蛇尾、蜈蚣、犀牛、鹧鸪、蜂、两头蛇、白花蛇、十二时虫、鹗鸟、蜚蠊、蚂蚁、翡翠、知了、香鼠、玳瑁、蛤蚧、山獭、狸、大鲵、麻雀等。壮医认为，凡是虫类的药都能祛风止痛；鱼鳞之品可化瘀通络，软坚消块；介甲之属能滋阴潜阳，安心神而定魂魄；飞禽和走兽虽然有柔刚不同的性能，但都能温养或滋养气血，调理阴阳，为扶正平和之品。例如蛤蚧，岭南俚人的使用经验为"主肺痿上气、咯血、咳嗽，并宜丸散中使"；山瑞"煮食羹味极浓厚，性温补"；大鲵"质黏甚厚，滋阴降火"；山羊"其心血可治扑跌损伤及诸血症，以一分许酒调，饮之神效"；山獭"中箭者，研其骨少许，傅治立消"；玳瑁"主解岭南百药毒，俚人利其血饮，以解诸药毒"。此外,壮族民间历来流传有生饮蛇血治风湿;老鼠滋补之功"一鼠当三鸡";蚂蚁治风湿;蛤蚧、麻雀、公鸡蛋(公鸡睾丸)滋补壮阳等经验。

5. 调料类

壮医用作药膳的调料主要有姜、酒、盐、醋、葱、蒜、肉桂、芫荽、糖、辣椒、花椒、砂姜、油、酱油等。烹调药膳时加调料,可除去鱼肉的腥味,增加药膳的香味,使之更加美味可口,而且这些调料品还具有一定的药用价值。例如酒具有通血脉、御寒气、醒脾温中、行药势的功效。服法有日常佐餐、与药同煎或浸药服,外用淋洗、漱口或摩擦。壮族村寨几乎人人会喝酒,家家会酿酒,出街入市必定喝酒,这些酒大多度数不高,少量常饮可延年益寿。姜可发汗解表治感冒,可解鱼蟹中毒及温胃止呕等,为壮医常用药,而蓝姜乃壮医妇科良药。肉桂,从《山海经》开始有记载,前人记述颇多,广西素有"桂海""八桂"之称。《南方草木状》《岭外代答》等书都对广西肉桂的药用做了记载。肉桂入药,壮医分为牡桂、菌桂、官桂、桂枝、桂心、板桂、桂油、桂茶、桂酒,颇为讲究,常被用来配制药膳,患者服之多有奇效。

(二)壮药知识的积累

秦至隋代瓯骆地区经济的发展首先是农业的发展,铁器和牛耕的使用、水利灌溉、耕作方法的改进、耕种面积的扩大、田间施肥及优良的稻谷品种的培育与引进等,促进了农业的发展,使壮族地区的水稻种植技术处于领先地位。晋人郭义恭《广志》一书记载西晋时期水稻的品种已有 13 种。从考古发现来看,岭南越人在汉代已掌握了移栽技术,提高了产量。秦汉以来,瓯骆地区的农业生产已经形成以水稻种植为主,兼种粟、豆、薏、芋以及各种蔬菜瓜果等旱地作物的格局。农业是社会经济发展的基础,农业的发展必然会促进各行各业的发展,农作物产量品种的增加,自然使药源有所增加,如东汉时期的《神农本草经》中收载的薏苡仁等诸多药物,壮族地区均有出产,当时壮医对许多植物药的应用,由此可见一斑。另外,从出土文物考证,也从一个侧面反映了在这一时期壮药已得到了较广泛的应用。如贵港罗泊湾二号汉墓出土的药用铁冬青叶(盛于陶盒内)及一号汉墓出土的广东含笑、花椒,平乐银山岭汉墓出土的薏苡仁(盛于陶室中)等。

由此我们知道壮族先民对药物的认识起源于生活、生产实践中,随着农业及狩猎的发展,先民们逐渐认识了植物药及动物药,随着采矿业的兴起,逐渐认识了矿物药,并不断总结积累,发展成为壮医的药物治疗方法。

1976 年,在广西贵港罗泊湾一号汉墓中出土了大批植物种子和果实,经广西农学院(今广西大学)及广西植物研究所鉴定,计有:稻、粟、大麻、黄瓜、香瓜、番木瓜、葫芦、柑橘、李、梅、青杨梅、橄榄核、罗浮栲、广东含笑、金银花、花椒、姜、芋等。这些植物中,有不少是药用植物,说明当时在壮族地区已普遍使用植物药治病防病,药物疗法已有一定的根基。

三、壮族医药的初步形成与发展(唐宋—民国)

唐宋以后,随着生产力和生产关系的变革,人们生活水平的改善,以及明清时期中医与壮医的相互交流,使壮医迅速发展,壮医理论开始萌芽,壮药使用的品种范围更加扩大,用药经验日趋丰富,诊疗技术进一步提高,形成了草药内服、外洗、熏蒸、佩药、骨刮、角疗、灸法、挑针、金针等十余种治疗方法,创造了大量的验方、秘方,发明了丰富多彩的诊疗技术,医学著作及名医随之产生,为

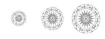

壮医的初步形成打下了基础。

（一）壮医理论的萌芽

壮族地区社会经济、政治、文化的发展,对壮族医药学起着积极的推动作用。随着草药内服、外洗、熏蒸、敷贴、佩药、骨刮、角疗、灸法、挑针、陶针、金针等治疗方法的广泛使用,壮医药知识也由零星积累逐渐系统化,大约在唐宋之际,壮医理论已处于萌芽状态,其标志是壮医对岭南及壮族地区常见和多发的瘴、毒、蛊、痧、风、湿等病证的防治达到了相当的水平。

1. 对瘴病、痧病的认识

在这一时期,由于壮医理论的萌芽和医疗经验的积累、发展,使壮医对壮族地区多发病、常见病有了较明确、较深刻的认识,尤其是对瘴病、痧病的认识从临床表现、病因病机、分类到治疗预防等都达到了一定的水平。

壮族地区地处亚热带丘陵山区,重峦叠嶂,丘陵绵延,江河纵横,气候炎热,多雨潮湿,植被茂密,动物繁多。这种自然气候环境为壮族先民的生存,提供了便利,同时也利于疾病的滋长,尤其是炎热多雨的气候,使动物的尸体及败草落叶易于腐烂而产生瘴毒,严重威胁着壮族先民的生命。从文献中的有关记载可了解当时对"瘴"的认识水平。如《后汉书·马援传》载:"出征交趾,士多瘴气,"可见岭南瘴气为害之烈。隋代巢元方《诸病源候论》认为瘴气是"杂毒因暖而生"及"皆山溪源岭瘴湿毒气故也"。宋代范成大《桂海虞衡志》指出:"瘴,二广惟桂林无之,自是而南,皆瘴乡矣"。又说:"邕州两江水土尤恶,一岁无时无瘴"。以及"瘴者,山岚水毒与草莽沴气、郁勃蒸薰之所为也,其中人如疟状"。明确指出瘴气症状如疟疾。宋代周去非的《岭外代答》不仅较为详细地记述了瘴疾的壮医治疗方法,而且指出了瘴的病因病机:"盖天气郁蒸,阳多宣泄,冬不闭藏,草木水泉,皆禀恶气,人生其间,日受其毒,元气不固,发为瘴疾。"这些记载虽然不是直接出自壮医之手,但作者是在壮族地区为官多年,对当地风土人情有所了解的人物,因而是具有参考价值的,反映了当时壮医对瘴病的认识水平。

痧病亦是壮医认识较早的一种我国南方夏秋季节多发的病症。虽直到元代危亦林所撰的《世医得效方》才有痧病的记述,但在这之前,壮医对痧病应当早有认识,痧病指热性疫病,或暑热病症。其病因病机是:机体内虚,正气不足,暑热湿秽所生之痧毒、疬气乘虚而入,使人体气血阻滞,气机升降运行失常而发病。壮族对痧病的临床表现及类型可以说妇孺皆知,治疗方法丰富多彩。痧病按其临床表现分为痧气、红毛痧(又称羊毛痧)、标蛇痧、绞肠痧、夹色痧、黑利(舌)痧、喉痧等。治疗方法根据病情轻重而定,病情较轻的,可选徒手捏痧法;病情较重的,可选用捏刺法、刮痧疗法、割痧法、挑痧法、点痧法、绞痧法或捏痧器疗法、熏蒸疗法、温浴疗法、擦治疗法,并可配合祛风解毒的草药内服,疗效更佳。

2. 对解剖及生理病理的初步认识

壮医对人体解剖及生理病理的认识,一方面,来源于社会生产实践;另一方面,中医的影响也起到了非常重要的作用。

壮族民间有拾骨迁葬的习俗,如《宁明县志》记载,"于殡葬三五载后,挖开坟墓,仔细拾出枯骨,俗称'拾金',把拾出的枯骨抹拭干净,再用香火熏干,然后按一定规则纳入一瓦坛中⋯⋯"战国时期的《墨子·节葬篇》说:"楚之南有炎人国者,其亲戚死,朽其肉而弃之,然后埋其骨,乃成为孝子。"壮族的拾骨迁葬习俗,在仔细拾出枯骨,然后按一定规则纳于一瓦坛这一过程中,使先民对人体骨骼系统有了较客观的认识,故壮医一般都能用壮语说出人体

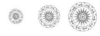

许多骨骼的名称。

大约在唐宋时期,壮医引进了汉医的阴阳、脏腑等概念,并结合自身的认识水平,用来作为说理工具,以解释人体生理病理现象及疾病的病因病机,从而使壮医的理论水平及临床诊疗水平得以进一步发展和提高。

古代壮医对人体结构的认识,最初只是影影绰绰,总的来说,躯肢脏腑,靠血濡养,生机活泼,由气推动,知道人体结构与脏腑功能的协调一致。天气、地气、人气互相交感,同步推移,营血充沛,气机畅达,则机体生理趋于常态。反之,天气异变,地气溷秽,人气失调,天、地、人三气交感戾气,以致三气不同步,致使邪正纷争,气机阻塞,血质瘀滞,则变生诸症。壮医虽然吸收中医的脏腑概念,但对脏腑功能的认识,较之中医为简,如壮医一般把人体分为上、中、下三部。上部像天,称为"巧坞",为精气所聚之处;下部像地,称为"胴",是津气所聚,能滋养全身;中部像人,称为"廊",为谷气所聚,融化精微,条达上下,沟通内外,降浊升清,荣养全身。对于心、肝、脾、肺、肾、大肠、小肠、胆、胃、膀胱等脏腑,只知道其大致的功能区别,并不追究每一脏腑的具体生理机能或病理变化。

(二)壮药学的发展

唐宋以后,壮药学有了较大的发展。《新修本草》是唐显庆二年(687年)由苏敬等22人编纂,历时两年完成,由唐朝廷颁发的药典。它是世界上最早的国家药典,共载药850种。当时唐政府曾下诏全国,征询各地药物标本,根据形象加以图绘,其中也收载了部分岭南地区药物。

(1)蚺蛇胆。《名医别录》:"蚺蛇胆,味甘、苦,寒,有小毒。主心蜃痛,下部蜃疮,目肿痛。"《谨案》:"今出桂、广已南,高贺等州。"《名医别录》只记载了蚺蛇胆的功用,《新修本草》则进一步点出其产自岭南地区。

(2)滑石。"岭南始安出者,白如凝脂,极软滑。其出掖县者,理粗质青白黑点,惟可为器,不堪入药。"始安郡,三国(吴)置,治所为今广西临桂。

(3)钓樟根皮。"钓樟,生柳州山谷……八月、九月采根皮,日干之。"柳州属壮族地区,当时之人已知该药能止血,治金疮。

(4)茯苓。"茯苓……今出郁州,彼土人乃故斫松作之。"说明壮族先民早已会种植茯苓。

(5)桂、牡桂、菌桂。"牡桂一名肉桂,一名桂枝,一名桂心,出融州、柳州、交州甚良。""菌桂,味辛温,无毒,主百疾,养精神,和颜色,为诸药先聘通使……生交趾、桂林山谷岩崖间……立秋采。"从《山海经》开始,历代本草书均有桂的记载,均言以广西出产者为佳,故广西有"桂海""八桂"之称。《新修本草》还介绍了壮族先民采集、加工、使用桂的经验。

(6)蒜。"此蒜与胡葱相得,主恶毒、山溪中沙虱水毒大效,山人、僚獠时用之。"壮族先民这一经验,被收入了国家药典。

此外,黄芩、瓜馥木、赤石、黄石、白石、黑石脂、钩吻、白花藤、郁金、蓝实、蒟酱、莎草、苏方木、槟榔、犀角、狼跋子等产自岭南地区的药,也被收入了《新修本草》。

唐代陈藏器看到《新修本草》多有遗漏和纷乱,于是广搜文献,并采集民间用药经验,把遗漏的药物收集起来,著《本草拾遗》一书。其中也记载了不少壮族地区的药物。如:

(1)陈家白药和甘家白药。"陈家白药,味苦寒,无毒。主解诸药毒,水研服之,入腹与毒相攻必吐,疑毒未止更服。亦去心胸烦热,天行温瘴。出苍梧,陈家解药用之,故有陈家之号。蔓及根,

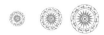

并似土瓜,紧小者良,冬春采取。""甘家白药,味苦,大寒,有小毒,主解诸药毒,与陈家白药功用相似。人吐毒物,疑不稳,水研服之,即当吐之,未尽又服。此二药性冷,与霍乱下痢相反。出龚州以南甘家,亦因人为号,叶似车前,生阴处,根形如半夏。"苍梧县,隋置,治所在今广西梧州市;龚州,唐置,治所在今广西平南县。陈家白药和甘家白药,均是性味甘寒,但前者无毒,后者有小毒,两者均有解毒特效,服之能使毒物吐出而愈,两药为当时著名的解毒药。

(2)玳瑁。"玳瑁,寒,无毒,主解岭南百药毒。俚人刺其血饮,以解诸药毒。大如帽,似龟,甲中有纹,生岭南海畔,山水间。"这是玳瑁入药的最早记载,也是壮医对祖国医学的贡献。壮医除了使用玳瑁血生饮解毒外,据《岭表录异》介绍,粤西人畜养玳瑁,佩带玳瑁以避蛊,还用活玳瑁来测试食物中是否有毒等。

(3)土落草。"土落草,味甘,温,无毒。主腹冷疼气癖,作煎酒,亦捣绞汁温服。叶细长,生岭南山谷,土人服之,以辟瘴气。"

(4)石药。"石药,味苦寒,无毒,主折伤内损瘀血,止烦闷欲死者,酒消服之。南人毒箭中人,及深山大蝮伤人,速将病者当项上十字劐之,出血水,药末敷之,并敷伤处。当上下出黄汁数升,则闷解。但人重之,以竹筒盛,带于腰,以防毒箭。亦主恶疮,热毒痈肿,赤白游风,瘘蚀等疮,并和水敷之。出贺州山内石上。"

此外,《本草拾遗》还收录了许多产自岭南地区的药物,如鸡肠菜、含春藤、赤翅蜂、独脚蜂、枸橼、无风自动草、草鞋根、黄龙须、骨碎补、麂目、牛白藤、芍药、金钗股等。

五代李珣的《海药本草》记录有壮族地区药物100多种,如荔枝、零陵香、钗子股、君迁子、蛤蚧、人肝藤等。特别是其中对壮药蛤蚧的记载尤详:"蛤蚧,俚人采之,割剖以竹开张,曝干鬻于市。力在尾,尾不全者无效,使人用疗折伤。近日西路亦出,其状虽小,滋力一般，无毒，主咳嗽，并宜丸散中使。凡用，炙令黄熟后，捣，口含少许，奔走令人不喘者，是其真也。"记录了壮族先民加工蛤蚧及辨别真假的经验。

《岭表录异》又名《岭南录异》《岭表记》，唐代刘恂著。书中记载唐代岭南地区的珍奇草木、鱼虫鸟兽和风土人情，还收载不少壮药以及使用这些药物的经验。如山姜以盐藏曝干，煎汤饮治冷气；圣齑（牛的肠胃中已化草欲结为粪者）调以盐姜酒内服，治过食水牛肉腹胀；鹧鸪解治葛并菌毒；山橘子破气、蛤蚧治肺疾、金蛇解毒、槟榔祛瘴疠、倒稔子益肌肉、羊血解野葛毒等。该书虽不是本草学专著，但其收录的部分壮药临床应用经验，确实具有一定的参考价值。

明代李时珍，历时27年，参考800余种文献书籍，著成《本草纲目》，所载1 892种药物中，有相当部分是岭南地区出产、使用的，如动物药有蚁、蜈蚣、蛤蚧等，植物药有甘草、沙参、紫草、三七等，矿物药有赤铜、滑石等。这标志着岭南地区民族医药在祖国传统医药中的重要作用和明确地位，不但进一步说明了壮医药的客观存在，而且对祖国医学的发展做出了贡献。

地方志虽然不是专门记录医药学知识的，但其中对地方上出产的药物，乃至有关药物用法的记载，也可以从侧面一窥壮医药发展的情况。

明代林富、黄佐编纂的《广西通志》记载了100余味广西盛产的药物。所收药物种类繁多，既有芳香温散的香附、泽兰、蓝香、干姜、高良姜、山椒、艾叶之属，又有收敛固涩的白及、五倍子、乌梅、覆盆子、金樱子之属；既有开通肺气、驱散表邪的桔梗、荆芥、苍耳、香薷、柴胡、半夏、薄荷、贯众之类，又有通利水道、引邪外出的滑石、木通、萆薢、车前、瞿麦之属；既有清热解毒的苦参、地榆、金银花、黄芩、黄檗、山栀子、地骨皮、槐花、青黛、白头翁及峻猛外用的巴豆、商陆、炉甘石之类，又有补中固脏、益寿延年的地黄、首乌、龟

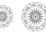

甲、沙参、天冬、麦冬、山药、菟丝子、淫羊藿、骨碎补等药。谢君惠修、黄尚贤编纂的《梧州府志》亦收载了50多味药物,所收药物在《广西通志》中大部分有记载,惟其后所列的羊角扭、断肠草等药,皆有大毒,并言以羊血、熊胆可解断肠草之毒,这有待今后的研究进一步验证。

其他如《南宁府志》《柳州府志》《宾州志》等大量的州府县志亦收载了不少药物,反映了当时的壮族人民对壮医药的重视。如《南宁府志》[乾隆七年(1742年)]载:"断肠草,中其毒者,用羊血灌之,或以伏卵未生雏者细研和香油灌之,或以粪水及蚺蛇胆灌之,或以狗屎调水灌下,令草吐出亦愈。"以各种物品,使中毒者吐出毒物,或服用蛋白及油类物,使之与毒物结合,减少毒素的吸收,并且油类的导泻作用能使毒物更快排出,这是有科学道理的。《广西通志·平乐府》[同治四年(1865年)]称:"蓝蛇出陈家洞,言有大毒,尾能解毒","九里明,作饮可解热毒"。《镇边县志》[光绪三十四年(1908年)]载:"木棉……能解鸦片、铅粉、砒霜、虫螫、野菌诸毒"。《当州府志》[同治十二年(1873年)]亦说:"曼陀罗,人含之则颠闷、软弱,急用水喷面乃解。"可见壮族人民使用解毒药的水平进一步提高。

民国时编修的广西地方志和有关文献,收载了以前未记载或较少记载的广西特产、多产药物,如桑螵蛸、虎骨、斑蝥、老虎耳、血见飞、大小罗伞、宽筋藤、土人参、土牛膝、土白术、土黄连、绵姜、单藤、吊兰、独脚莲、芙蓉花、走马胎、刀伤草、蓝姜、石兰、牛尾草、五爪龙、三爪龙等。

此时期的地方志内,对于果菜类入药论述尤多。如《临桂县志》[光绪三十一年(1905年)]记载:"罗汉果,大如柿,椭圆,中空味甜,性寒治痨嗽"。《镇安府志》[光绪十八年(1892年)]曰:"阳桃,一名三敛子,一名五敛子……味甘酸,内有小核能解肉食之,有人食猪肉咽喉肿,病欲死,仆饮肉汗亦然,人教取阳桃食滞,须臾皆起,又能解蛊毒岚瘴,土人蜜渍盐腌以致远。"《北流县志》[嘉庆二十年(1815年)]记载:"西瓜,味甘淡,止渴消暑,疗喉痹症,解酒毒"。《镇边县志》[光绪三十四年(1908年)]曰:"山楂制糕能消食"。《玉林州志》[光绪二十年(1894年)]言黑糯"用浸酒,补血"。《容县志》[光绪二十三年(1897年)]言安石榴"皮可入药",橄榄"可解鱼毒"。《新宁县志》指出:"生菜,食之却暑""苦荬,可除虫毒疮疥""辣椒,味辛辣,消水气,解瘴毒""苦瓜,味苦,性冷,解水瘴"。可见壮族人民对于食物的温凉补泻已有了较多的认识。由于瓜菜乃日常生活所用,来源充足,对养生保健有重要的意义。这也是壮医"药食同源"特色的体现。

(三)壮医分科的出现

壮医分科的出现较晚,而且分科只是相对而言,并不彻底,这和中医的情况有些相似。据文献《史记·扁鹊仓公列传》记载,中医在战国时期已出现分科,扁鹊入乡随俗,或为带下医(妇科),或为耳目痹医(五官科),或为小儿医(儿科),早于扁鹊四五百年的《周礼》更明确记载当时有食医、疾医、疡医等之分,但在其后漫长的发展岁月中,中医并没有形成严格的分科制度,这大概和医学及科技发展水平有关。

由于壮医缺乏文献资料,故其分科的出现始于何时,不可能十分明确,只能根据有关线索,进行初步的探讨。

药线点灸疗法长期在壮族民间流传,是壮族医药的重要组成部分,该疗法由龙玉乾的祖母传给她的儿子龙见宏,再由龙见宏传给他的儿子龙玉乾,该疗法起源年代尚待考查,据其在龙氏家族已流传3代以上的事实推算,至少已有百年以上的历史,现已成为独具特色的壮医治疗方法。

广西德保县著名壮医罗家安,擅长壮医针挑疗法,绘制和编写了《痧症针方图解》一书。罗家安生于1901年,幼年即向当地民间医生学习有关壮医药知识,说明针挑疗法已有百年以上的历史。考诸文献,晋代葛洪《肘后备急方》卷七"疗沙虱毒方"载:"已深者,针挑取虫子"。葛洪到过岭南,曾在广东的罗浮山及广西北流县(今北流市)勾漏洞炼丹多年,有的说他曾做过勾漏(今广西北流)县令,其记载的以针挑疗法治疗的"沙虱毒",与恙虫病生活形态、发病情况、临床特征等较符合,而恙虫病主要流行于气温与湿度较高的热带与亚热带,本病在我国主要流行于福建、浙江、广东、广西、云南和台湾等省区,葛洪曾到过恙虫病流行地区,故所记治"沙虱毒"的针挑疗法,似与壮族先民有关。宋代的范成大于乾道八年(1172年)至淳熙二年(1175年)任静江府(今广西桂林)知府兼广南西路(今广西)安抚使,所撰《桂海虞衡志》对广西的壮、瑶、苗等少数民族社会的历史及生活习俗,均有较详细的记载。关于针挑疗法,《桂海虞衡志》曰:"草子。即寒热时疫,南中吏卒小民,不问病源,但头痛体不佳,便谓之草子。不服药,使人以小锥刺唇及舌尖出血,谓之挑草子。"这是针挑疗法与壮族先民有关的不可辩驳的事实,据此壮族民间的针挑疗法至今已有800多年的历史,也就是说,这种疗法能够成为专科,是有深厚的基础的。

壮族地区古时山高林密,毒蛇猛兽出没其间,壮族先民在这种环境中生活,外伤和毒蛇咬伤是常有之事,壮医在长期的实践中,积累了治疗外伤和毒蛇咬伤的丰富经验,所以壮医在外伤和蛇伤方面,早就出现了分科。如广西天等县民族医院张国宁老壮医,家传蛇伤药"双龙胶囊",据说已有4代,药由龙衣、地龙各等量,分别研末,分装瓶内备用。凡被毒蛇咬伤者,先用上两药各等量开水送服,继用土半夏根捣烂外敷伤口周围,效果很好。

(四)壮医理论的初步形成及壮医著作的出现

壮医药经过漫长的发展历史,到了晚清和民国时期,已初步形成了比较完整的体系,出现了有关壮医药方面的著作。这一时期壮医药在药物、病症、诊断和治疗等方面,得到了初步的总结。

药物方面,如前所述,明代林富、黄佐编纂的《广西通志》记载广西盛产的药物100多种,在清代的广西地方志中,关于壮医药的记载空前增加,内容也更加丰富。有些地方志不仅记载药物的出产、应用等方面的知识,甚至有加工炮制和典型病例的记载,标志着壮医药逐步趋向成熟。肉桂、田七、蛤蚧等是壮药的重要代表。

病症方面,一方面,壮医对地方多发病痧、瘴、蛊、毒、风、湿已有所认识;另一方面,壮医还有着不少独特的病名,壮医病名有的是以壮语表述的病症名称,有的按主要症状命名,有的按预后良、恶来命名,有的以取类比象来命名,等等。据广西德保县已故老壮医罗家安所著《痧症针方图解》(手稿)所载的82种病症,其中有20多种是中医、西医所没有的,即是壮医病名。如“天寒”“地冷”“蛇龙吊”“七星”“电光”“肚带”“胫喉”“蛇惊”“猫惊”“红毛”“耳羊”“红头痧”等,这是已经译成汉字的壮医病症名称。此外还有大量尚未译出的壮语病症名称,如生疖子,壮医根据其不同的临床表现,就分为五六种病名。有些病症名,只有用壮语才能比较准确地加以表述。已知的壮语病症名称,不下百种。但是壮语病症名称由于南北方言的差异,更由于缺乏文字记载而欠规范化,有待于今后的发掘、整理和提高。

诊断方面,壮医有望诊、目诊、脉诊、甲诊、指诊、腹诊,这些诊

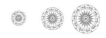
法均具有壮医特色。

治疗方面,壮医有内治法和外治法两大类,内治法既有对症治疗,亦有对因治疗。其特点是,以辨病为主,用药简便,专病专方。壮医在治疗方面的特点是外治法丰富多彩,几乎所有的病症都可采用外治法,或外治法与内治法配合运用。一般病症,单用外治法即可奏效。有些病症虽用内治法,但亦是配合外治法来治疗,很少单独使用内治法,其中原因,有待进一步探讨。随着壮医理论的逐步成熟,这一时期,壮医著作开始出现,如《童人仔灸疗图》(宁明县忍乡壮医邓显楷收藏,手抄本)、《痧症针方图解》(德保县马隘乡罗家安著,手抄本)等。据近年的调查,民国时期,曾出现了不少有关壮医壮药的手抄本,广西壮族自治区卫健委少数民族医药古籍整理领导小组办公室搜集到民间壮医药手抄本100多本,内容以临床实用为主,包括内科、外科、妇科、儿科的医药知识。这些手抄本的编写,对壮医药理论及临床实践进行了总结,说明壮医药已具备了一定的理论基础和丰富的诊疗经验。其交流对普及壮医药知识和提高壮族人民的健康水平,是有积极作用的。

(五)壮医有效的预防疾病方法

壮族地居亚热带地区,气候炎热潮湿,且多高山丘陵,树木茂密,故岚岳瘴疟、瘟痧疫疠均多发生。壮医对这些疾病所具有的传染性已早有认识,如《镇安府志》载:"天保县,山深菁密,气候多乖……居此者,多中虚,四时均易感冒,或晴雨偶行,即病疫流染。"因此壮族人民十分注重未病先防,并在长期的医疗实践及生活经验中,根据居住的自然地理环境、文化风俗习性等,总结出一些颇具特色且行之有效的预防疾病的方法。

1. 对瘴气的预防

（1）佩挂药驱瘴法。每年炎热的雨季来临之际（多在端午节），壮族人民各家各户均将自采的草药或上年采集的草根香药扎成药把挂于门旁，或置放房中，以避秽驱瘴。常用的药有：菖蒲叶、佩兰叶、艾叶、青蒿叶等。家中若有未成年的儿童，则令其佩挂各种香药制成的药囊，意在扶正驱瘴。常用的药有：檀香、苍术、木香等。在瘴疠流行季节，村寨无论男女老幼，都佩带药囊，以避邪防瘴，预防或减少瘴疫的发生。这些防瘴习俗一直沿用至今。

（2）服药防瘴法。常吃黄瓜、辣椒、蚺蛇、盐麸子、山奈、姜黄、蒟酱叶等，可以预防瘴气的发生。嚼槟榔也可预防瘴气。如《三江县志》载："瘴气自镇宁以上，地之近粤者即有……则瘴起也，遭之急伏地，或嚼槟榔，或含土，庶几可免，否则立病如疟疾。"

（3）隔离更衣防瘴法。为了防止瘴气的传染、扩散，自古以来壮族人民就有隔离更衣的传统。壮族聚居点于瘴疫流行时，邻村之间暂不交往，各户谢绝串门，寓群体隔离之意。若有人从远处归来，常止于村舍外，待家人提篮装衣迎之，嘱其换下衣物，并将换下的衣物蒸煮，以祛疫疠恶气，防止瘴气流染。

2. 瘟痧疫疠的预防

正如《素问·阴阳应象大论》所曰："南方生热"，以"发热"为主症的瘟痧之症在壮族地区是常见之病，有时"瘟疫大行""有红头青蝇千百为群，凡入人家，必有患瘟而死之者"。因此，预防瘟痧，除了服药、隔离更衣外，壮族人民还意识到要大力灭蚊蝇，并疏通沟渠，杜绝蚊蝇滋生之源，防止瘟疫发生。

3. 赶药市预防法

壮族地区境内山多林密，百草丛生，药材资源十分丰富。每年农历五月初五这天,壮乡各村寨的乡民都去赶药市,将自采的各种药材运到圩镇药市出售,或去买药、看药、闻药。壮乡民俗认为,五月初五的草药根肥叶茂,药力宏大,疗效最好,这天去药市,饱吸百药之气,就可以预防疾病的发生,一年之中能少生病或不生病。久而久之,赶药市成了壮乡民俗,每到五月初五这天,都扶老携幼地赶往药市去吸百药之气,这种群防群治的良好风俗,至今仍被壮乡保留。

4. 健身防病

根据宁明花山崖壁画及壮乡铜鼓上的舞蹈造型、气功图谱及沿袭至今的在农闲、节日开展的一些传统健身活动,如抛绣球、龙舟竞赛、赛高跷、板凳龙、舞狮、拾天灯等,可以得知壮乡人民喜爱体育运动,喜欢歌舞,这与壮民十分强调"未病先防"的预防保健观念是分不开的。同时也说明壮族人民早已意识到锻炼身体可以增强体质、预防疾病。

5. "干栏"建筑的防病意识

壮族聚居区地处潮湿,易患风湿;山林茂密,气温较高,易得痧瘴;野兽出没,易受袭击伤害。为了预防疾病,避免野兽伤害,原始社会晚期壮族人民就发明"干栏"建筑,这种房屋分上、下两层,上层住人,下层放置农具等器物及圈养牛、猪等,居住面距地面若干米。这种建筑不仅通风、采光、照明功能良好,而且还可有效地防避瘴气,抵御野兽蛇虫袭击,减少风湿病的发生,在岭南地区极具适用性,因此这种建筑一直沿用至今。这是壮族先民预防疾病的创举。

（六）壮乡药市的形成及作用

在桂西壮族聚居的靖西市,流传着一种很有特色的药市习俗。壮族聚居的广西忻城县、贵港市等地,据说也有药市,但其规模则未能与靖西药市相比。

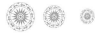

壮乡药市到底起源于何时,现尚未发现比较明确的文献记载。考之《四民月令》《风俗通》《荆楚岁时记》等民俗书,亦仅有端午节折艾、挂蒲、饮雄黄酒之兴起,而未述及药市。曾有研究者访问了靖西市城郊奎光村76岁的老壮医农国学以及该地史志办公室的有关人员,均一致认为,药市的历史至少在百年以上,证据是:农国学的师傅,已故知名老壮医陆瑞卿等老一辈人,儿时已亲眼见到药市的盛况,从药市形成之初到出现盛况,其间应经过较长的时间,所以说靖西的壮乡药市,其历史当在百年以上。

1899年归顺(即今靖西市)知州颜嗣徽撰修的《归顺直隶州志》虽无药市的记载,但并不是当时药市尚未形成,而是作者对这种壮医药风俗不以为然,未予收录。曾学连曾在1983年6月5日的《南宁晚报》上,以"端午药市"为题,指出靖西药市始于明末清初。当地民间传说,药市是古时候这里一位被人称为"爷奇"的医术高明的老壮医,带领民众大量采集各种民间草药,跟一个在每年农历五月初五喷射毒气,散布瘟疾,危害人间的妖怪"都宜"(壮语,即千年蛇精)做斗争并取得胜利后逐渐形成的。传说当然不能作为确证,但它至少能说明药市形成的年代相当久远,说明壮族群众有利用草药同疾病做斗争的传统和习惯。壮乡男女老少通过逛药市,使壮医药知识得以交流和传播,这不但是一种有关医药的良好民俗,也是壮族医药史上的重要篇章。至于靖西药市为什么比其他壮乡药市更具规模,更丰富多彩,是与该地得天独厚的自然地理环境,盛产田七、蛤蚧等名贵药材以及地理位置较好,是各种土特产品的集散地等因素有关。

广西中医学院医史文献室"壮医研究"课题组,于1983年11月及1984年6月,两次对靖西的壮族民间医药情况进行了实地考察,其中关于靖西壮乡药市的基本情况如下。

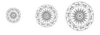

(1)固定在端午节举行。《靖西县志》载:"五月五日,家家悬艾虎,持蒲剑,饮雄黄酒,以避疠疫。"当地的习俗认为,端午节的草药,根叶肥壮茂盛,药力特别大,疗效特别好。而这一天去逛药市,饱吸百药之气,就可以预防疾病的发生,一年之中少生病或不生病。

(2)上市的药材品种多。药市这一天,新靖镇街头巷尾,圩亭屋檐下,都摆满了中草药,不下五六百个摊位,药物品种亦在数百种以上,其中有比较贵重的中草药材(田七、蛤蚧等),也有大量的常用药物(金银花、薏苡仁)以及采自深山河谷的钻地风、九节风、大风藤、岩黄连、独脚莲、八脚莲、黄花倒水莲以及透骨香、马蹄香、过江龙、千斤拔、川芎苗、黄精苗等等。售不完的中草药,晚上或挑回家,或互相馈送,常见易找的品种有些丢弃路旁,总之都在当天加以处理。

(3)赶药市的人极多,远远超过一般的圩日。端午节大清早,就有人挑药上市。有些家离圩镇较远的壮医药农,在端午节前的两三天,就预先把药材运到新靖镇(或附近圩镇),以便端午节时集中摆摊。靠近中越边境的化峒、湖润等乡镇的群众,也大量挑运药材到新靖镇来。八九点钟后,成百上千赶药市的群众,成群结队,着节日盛装,陆续提篮拎筐地来了。不仅有城里的男女老少、郊区的农民群众,还有从数百千米外特地赶来逛药市和采购药材的外地草医、商业人员等。中午时分,药市达到了高潮,不下万人,热闹非凡。赶药市的群众中,有专程来买药的、卖药的、看药的,有来向壮医药农请教医药知识的,有前来找壮医诊病的,也有专为"吸药气"而来的。一直到下午太阳落山,药市才逐渐散场。医药公司也在药市大量收购药材,每逢端午药市,药价一般是比较便宜的,故而人们尽兴争相选购。可以说端午药市既是壮乡中草药的大展销,也是壮族民间医药经验自发性质的大交流,这对壮医药的发展大有益处,对壮药的发掘、使用、交流、发展起到了促进作用。

第二章 壮医药的基本理论

第一节 壮医药思想内核的基本内容

一、天、地、人三气同步

天、地、人三气同步学说有以下几个主要观点。①人禀天地之气而生,为万物之灵。②人的生、壮、老、死生命周期,受天地之气涵养和制约,人气与天地气息息相通。③天地之气为人体造就了生存和健康的一定"常度",但天地之气又是不断在变化。日夜小变化,四季大变化,是为正常的变化;而地震、火山、台风、洪水、陨石等则是异常变化,是为灾变。对于天地之气的这些变化,人如能主动适应,就可维持生存和健康的"常度";如不能适应,就会受到伤害并导致疾病的发生。④人体也是一个小天地,可分为三部:上部为天,包括外延;下部为地,包括内景;中部为人。人体内三部之气也是同步运行,制约化生,才能生生不息。形体与功能相一致,大体天气主降,地气主升,人气主和。升降事宜,中和涵养,则气血调和,阴阳平衡,脏腑自安,并能适应大宇宙的变化。⑤人体的结构与功能,先天之气与后天之气,共同形成了人体的适应与防卫能力。从而达到天、地、人三气同步的健康境界。

三气同步学说与中医整体观、气机概念具有明显的相似性。中医认为:人体是一个内外联系、能够自我调节和自我适应的有机

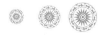

整体,人体由若干脏腑、形体和官窍组成,他们都具有各自不同的结构和功能,这些结构和功能又都是整个生命体正常活动的组成部分,是彼此关联、制约和相互为用的。人与自然环境、社会环境是一个有机整体,自然环境与社会环境有自身的变化规律,人必须适应环境的变化,顺之则健,逆之则病。中医的气有先天的元气、后天的宗气、水谷的营气、防护的卫气等。人秉先天之气而生,先天之气与后天之气共同组成人体,产生特定结构与功能。气机在于升降沉浮,上焦之气主降,下焦之气主升,中焦之气主和。但壮医的气机理论没有三焦气海与经络通道支撑。

二、阴阳为本

壮族聚居于亚热带,四季分明。日月穿梭,昼夜更替,寒暑消长,冬去春来,先民很早就有阴阳的概念。壮医将阴阳为本作为解释大自然和人体生理病理之间种种复杂关系的思想方法与辨证的总纲。认为大自然的各种变化,都是阴阳对立、阴阳为本,这与中医的阴阳学说完全不同,不过壮医阴盛阳盛的说法较为特殊,其形成可能是与壮族地区气温偏高同时雨量充沛的天气以及某些痧症的特殊症状表现有关。

壮医有时也引进中医五行学说作为说理工具,但大抵停留在事物属性上,很少涉及五行生克传变之类。壮医治病既辨证也辨病,以辨病为主,辨证为辅。他们将有毒、虚、伤、塞引起的疾病分门别类,确定了众多的病症,病求专方,针对每种病症开发出对症的药物与治疗方法。

三、壮医的生理观

壮医认为内脏气血骨肉,是构成人体的主要物质基础。位于颅内和胸腔、腹腔内相对独立的实体器官都称之为脏腑，它们各有其功能，共同维持人体的正常生理状态，没有"脏"和"腑"的区分观念，没有阴阳表里之分，没有五行配五脏的概念，也就没有生克传变模式。当内腑实体受损伤或由于其他原因引起功能失调时，就会引起疾病。与中医相比，壮医对脏腑的认识模糊一些，排除了阴阳五行对脏腑的定位，更接近于现代医学对脏腑器官的认识。

壮医将呼吸道、消化道、尿道分别称之为气道、谷道与水道，将血液循环系统与神经系统分别称龙路与火路，统称三道两路。这种将通道看成器官的认识是壮医的特色，中医与之对应的广义经络也是物质、能量、信息的传输通道，狭义经络是能量的快速传输通道，两者互有优劣。壮医认为骨肉也是人体的器官，是构成人体的运动器官，人体内的谷道、水道、气道以及龙路与火路，都往返运行于骨肉之中。骨肉损伤，可导致上述通道受损而引发其他的疾病。

壮医对气极为重视。气为阳，血为阴。气是动力，是功能，是人体生命活动力的表现。气虽然肉眼看不见，但可以感觉到。活人一呼一吸，进出的都是气。人体生命以气为原，以气为要，以气为用，有了疾病则以气为治。血液可以给全身骨肉脏腑、四肢百骸提供营养，血液得天地之气而变化，赖天地之气以运行。血液的颜色、质量和数量有一定的常度，血液的变化可以反映出人体的许多生理和病理变化。刺血、放血、补血是壮医治疗多种疾病的常用方法。查验血液颜色变化及黏稠度变化是一些老壮医对疾病预后的重要依据。壮医对气血的认识接近于中医。

四、壮医的病理观

壮医针对本民族常见的"毒、虚、伤、塞"诸病，研究了病因，建立起毒虚致百病学说与三道两路理论。壮族人民居住地区山林茂盛,气候湿热,导致岭南多毒物,如动植物腐败产生瘴毒,野生有毒的动植物如毒草、毒树、毒虫、毒蛇,还有毒水、毒矿等。壮族先民对毒有着特别直接和深刻的感受,并总结了丰富多彩的救治方法。壮医认识和使用的毒药和解毒药在百种以上。毒物进入人体后是否发病,取决于人体对毒物的抵抗力和自身解毒功能的强弱,亦即取决于人体内正气的强弱。中毒后邪毒阻塞通道或损耗正气至虚极衰竭,都会导致死亡。

壮医认为,三道壅塞,两路不畅是很多疾病产生的病因,治疗方法是开启三道,畅通两路。壮医调气也依赖三道两路,认为三道畅通,调节有度,人体之气就能与天地之气保持同步协调平衡,即健康状态。三道阻塞或调节失度,则三气不能同步而疾病丛生。两路虽然是内部封闭的通路,龙路是血液的通路,血为气之母,在调气中也发挥重要作用。

壮医与中医相伴而生,曾有过漫长的共同发展时期,后来的独立发展主要是为了针对壮族地区常见的疾病寻求解救方法。在此过程中,壮医对中医的哲学内核采取按需采纳的方式,只求效果,拒绝烦琐解释,虽然有利于推广,但不利于理论完善。如整体观与气机理论基本相同,但经络少用。在火攻疗法、药线点灸、筋经疗法、针刺艾灸疗法等都讲穴位,但不讲得气,显得欲拒还迎。壮医只讲阴阳传变,少讲五行生克,但在一些场合如药物属性上也讲五行,但基本没有五行辨证,同样出于去繁就简的考虑,而不是另取炉灶。结果使辨证施治只停留在阴阳传变层次上。由此看出,壮医的思想内核与中医基本相同,可以全盘继承中医思想,无须另外设计一套哲学思想与方法论。壮医的特色主要体现在利用特殊的动植物资源治疗特殊的疾病。

第二节　壮医药理论框架与特色

一、壮医治疗原则

在对各种治疗方法进行凝练的基础上,壮医发展出调气、解毒、补虚三大疗法。调气目的是调节气机,壮医通过各种具体的治疗方法,激发、调节、通畅人体之气,使之与天地之气保持同步。气机不畅在临床上表现为疼痛与一些功能障碍,一般通过针灸、刺血、拔罐或药物调气即可恢复正常。毒病临床表现为红肿痛热、溃烂、肿瘤、黄疸、血液疾病等急性疾病,导致器官组织器质性病变与功能改变。壮医解毒主要通过药物的作用来达到治疗目的。有些毒在人体内可以化解,有些则需通过药物的作用来达到治疗目的。有些毒在人体可以化解,有些则需要通过"三道"来清除。虚证临床多见于慢性病、老年病或邪毒祛除之后的恢复期,治疗以补虚为首务。壮医重视食疗和动物药,认为人为灵物,同气相求,以血肉有情之动物药来补虚最为有效。

壮医思想方法与中医相近,其特色在于利用本民族特有的动植物资源治疗本民族特有的疾病。解毒、通塞、疗伤、补虚用药构成了壮药的主体,它们针对的疾病也集中于毒、塞、伤、虚四类。有必要也有可能构建毒病论、伤病论、虚病论、塞病论作为壮医理论的框架。

二、壮医论病

(一)毒病论

辨毒是解毒的前提。壮医的"毒"是一切致病因素的总称,分痰、瘀等内毒和风、寒、湿、热等外毒,还有蛇、虫、药、箭、食物等外来毒素以及痧、瘴等环境微生物引起的器质性病变的毒害。壮医将不同的中毒症状分门别类,痧病就有上百种,如热痧、寒痧、蚂蟥痧、红毛痧、标蛇痧等。

壮医防毒主要采取隔离辟秽法、药佩法。排毒的方法有刮疗法、针挑法、刺血法、药物熏蒸法、熏洗法以及足浴法等。内服壮药是解毒的主要方法,壮医将壮药按病症分类,其解毒药分成解痧毒药、解瘴毒药、解风毒药、解湿毒药、解寒毒药和其他解毒药,病求专方,多有奇效。壮医还强调增强人体的正气抵抗毒邪,通过补虚来抗毒。

（二）虚病论

壮医认为,疾病是人体防卫功能不能抵御内外病因之毒的结果,毒虚致百病,要保持健康,补虚是关键。壮医借助中医气血阴阳的概念,将虚证分成气虚、血虚、阴虚、阳虚等症状,将壮药中的补虚药分成补气药、补血药、补阴药、补阳药。由于壮族地区历史上经济发展水平不高,人民普遍营养不良,虚证较多。补虚可充实气血,增进人体健康。补虚还通过提高人体正气与抗御病邪的能力,治疗各种疾病。

壮医补虚,除使用参、芪等补养之品外,多配用血肉有情之品。虫类药祛风止痛镇惊;鱼鳞之品化瘀通络,软坚散结;介甲之类属滋阴潜阳,安神定魄;飞禽走兽滋养气血,燮理阴阳等。血肉有情之品气血双补,且多为美味食物,虚者常服自然有益,盛者宜少食,更不可过量,过量或腐臭则成毒为害。善用血肉有情之品以补虚,是壮医治疗用药的特点。

（三）伤病论

壮族地区山道崎岖,人们劳作辛苦,跌打损伤多见,壮医对疗伤积累了丰富的经验。壮医接骨原则：整复、固定、敷药、功能锻炼、预防并发症。整复前，询患者如何受伤，有无骨折、脱臼。若有骨折，先以消炎药水外洗患处，再行正骨术。先以金银花、闹羊花、小榕树煎水外洗或以天南星、雷公藤捣烂加童尿外擦，达到局部麻醉后，再行整复固定，并外敷草药。肿消后，改用接筋续骨、补益肝肾药内服以加强疗效，同时可结合病情进行功能锻炼。壮药中有大量的止痛药、止血药、活血化瘀药、收敛药、外伤药等，可用于疗伤的不同阶段。

（四）塞病论

壮医将气机不畅、三道不通、两路壅塞之病症归于塞病。三道有气道、谷道、水道，三道上的病变复杂，但以塞为害，以通为用。两路中龙路为血液通道，是物质传输通道，火路为神经，是信息传输通道，其生理病理多样，但壮医一通了之。壮医不讲经络，将能量快速传输通道的功能赋予"三气同步"与三道两路，故调气也以通为要。

壮医调气通塞，外用火针、皮针、神针、陶针、药线点灸、灯花灸、热熨、刮痧、火罐、推拿等疗法。壮医针灸，不按经络，不讲得气。多沿火路施术，调整气机，按龙路推拿，活血化瘀。内服有调气机药、通三路药、通两路药。调气通塞药分类细致，专病专用，多有奇效。

第三节　壮医的自然观

壮族聚居和分布地区处于亚热带，虽然平均气温较高，但四季仍分明。日月穿梭，昼夜更替，寒暑消长，冬去春来，使壮族先民很早就产生了阴阳的概念。加上与中原汉族文化的交流及受其影响,阴阳概念在生产、生活中的应用就更为广泛,自然也被壮医作为解释大自然和人体生理病理之间种种复杂关系的说明工具。《广西通志·卷十七》称:壮族民间"笃信阴阳"。著名壮医罗家安在其所著《痧症针方图解》一书中,就明确以阴盛阳衰、阳盛阴衰、阴盛阳盛对各种痧症进行分类,作为辨证的总纲。总之,壮医认为大自然的各种变化,都是阴阳对立、阴阳互根、阴阳消长、阴阳平衡、阴阳转化的反映和结果。阴盛阳盛的说法较为特殊,其形成可能是与壮族地区气温偏高,同时雨量也充沛的自然现象,以及某些痧症的特殊表现有关。壮医有时也引进中医五行学说,但大抵停留在事物属性上,很少涉及五行生克传变之类。因此总的来说,五行学说毕竟没有成为壮医理论体系的组成部分。

壮医关于天、地、人三气同步的学说,是柳州地区民族医药研究所名老壮医保霖先生在《壮医学术体系综论》一文中首先提出的。广西民族医药研究所科研人员在河地、柳州、南宁、百色地区民间壮医的调查中,也证实有此说。天、地、人三气同步,是根据壮语"人不得逆天地"或"人必须顺天地"意译过来的。其主要内涵为:①人禀天地之气而生,为万物之灵。②人的生、长、壮、老、死生命周期,受天地之气涵养和制约,人气与天地之气息息相通。③天地之气为人体造就了生存和健康的一定"常度",但天地之气又是在不断地变化。日夜小变化,四季大变化,是为正常变化;而地震、火山、台风、洪水、陨石等则是异常变化,是为灾变。人作为万物之灵,对天地之气的变化有一定的主动适应能力,如天黑了会引火照明,天热了会出汗,天冷了会加衣被,洪水来临会登高躲避等。对于天地气的这些变化,人如能主动适应,就可维持生存和健康的"常度";如不能适应,就会受到伤害并导致疾病的发生。④人体也是一个小天地,是一个有限的小宇宙单元。壮医认为,整个人体可分为三部:上部天,包括外延;下部地,包括内景;中部人。人体内三部之气也是同步运行,制约化生,才能生生不息。形体与功能相一致,大体上天气主降,地气主升,人气主和。升降适宜,中和涵养,则气血调和,阴阳平衡,脏腑自安,并能适应大宇宙的变化。⑤人体的结构与功能方面,先天之气与后天之气共同形成了人体的适应与防卫能力,从而达到天、地、人三气同步的健康境界。

第四节　壮医的生理病理观

壮医认为内脏气血骨肉,构成人体的主要物质基础。位于颅内和胸腔、腹腔内相对独立的实体都称之为脏腑,没有很明确的"脏"和"腑"的区分观念。颅内物壮语称为"坞",含有统筹、思考和主宰精神活动的意思。如精神病出现精神症状,壮医统称为"坞乱"或"巧坞乱",即总指挥部功能紊乱的意思。壮语称心脏为"咪心头",有脏腑之首的意思。称肺为"咪钵",肝为"咪叠",胆为"咪背",肾为"咪腰",胰为"咪曼",脾为"咪隆",胃为"咪胴",肠为"咪虽",膀胱为"咪小肚",妇女子宫为"咪花肠"。这些内脏各有自己的功能共同维持人体的正常生理状态,没有什么表里之分。当内脏实体受损伤或者其他原因引起功能失调时,就会引起疾病。由于壮医没有五行配五脏的理论,因此认为脏腑疾病也没有什么必然的生克传变模式。

骨(壮语称为"夺")和肉(壮语称为"诺")构成人体的框架和形态,并保护人体内的脏器在一般情况下不受伤害。骨肉还是人体的运动器官。而且人体内的谷道、水道、气道以及龙路、火路,都往返运行于骨肉之中。骨肉损伤,可导致上述通道受阻而引发其他的疾病。

壮医认为,血液(壮语称为"勒")是营养全身骨肉脏腑、四肢百骸的极为重要的物质。得天地之气而化生,赖天地之气以运行。血液的颜色、质量和数量有一定的常度,血液的变化可以反映出人体的许多生理和病理变化。刺血、放血、补血是壮医治疗多种疾病的常用方法。查验血液颜色变化及黏稠度变化,是一些老壮医对疾病预后的重要依据。

壮医对气(壮语称为"嘘")极为重视。这里主要指人体之气。气为阳,血为阴。气是动力,是功能,是人体生命活动力的表现。气虽然肉眼看不见,但可以感觉到:活人气息,一呼一吸,进出的都是气。壮医判断一个人是否已经死亡,主要依据三条:①"巧坞"(大脑)是否还清醒。人死了"巧坞"就停止活动,再不会清醒和思考了。②"咪心头"(即心脏)是否还在跳动,人死了"咪心头"就会停止跳动。③鼻孔还有否呼吸,即有无进出气,人死了呼吸就会停止,自然不会有气进出了。可见有气无气,是生与死的界限的标志。在这个意义上,可以说人体生命以气为原,以气为要,以气为用,有了疾病则以气为治。气是壮医临床的重要理论基础之一。

壮医三气同步理论主要是通过人体内的谷道、水道和气道及其相关的枢纽脏腑的制化协调作用来实现的。壮族是我国最早种植水稻的民族之一,知道五谷禀天地之气以生长,赖天地之气以收藏,得天地之气以滋养人体。进入人体得以消化吸收之通道称之为"谷道",主要是指食道和胃肠,其主要功能是摄纳和消化吸收饮食水谷,排出粪便。化生的枢纽脏腑为肝、胆、胰。水为生命之源,人体有水道进水、出水。因此,人体水液进出的通道成为"水道",水道的主要功能是排出汗、尿,其调节枢纽为肾和膀胱。谷道、水道同源而分流,在吸收水谷精微营养物质后,谷道排出粪便,水道排出汗、尿，而与大自然发生最直接、最密切的关系。"气道"是人体与大自然之气相互交换的通道，进出于口鼻，其交换枢纽脏腑为肺。三道畅通，调节有度，人体之气就能与天地之气保持同步协调平衡，即健康状态。三道阻塞或调节失度，则三气不能同步而疾病丛生。

龙路与火路是壮医对人体内虽未直接与大自然相通，但却是维持人体生机和反映疾病动态的两条极为重要的内封闭通路。科研人员从对广西大新县著名女壮医陆爱莲等人的调查访问中，了解到这一带的壮族民间医生大都推崇这一传统理论。壮族传统认为龙是制水的，龙路在人体内即是血液的通道（故有些壮医又称为血脉、龙脉），其功能主要是为内脏骨肉输送营养。龙路有干线及脉络，遍布全身，循环往来，其中枢在心脏。火为触发之物，其性迅速（"火速"之谓），感之灼热。壮医认为火路在人体内为传感之道，用现代语言来说也可称"信息通道"，其中枢在"巧坞"。火路同龙路一样，有干线及脉络，遍布全身，使正常人体能在极短的时间内，感受外界的各种信息和刺激，并经中枢"巧坞"的处理，迅速做出反应，以此来适应外界的各种变化，实现"三气同步"的生理平衡。火路阻滞甚至阻断，则人体失去对外界信息的反应、适应能力，导致疾病甚至死亡。

壮医对脾脏生理功能认识较晚。因长期弄不清楚其功能作用，好像是多余的被遗忘的器官，故而壮语称之为"咪隆"（意为"被遗忘的器官"）或"咪蒙隆"（意为"不知其作用的器官"）。后来发现脾脏内藏血较多，加之人生气时叫"发脾气"，慢慢领悟到，脾脏可能是一个人体气血的贮藏调节器官。

壮医认为人体的生殖机能，也是由天地阴阳之气交感而形成的。男精为阳精，女精为阴精；男精产生于"咪麻"（睾丸），女精产

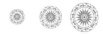

生于"咪花肠"（子宫）。人体顺应着生、长、壮、老、死的自然规律，到一定年龄就会具有产生繁衍后代的"精"的能力。两精相搏，形成胚胎，然后在子宫内发育成人。人生易老天难老，但天地授予人以繁衍后代的能力，故人能与天地并存并保持"三气同步"。

壮医将人的精神活动、语言及思考能力，归结为"巧坞"的功能。故凡是精神方面的疾病，在治疗上都要着眼于调整"巧坞"的机能。"巧坞"为上部天，位高权重，全身骨肉气血、内脏器官都要接受"巧坞"的指挥，是名副其实的人体总指挥部。"巧坞乱"或"巧坞坏"就会指挥失灵、失误而导致其他脏腑功能失调，使三气不能同步而引发全身性的疾病甚至死亡。

第五节　壮医的病因病机论

壮族地区位于亚热带，山林茂盛，气候湿热，动植物腐败产生瘴毒，野生有毒的动植物和其他毒物尤多，举凡毒草、毒树、毒虫、毒蛇、毒水、毒矿等。无怪乎唐代陈藏器《本草拾遗》称"岭南多毒物，亦多解物，岂天资乎?"无数中毒致病甚至死亡的实例和教训，使壮族先民们对毒有着特别直接和深刻的感受，并总结了丰富多彩的解救治疗方法。据文献记载，壮医认识和使用的毒药和解毒药在百种以上。邪毒、毒物进入人体后，是否发病，取决于人体对毒的抵抗力和自身解毒功能的强弱，亦即取决人体内正气的强弱。中毒后邪毒阻滞通道或损耗正气至虚极衰竭，都会导致死亡。隋代巢元方《诸病源候论》记载了壮族先民使用的五种毒药：不强药、蓝药、焦铜药、金药、菌药;晋代葛洪《肘后备急方》也记载了岭南俚人防治沙虱毒、瘴毒和箭毒、蛇毒的经验方。特别值得一提的是唐代苏敬《新修本草》收载了两种壮族地区著名的解毒药——

陈家白药和甘家白药。这些记载都可佐证壮族先民对因毒致病及其治疗解救方法的高度重视,并积累了相当丰富的经验,有可能提高到一定程度的理性认识,在这个基础上形成壮医的病因论——毒虚论。

壮医认为,所谓毒,是以对人体是否构成伤害以及伤害致病的程度为依据的。有的毒性猛烈,有的毒性缓慢;有的为有形之毒,有的为无形之毒;有的损伤皮肉,有的则伤害脏腑和体内重要通道。毒之所以致病,一是因为毒性本身与人体正气势不两立,正气可以祛邪毒,邪毒也可损伤正气,两者争斗,若正不胜邪,则影响三气同步而致病;二是某些邪毒在人体内阻滞"三道""两路",使三气不能同步而致病。因各种毒的性质不同,侵犯的主要部位有别,作用的机制各异,以及人体对毒的抵抗程度不同,在临床上表现出各种不同的典型症状和体征,成为壮医诊断和鉴别诊断的重要依据。虚即正气虚,或气血虚,虚既是致病的原因,同时也是病态的反映。

作为致病的两大因素之一,虚本身可以表现出软弱无力、神色疲劳、形体消瘦、声低息微等临床症状,甚至衰竭死亡。而且因为虚,体内的运化能力和防卫能力相应减弱,特别容易招致外界邪毒的侵袭,出现毒虚并存的复杂临床症状。虚的原因,壮医归结为两个方面:一是先天禀赋不足,父母羸弱,孕期营养不良或早产等;二是后天过度劳作,或与邪毒抗争气血消耗过度而得不到应有的补充,或人体本身运化失常,摄入不足而致虚。总之,毒或虚可使人体失去常度而表现为病态。如果这种病态得到适当的治疗,或人体自我防卫、自我修复能力能够战胜邪毒,则人体常度逐步恢复而疾病趋于好转痊愈。否则终因三气不能同步,导致人体气脱、气竭而死亡。

第六节 壮医的诊断特色

汉魏以后壮医在诊断方法方面已积累了相当丰富的经验,且许多方法独具特色,现常用的方法有目诊、问诊、望诊、脉诊、腹诊、甲诊、指诊、耳诊。

一、目诊

壮族称眼睛为"勒答"。壮医对眼睛极为重视,认为这是天地赋予人体的窗口,是光明的使者,是天、地、人三气的精华所在。人体脏腑之精上注于目,所以眼睛能包含一切、洞察一切,也能反映百病。眼睛长在"巧坞"上,直接受"巧坞"指挥,因此在疾病诊断上,把目诊提到十分重要的地位。目诊可以确诊疾病,可以推测预后,可以确定死亡。人体内的脏腑气血,"三道""两路""巧坞"功能状况,都可以通过目诊而获得相对准确的信息。

壮医目诊的要义是医生的眼睛可以洞察百病,患者眼睛可以反映百病。两者配合,就可以诊断疾病。老一辈壮医主要是通过肉眼观察患者眼睛的神采色泽、灵活度、干涩、视力、脉络等诊断疾病。后来又总结、发展和提高,形成了现在的一套比较规范的壮医目诊法。广西民族医药研究所壮医目诊专家黄老五副主任医师,在继承前辈目诊经验的基础上,经过多年临床实践,并借助现代放大镜技术,把壮医目诊技术提高到一个新的水平。在四倍放大镜下,通过观察眼睛巩膜的色泽、形态以及眼睛上脉络的细微变化,来判断疾病的病位,辨别疾病的病因病性并做出预后诊断。初步的整理研究观察表明:人体不同器官、不同组织、不同部位的病变,都可以在巩膜上有特定的反映区;同一器官、组织的不同疾病,在反映区上可有不同的异变信号。还可据以判断疾病的新旧轻重。

二、问诊

问诊,壮医又称询诊。医生询问患者或陪诊者,了解患者的病史及发病情况,以分析病情,判断病位,掌握病灶,确定治疗方案。一般先问自然(壮语指自体感觉),即让患者陈述自体感觉,身体各部位何处不自然,全身状况是否良好。次问近症,即直接引起的症状。再问远事,即回顾既往的状况(既往史)。最后问家事,即家族史。询诊范围,凡寒热、饮食、二便、睡眠、三部、内外、痛舒、汗液、视听、行止等均需要诊询。

三、望诊

望诊是壮医通过眼睛对患者的全身和局部状况进行系统全面的观察,以推测病变,找出诊断依据的一种诊法。壮医望诊包括全身望诊和局部望诊两个方面。全身望诊主要望发育、营养、面容、体位、步态、姿势、意识等全身状况。局部望诊主要望各部位的改变,如皮肤颜色、皮疹情况,舌质、舌苔变化,肿块大小及部位,伤口长宽部位以及头、颈、胸、腹、四肢和分泌物、排泄物等情况。望诊中,尤其重视面部望诊,壮医通过观察患者面部的颜色、光泽来判断患者气血阴阳的盛衰、病情的轻重及预后的转归。

四、脉诊

壮医的脉诊,是通过长期的医疗实践而逐步发展形成的,它独具特色,且具有实用价值,广泛被壮医所应用,从而成为壮医临床上重要的诊断方法之一。壮医脉诊法多种多样,各述其说,常用的有三种:第一种叫作三指四肢脉诊法。布指法:食指、中指、无名指摆成三角形,相距约一寸,三指用同样力量,正常脉象和缓、均匀、不急、不慢、不上、不下、不大、不小,急慢、上下、大小脉等均属病脉,壮医使用这种诊法对临床上常见的腰痛、肝炎、胆囊炎、胸痛、胃脘痛、尿路感染、妇女痛经和子宫疾患等有较高的诊断价值。第二种叫单指脉诊法。脉诊部位:上臂中段内侧候胃,上臂中段外侧候肾,其布指一般只用右手中指诊脉。这种诊脉比较注意诊脉部位的皮肤温度,并以此为依据断定是冷脉或热脉,以脉象的缓急定疾病之寒热及疾病进展情况。第三作叫做六指同步按诊法。双手布指(食指、中指、无名指)同时按切天、地、人三部,以诊察患者六部经脉,从经脉之升降、节律、动态、神韵,以探查三道两路、脏腑、气血的生理病理,根据三部六脉、同步异步、升降出入、节度消息等,作为诊断疾病的参考依据。

五、腹诊

腹诊是通过观察腹部形状动态,按压腹部质地等手段获取临床资料,协助诊断疾病的一种方法。壮医腹诊法颇多,尤以马山县名老壮医农秀香的腹诊最具特色。该腹诊法已有 100 多年的历史。此法主要是通过检查脐部和腹部的血脉跳动情况来诊断疾病。农秀香认为人最初形成是通过"咪花肠"(子宫)、脐带吸取营养的。因此,腹部是气血的汇集点,其正常与否影响人体生理功能,全身的病理变化可在脐及脐周血脉上反映出来。故检查脐及脐周血脉变化可知病情的轻重、病位的深浅、疾病的性质和病程的长短。农秀香腹诊,尤为适用于妇科的经、带、胎、产等方面的病证诊断。

六、甲诊

壮医认为人体气血脉络以指甲部位最为密集,按中医经络理论指甲周缘也是井穴经络交错之区。因此,手部网络是与躯肢百节、脏腑气血密切联系的。凡人体脏腑虚实,气血盛衰,邪正进退等均能引起甲象变化,所以壮医对各种错综复杂的病症,都要症状与甲象合参。

甲诊是根据指甲的形状、质地、色泽、动态等来辨别疾病所在的脏腑区域、寒热虚实和正邪盛衰等情况的一种诊断方法。其方法是:在自然光下,充分暴露指甲,自然伸直,医生以目直接观察。诊察时逐一检查各指甲体、甲床、月痕、皱襞、脉络,分辨其形状、质地、颜色、光泽度、动态等。除本色甲为正常甲象外,其他每一种甲象都各有所主,提示一种或多种病症的存在及轻重缓急情况,在临床上有一定的诊断参考价值。

七、指诊

壮医认为,人体脏腑气血生理病机的变化,都能从手指反映出来。当脏腑发生病变时,就会在手指相应的部位出现异常征象,故可通过指诊探知脏腑的有关病症。壮医根据各指部位分配脏腑的不同色泽、形态等,作为脏腑气血生理病理变化的诊断依据,从而探知人体脏腑不同的病理反映和寒热虚实。医生逐一检查各指颜色及形态。正常颜色以各指平均色度为底色,异常颜色为白、黄、红、紫、青、黑六色,并分辨是否染指。正常形态为各指大小相称,肌肉丰满,屈伸自如。望指形,须分辨其肥瘦、燥湿、弯曲、萎缩以及各指是否规整,关节有无畸形、僵直、肿大等情况。指诊被壮医广泛应用于临床,为诊断疾病提供了可参考依据。

八、耳诊

壮医认为,耳郭与人体各部存在一种生理的内在联系,在病理上表现出一定的规律。当人体有病时,耳郭相应部位就会出现变色、突起、凹陷、水肿、充血、敏感点、缺损等征象。因此,诊病时观察耳郭对于疾病的诊断有一定的参考价值。耳郭诊法主要通过观察耳郭形色的变化来诊断疾病。如耳郭颜色淡白,症候多为虚寒,青黑则为痛症;耳郭肉薄而干枯,为先天肾气不足;耳郭红肿热痛,为邪毒壅盛等。

　　壮医在诊病过程中,重视目诊、多种诊法合参以求尽可能准确地判断疾病,从而提高疗效。那些造诣较深的老壮医,往往掌握多种诊断手段和方法,在临床上合参运用,得心应手。壮医基于天、地、人三气同步和人体也是小天地的认识,对人体与外界相通的一些器官,如眼、耳、鼻、口、舌等,认为可作为人体各部分的缩影或反映,在疾病诊断上具有特殊的定性定位和预后价值。验之临床,往往也颇为准确,值得进一步深入研究。壮医对"三道"排泄物(尿、粪、泪、涕、呕吐物等)的观察也比较重视和认真,以其颜色、形态、气味、数量的异常变化,作为临床诊断的重要参考。

第七节　壮医的治疗原则

　　在对各种治疗方法进行总结的基础上,壮医发展出调气、解毒、补虚三大疗法。壮医的这一治疗原则,是根据壮医对人体生理病理和病因病机的认识而提出来的,并有效地指导实践。调气,即通过各种具体的治疗方法调节、激发和通畅人体之气,使之正常运行,与天地之气保持同步。气病在临床上主要表现为疼痛以及其他一些功能障碍性疾病,一般通过针灸、刺血、拔罐或药物调畅气机即可恢复正常。毒病在临床上主要表现为红肿、痛热、溃烂、肿瘤、疮疖、黄疸、出血等急性热证及脏腑器官组织的功能改变。解毒主要通过药物的解毒和外治的排毒来达到治疗目的。有些毒在人体内可以化解,有些则需要通过"三道"来清除,毒去则正安,气复而痊愈。以虚为主要临床表现的,多见于慢性病、老年病或邪毒祛除之后的恢复期内,治疗上以补虚为首务。壮医重视食疗和动物药,认为在补虚方面尤其适用。因人为灵物,同气相求,以血肉有情之动物药来补虚最为有效。人应顺其自然,通过食疗来补虚最为常用。食疗在壮族地区不仅壮医熟谙其法,而且几乎老幼皆知。这些食补食材因生长于大自然和深山老林,得天地日月纯正之气最多,壮医认为其补力更胜一筹。对动物药的长期应用,壮医形成了一些颇具规律性的经验,如虫类药祛风止痛镇惊;鱼鳞之品化瘀通络,软坚散结;介甲之属滋阴潜阳,安神定魄;飞禽走兽滋养气血,燮理阴阳等。血肉有情之品气血双补,且多为美味食物,虚人常服自然有益,盛者宜少食,更不可过量,过量或腐臭则成毒之害。

　　壮医上述治疗原则的形成,可以追溯到久远的年代。武鸣县西周古墓出土两枚医用青铜浅刺针,说明早在2 000多年前,壮族先民就知道制作工艺水平很高的金属微针,作为调气治疗的主要医疗工具。1976年,广西考古工作者发掘贵港罗泊湾一号汉墓,所得标本M1:248出土时内盛植物叶,经广西植物研究所鉴定为铁冬青,是凉茶的原料之一,同时是壮医极为常用的清热解毒药。壮医对毒药和解毒药的知识比较丰富,也佐证了壮医解毒治疗原则的形成是有实践依据的。

第八节　壮医的辨证及辨病

　　文献记载和实地调查搜集到的壮医病症名称达数百种之多。

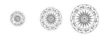

其中不少病症名称具有浓厚的岭南地方民族特色。概括起来主要为痧、瘴、蛊、毒、风、湿六大类。隋代巢元方《诸病源候论》认为岭南致病因素是一种"恶气",亦称毒气。乃由于岭南阳气多宣泄,冬不闭藏,致草水泉皆禀此"恶气""日受其毒,发而为病"。因此临床上以毒命名的病名最为普遍,如痧毒、瘴毒、湿毒、风毒、蛊毒、寒毒、热毒、无名肿毒等。大类下面又可分为许多更为具体的甚至十分形象的病症名称。如痧毒分为热痧、寒痧、蚂蟥痧、漂蛇痧、红毛痧、闷痧等;瘴毒分为青草瘴、黄茅瘴、冷瘴、热瘴、哑瘴、烟瘴、岚瘴、毒气瘴等;蛊毒又分为虫蛊、食蛊、水蛊、气蛊等。风毒包括的疾病更为广泛,有36种风和72种风之分。从马山县搜集壮医手抄本《此风三十六样烧图》就列举了冲风、肚痛风、急惊风、呕迷风、撒手风、鲫鱼风、马蹄风、慢惊风、天吊风、看地风、挽弓风、蛇风、夜啼风、鸟宿风、鸬鹚风、蚂蟥风、痧风、上吐下泻风等。

　　毒病的命名,除了以上所述外,有些是根据毒气所依附的具体事物命名的,如蛇毒、药石毒等。

　　壮医从长期临床实践中认识到,虽然许多病都会有些共同的症状,但每一种病都有一两种特征性的临床表现,成为与其他病进行鉴别诊断的依据。这种特征性的临床表现,在临床上相对固有而比较典型,并能在其他患者身上重复出现,是为主症。一般来说,主症与邪毒性质、病机病位有密切关系。每一种病,都有主症和兼症,从辨症而达到辨病,是对壮医临床医生的基本诊断要求。

　　壮医也有"证"的概念。但认为只有两种"证"——即阴证和阳证,或更具体地分为阴盛阳衰证和阳盛阴衰证。阴盛阳盛证是一种较为特殊的情况。证是患者在生病过程中全身状况的综合反映。每一种病,在不同的时期,不同的患者身体都可能表现为阴证或者阳证,或经治疗后由阴证转为阳证,由阳证转为阴证。这是由于人体内的邪正斗争状态在不同的患者身上,在同一疾病的不同阶段有所差别的转变所致。

壮医主张辨病与辨证相结合,以辨病为主。辨病,是决定治疗原则和选方用药的主要依据;辨证,则是处方用药的重要参考。但从证的变化可以预测疾病的转归。由阴为阳,多为疾病逐渐好转的征象;由阳转阴,则提示疾病趋重和恶化,甚至预后不良。隆安县老壮医潘振香诊治肿瘤,主要是从面部望诊中得知疾病由阴转阳或由阳转阴,以为预后的依据。因为壮医以辨病为主,所以多主张专病专药,就是证变化了,也不一定立即变更治疗原则和原来方药。

对南宁、柳州地区的十几位经验较为丰富的壮医的实地调查表明,壮医看病,亦即辨症、辨病、辨证以及决定治疗原则和处方用药,是有一定的程序和规范的。以内科疾病为例:①首先从患者主诉和医生问诊所得资料来确定主要症状和典型症状,在此基础上判断属虚或者属邪毒致病。如属邪毒致病,则应进一步判明邪毒的种类和性质,做出病名和病性的诊断;②从目诊(含望诊)、闻诊、甲诊、腹诊、指诊、脉诊所得资料的分析中,对疾病做出病机和定位的诊断;③综观患者的全身状况,辨阴证阳证,对疾病做出轻重预后诊断;④在上述诊断的基础上,决定治疗原则和选定主要方药,以及辅助方药;⑤根据邪毒性质和病机病位,嘱以饮食宜忌和护理注意事项。

第九节　壮医对针灸及药物治疗作用的认识

壮医从长期的临床实践中认识到,针灸、刺血、拔罐、刮痧等的治疗方法,主要是通过外治的方法,在人体龙路、火路的某些体表气聚部位(即穴位)施以调气治疗,调整、调节和畅通人体气血,增强人体抗病能力,加速邪毒化解并排出体外,使三气复归同步而达到治疗目的。著名壮医药线点灸专家龙玉乾指出:"疾病并非无中生,乃系气血不均衡",认为药线点灸的治疗机理就在于调整、调节、调动人体气血,使之趋于均衡,则疾病自然向愈。

壮医具有丰富的药物治病的经验,认为药物的治疗作用,在于以其性味之偏,来纠正人体病态下的阴阳偏胜和三气不同步状态。药有动物、植物和矿物药。以功用区分有毒药和解毒药、治瘴气药、治跌打损伤药、清热药、补益药、治痧症药、祛风湿药、杀虫药等。总而言之,可分为解毒和补虚两大类。以解毒药来说,壮医是基于一个极其朴实的真理:有什么样的邪毒致病,必然有相应的解毒药治病。所谓一物降一物。而且毒药本身,在一定的量内,还是具有重要治疗作用的良药,所谓以毒攻毒。正如曾经考察过岭南瘴区的明代医家张景岳所说:"药以治病,因毒为能。所谓毒药,是以气味之有偏也……所以去人之邪气"。

壮族地区草树繁茂,四季常青,使壮医形成了喜欢使用新鲜药物的习惯,并提供了使用新鲜药物的环境和条件。临床实践表明:有不少新鲜药物,效果优于干品和炮制品。特别是治疗毒蛇咬伤的草药,一般都是以鲜用为佳。在广西靖西,每年端午节都自发举行规模盛大的药市,上市的新鲜药物达数百种之多,赶药市者上万人。可以说这是交流药材知识和防治经验的良好机会,也是壮族人民崇尚医药的体现。不少民间壮医,从新鲜药物的形态性味,就能大抵推测出其功能作用。并将这些用药经验编成歌诀,便于吟诵和传授。如"藤木通心定祛风,对枝对叶可除红;枝叶有刺能消肿,叶里藏浆拔毒功;辛香定痛驱寒湿,甘味滋补虚弱用;圆梗白花寒性药,热药梗方花色红;根黄清热退黄用,节大跌打驳骨雄;苦能解毒兼清热,咸寒降下把坚攻;味淡多为利水药,酸涩收敛涤污脓"。

第十节 壮医药理论体系的学术评估

我国藏医、蒙医、维吾尔医、傣医等民族医药都有自己的比较完整的理论体系,并有效地指导临床实践。由于历史的原因,20世纪50年代以前壮族没有本民族的规范化的通行文字。因此,壮医在历史上的客观存在虽然已经逐步被学术界所承认,但壮医能否形成自己理论体系,则是值得探讨的事情。学者们认为在这个问题上研究和探讨,应当遵循实事求是的原则和标准,才能做出客观的评价和结论。

第一,壮医药理论所涉及的有关文字资料,是根据大量的地方志、博物志以及有关的汉族中医药文献记载中搜集整理出来的。这些文献记载的作者,大都作为文人流官在岭南壮乡居住过,对当地风土民情比较了解,因而具有较大的可信性。第二,通过10多年大量实地调查研究,证实许多民间壮医,确实掌握了一定的解剖生理病理知识以及疾病诊疗理论,并用以指导临床。他们个人掌握的理论是比较局限的,但是把许多壮医的诊疗理论集中起来,就已经具有一定的系统性,能反过来指导壮医的临床实践。第三,壮医的这些理论,在此之前也得到部分的整理和认同,如壮医天、地、人三气同步的理论。第四,壮医理论体系属于朴素的、宏观的理论,是对大自然和人体生理病理进行长期宏观观察的结果,而不是现代实验研究的结果,它的形成,不受现代实验的条件和环境所制约和影响。第五,壮族虽然在中华人民共和国成立以前没有本民族的规范化通行文字,但有本民族的语言,可以进行学术交流和传授,加上长期的临床实践,使壮医的丰富经验有可能上升为理论。

　　综上所述,壮医具备了形成理论体系的基础和条件,是壮医实践经验在认识论上的飞跃。它不是某一个壮医的个人创造,而是无数壮医长期同疾病做斗争的经验总结和升华,初步形成体系并有效地指导着壮医的临床实践,而且具有一定的地方民族特色,这是壮医理论的生命力所在。随着壮医临床的实践和现代科学技术的进步,壮医理论将在实践的检验中不断补充、修正和完善,在现代科学技术的推动下不断提高。古老的壮医,必将从理论到临床,以崭新的面貌自立于我国和世界的传统医学之林。

第三章　壮医药的诊疗方法

　　壮族人民在长期的历史发展中创造出神奇绚丽、丰富多彩、独具特色的文化,壮医药是壮族人民在长期的生产、生活及与疾病做斗争的实践过程中逐渐形成和发展起来的。壮医药是壮族人民宝贵的文化遗产,长期以来,以其独特的民族形式和浓厚的地方特色流传于民间,多种多样的诊疗技法和经验药方,是我国传统医药的重要组成部分,是我国传统医学科学的特色,也是壮族传统文化的重要组成部分。

　　先秦时期,壮族先民不仅能够运用针刺疗疾,而且已经对药物有所认识,并积累了一些临床经验,如佩戴某些草木根以防治疾病,某些草药内服可以减轻疲劳。壮医药物疗法在这一阶段处于萌芽时期。秦汉至隋唐年间,随着壮医药经验知识的积累发展,初步形成了具有浓郁民族特色的壮医药。唐宋至民国年间,随着生产力的发展,以及明清时期中医与壮医的相互交流,使壮医迅速发展,壮药使用的品种范围更加广泛,用药经验日渐丰富,诊疗技术逐步提高,大抵形成了草药内服、外洗、熏蒸、敷贴、配药、刮骨、角疗、针灸、挑针、金针等十余种治疗方法,创造了大量的验方、秘方,发明了丰富多彩的诊疗技术。

　　壮医理论体系的形成,是以壮族先民和无数民间壮医千百年来的生产生活及临床实践为基础的。壮医理论来源于实践,又反过来指导实践,并在实践中不断地修正、完善和发展提高。历经历代壮医的调查研究,将相关文献、文物和口耳相传的经验资料加以

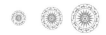

综合归纳、联系推导，形成了"阴阳为本""三气同步""三道两路""毒虚致病""脏腑气血和痧、瘴、蛊、毒、风、湿""调气解毒补虚养神"为核心的壮医理论体系。

壮医特色诊断技法是壮医通过诊察疾病的病因、病机、病位、病性或推断预后的诊断方法。数千年来，壮族人民在不断与疾病做斗争的过程中，总结、发明了许多行之有效的诊病方法，有目诊、望诊、耳诊、舌诊、甲诊、指诊、闻诊、询诊、腹诊、脉诊、探病诊法、挑刮诊。壮医医疗技法又可分为内治法和外治法。具体的诊疗技术又有药线点灸疗法、经筋疗法、针挑疗法、刮痧疗法、药物竹罐疗法等。

第一节　目诊

一、目诊基本理论

壮医目诊，是壮医望目诊病方法的简称，属壮医望诊的范畴。医生通过详细观察患者眼睛各部位的形态、色泽、斑点、穿窿及其位置结构的动态变化，收集不同的眼征表象，分析、总结而达到协助诊断或预测疾病、辅佐临床防治疾病的目的。

壮医目诊首次提出了"人体脏腑、器官组织发生生理病理改变时，大多数可反映到眼部巩膜上而出现不同的征象"理论。壮医目诊为壮医重要的诊断技法之一，独具特色，方法简单，可用五个字对其特点进行高度概括，即简、便、验、廉、捷。它具有诊断准确、迅速、操作简便、无副作用、经济安全、司外揣内、见微知著的特点，有助于广泛普查，在临床上应用广泛而实用。

壮族称眼睛为"勒答"。壮医对眼睛极为重视，认为这是天地赋予人体的窗口,是光明的使者,是天、地、人三气的精华所在。人体脏腑之精上注于目,所以眼睛能包含一切、洞察一切,也能反映百病。眼睛长在"巧坞"上,直接受"巧坞"指挥,因此在疾病诊断上,把目诊提到十分重要的地位。目诊可以确诊疾病,可以推测预后,可以确定死亡。人体内的脏腑气血,"三道""两路""巧坞"功能等,都可以通过目诊而获得相对准确的信息。

现代壮医目诊专家在继承前人目诊经验的基础上,经多年的临床实践,总结出用放大镜进行目诊,实用性强,准确率更高的一整套方法。该方法主要是用4~50倍放大镜或裂隙显微镜,通过观察眼睛的巩膜及虹膜、瞳孔的色泽、形态以及脉络的细微变化,找出壮医目诊眼征来判断疾病的位置、病因、病性和预后。根据壮医的经验总结及初步的研究观察可证明,人体不同组织、不同器官、不同部位的病变都可以在眼白睛(巩膜)和黑睛(虹膜)上有特定的信号反映区;同一组织器官的不同疾病,在反映区上也可以有不同的异变信号。壮医发现,人体的巩膜和虹膜,按照特定的规律反映了人体各部位、器官的生理活动与病理变化,它有着比全息理论更为精细的"微诊系统"。传统医学认为,眼睛与五脏六腑有着密切的联系,全身直通于眼的经脉与络脉有19条。现代医学解剖发现,分布在眼部而联系着周身的血管就有13条,同时并存着大量的神经网络。所以眼睛与全身有着非常紧密的联系,观目诊病是有科学依据的。当今,目诊已广泛运用到内、外、妇、儿、五官等各科疾病的诊断中,可诊断包括癌症在内的200多种病症。壮医专家将目诊规律概括为:着色深浅判新久,弯曲频率别轻重,脉络浑浊有湿毒,脉络散乱为风毒,脉络近瞳属于火,脉络靠边属于寒,黑斑瘀来蓝斑虫,目诊仔细辨分明。

二、目诊的操作方法

1. 适宜接受目诊检查者

凡神志清醒、能配合检查者均可采用目诊法检查。

2. 器械准备

(1)5~50倍放大镜。

(2)小型聚光手电筒。

(3)数字化裂隙灯眼前段分析系统。

3. 检查步骤

(1)患者端坐,放松,两眼自然平视;特殊患者可站立或者仰卧、侧卧。

(2)检查者左手持放大镜,并用食指和拇指将患者上下眼睑撑开,将放大镜移动至理想观察位置,右手持手电筒依次照射患者眼睛。以能够清晰观察患者眼睛为度,依次由上至下,由内至外观察患者的白睛,同时嘱患者眼球向下、向上、向外、向内移动,然后嘱患者平视,检查者由外向内对黑睛进行观察。

4. 注意事项

壮医目诊检查具备无创伤、患者接受度高、操作简便、经济安全等特点。

有下列情况者不能采用或择期采用目诊法检查。

(1)饮酒、高热、过度疲劳、熬夜、眼部有外伤,这些因素会导致眼部充血,影响目诊的诊断。

(2)各种原因所致的失明。

(3)白内障、角膜溃疡、青光眼、虹膜睫状体炎、急性结膜炎、严重沙眼等,这些非内在疾病引起的眼疾也不能作为目诊诊断的依据。

(4)不良反应。壮医目诊检查具备无创伤、操作简便安全的特点，一般情况下不会出现不良反应。少数患者可能有流泪、眼睛酸胀等情况，停止检查后，不良反应即能逐渐消失。

三、目诊定位方法

1. 白睛诊法的定位

白睛诊法遵循着一定的定位规律：一般躯体上部疾病应在瞳孔水平线以上体现，躯体下部疾病应在瞳孔水平线以下表现；同样，瞳孔内侧反映躯体内侧病变，瞳孔外侧反映躯体外侧病变；左眼反映躯体左侧疾病，右眼反映躯体右侧疾病。部分疾病在双眼都可以有表现，躯体上部疾病也可以在瞳孔水平线以下得到体现，躯体内侧疾病也可以在瞳孔外侧得到体现。

2. 黑睛诊法的定位

黑睛，相当于西医解剖学的虹膜部分。黑睛诊法是借助检查虹膜、瞳孔的结构、颜色等变化来确定存在于人体各部位器官的病变、损伤或机能紊乱的方法，可作为白睛诊法的补充。

四、目诊疾病的原则

壮医目诊主要通过观察白睛上微细血管颜色的深浅、弯曲频度、有无浑浊、有无散乱、有无斑点及其他异常信号，以及病理改变所在的反映区等来诊断疾病。

(1)颜色深浅：白睛上微细血管颜色过深，呈深红色或绛红色，表示该反映区对应的脏器有宿疾；若颜色较浅，呈鲜红色或粉红色，表示该反映区对应的脏器新病不久，或病较轻。

(2)脉络弯曲度：一般而言，脉络弯曲多、弯曲度大者为急病、重病;脉络弯曲少、弯度小者为轻病、慢病或久病。

（3）脉络分布情况:眼睛上龙路脉络边界浸润浑浊,模糊不清者,表示体内有湿毒为患;若脉络多而散乱,分布毫无规则,为风毒作祟。若脉络多而集中,靠近瞳仁,为火毒热毒作怪;脉络分散,远离瞳仁,为寒湿之毒或风寒之毒。

（4）有无斑点:若白睛上见有黑斑、黑点,为体内瘀毒,常见于龙路、火路不通病症,如半边瘫等;若见有蓝点、黑点、蓝斑,为谷道虫毒内积。

（5）其他:白睛脉络粗大、鲜红、色亮为实证;脉络细小、浅淡、色暗为虚证。脉络上有瘀血点,为有内伤和瘀血。黑睛周围变白,为有血热、血瘀及脉络硬化症。

五、常见目诊眼征

（一）气道病

气道是人体与大自然之气相互交换的通道,气进出于口鼻,其交换枢纽为肺。若外邪侵犯肺部,或内邪干预肺部,则三气不能同步,气不能畅,上逆而咳嗽、哮喘,甚至变生痈疮等疾病。常见气道病有慢性支气管炎、支气管哮喘、肺结核、肺癌等。

1. 慢性支气管炎

慢性支气管炎是中老年人的常见病,患病率随年龄增加而增加。慢性支气管炎是气管、支气管黏膜及其周围组织的慢性非特异性炎症。临床上以咳嗽、咳痰或伴有气喘等反复发作为主要症状,每年持续3个月,连续2年以上。早期症状轻微,多于冬季发作,春夏缓解。晚期因炎症加重,症状可常年存在。其病理学特点为支气管腺体增生和黏液分泌增多。病情呈缓慢进行性进展,常并发阻塞性肺气肿,严重者常发生肺动脉高压,甚至肺源性心脏病。

1)疾病特征

(1)症状。起病多缓慢,病程较长,部分患者发病前有急性支气管炎、流感或肺炎等急性呼吸道感染史,由于迁延不愈而发展为本病。主要症状为慢性咳嗽、咳痰和气短或伴有喘息。症状初期较轻,随着病程进展,因反复呼吸道感染,急性发作愈发频繁,症状亦愈严重,尤以冬季为甚。

咳嗽:初期晨间咳嗽较重,白天较轻,晚期夜间亦明显,睡前常有阵咳发作,并伴咳痰。此系由于支气管黏膜充血、水肿,分泌物积聚于支气管腔内所致。随着病情发展,咳嗽终年不愈。

咳痰:以晨间排痰尤多,痰液一般为白色黏液状或浆液泡沫状,偶可带血。此多系夜间睡眠时咳嗽反射迟钝,气道腔内痰液堆积,晨间起床后因体位变动引起刺激排痰之故。当急性发作伴有细菌感染时,痰量增多。

气短与喘息:病程初期多不明显,当病程进展合并阻塞性肺气肿时则逐渐出现轻重程度不同的气短,以活动后尤甚。慢性支气管炎合并哮喘或所谓喘息型慢性支气管炎的患者,特别在急性发作时,常出现喘息的症状,并常伴有哮鸣音。

反复感染:寒冷季节或气温骤变时,常反复发生呼吸道感染。此时患者气喘加重,痰量增多且呈脓性,伴有畏寒、发热、全身乏力症状。肺部出现湿性啰音。如反复发作,年复一年,症状出现时间越来越长,缓解时间则越来越短。

(2)体征。早期多无任何异常体征,或可在肺底部闻及散在干、湿啰音,咳嗽排痰后啰音可消失,急性发作期肺部啰音可增多,其数量多寡视病情而定。慢性支气管炎合并哮喘的患者急性发作

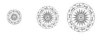

时可闻及广泛哮鸣音并伴呼气延长。晚期患者因并发肺气肿常有肺气肿的体征。

2）壮医目诊特征

白睛右眼 11 点钟方向、左眼 1 点钟方向肺气管反映区血脉模糊不清或边界湿润浑浊，或脉络多而散乱如蜘蛛网状，分布不规则。

2. 肺癌

1）疾病特征

早期多无症状，几乎 2/3 的肺癌患者在就诊时已是晚期（Ⅲ期或Ⅳ期），95%的患者可有临床检查结果，原发瘤、转移瘤、全身症状或肿瘤伴随症状均是患者的首诊症状。

原发肿瘤引起的首发症状占 27%，症状与原发肿瘤的部位有关，中心型肺癌表现为刺激性干咳、憋气、反复发作的同一部位的肺炎、咯血或哮喘，喉返神经、膈神经压迫症状或上腔静脉压迫综合征。周围型肿瘤更常见胸痛、憋气或胸腔积液等症状。大的周围型病灶、中心坏死、空洞最终出现类似肺脓肿的表现，原发性肺癌常见症状分组。

远处转移病灶引起首发症状者占 32%，常见的远处转移部位有：淋巴结、肾上腺、肝、骨、肺、脑和胸壁，产生一些相应的症状，说明肺癌已到达晚期，如近纵隔面的肿瘤可侵犯膈神经，引起同侧膈肌麻痹，在透视下显示膈肌位置升高和反常呼吸运动；侵犯同侧喉返神经，引起声音嘶哑，同侧声带麻痹并固定在正中位；压迫上腔静脉，引起头面部及上肢水肿，静脉怒张；侵犯胸膜，引起胸膜腔大量血性积液，加重气促症状，或直接侵入胸壁，引起剧烈胸痛；上叶尖部肺癌正处在胸廓入口处，又称肺上沟癌，可侵犯和压迫臂丛神经、颈交感神经节、锁骨下动静脉，产生一系列特有的症状，如同侧上肢发麻、疼痛，逐渐加剧难于耐受；肌肉和皮肤呈现萎缩性改变，上肢静脉怒张和水肿,同侧上睑下垂、瞳孔缩小、眼球内陷、面部无汗等颈交感神经综合征。

10%～20%的肺癌患者伴有肿瘤伴随综合征,最常见的症状是小细胞肺癌和鳞癌,常见的瘤伴综合征有:肺源性骨关节病综合征(杵状指、骨关节肿痛、骨膜增生等)、抗利尿激素分泌异常综合征、高钙血症等,还有库欣综合征、重症肌无力或男性乳腺增大等情况,约16%的患者伴有神经肌肉症状。部分患者有合并皮肤病,如硬皮病、黑色棘皮病。

2)壮医目诊特征

白睛颜色暗淡无光,血脉稀少,右眼 11 点钟方向或左眼 1 点钟方向肺气管反映区见薄雾状阴影圈,中间可有黑色瘀点。黑睛右眼 10～11 点钟方向、左眼 2～3 点钟方向肺反映区见明显凹陷穹窿,深触底层,颜色深暗;代谢环呈点线状,或残缺不全,或消失;蜷缩轮不完整;瞳孔左右不等圆或向对侧位移。

(二)谷道病

1. 慢性胃炎

1)疾病特征

慢性胃炎最常见的症状是上腹疼痛和饱胀。与溃疡病相反,空腹时比较舒适,饭后不适,可能因容受舒张功能障碍,进食虽不多但觉过饱。患者常诉"胃弱"或"胃软"。常因冷食、硬食、辛辣或其他刺激性食物引起症状或使症状加重。这些症状用抗酸药及解痉药不易缓解。多数患者诉食欲不振。

此外,出血也是慢性胃炎的症状之一,尤其是合并糜烂。可以是反复小量出血,亦可为大出血。急诊胃镜检查提示,在上消化道出血的病因中,急慢性胃炎占20%～40%。出血以黑便为多见,一

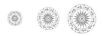

般持续 3~4 天后自动止血,数月或数年后可再发。胃炎的病理变化与症状并不一致。根据临床研究,幽门螺旋杆菌感染与否和临床症状的轻重无明显关系。多数患者有黄、白色厚腻舌苔。单纯溃疡患者无舌苔或有薄白苔,是两种胃病的不同点。上腹部可有压痛。少数患者消瘦、贫血。此外无特殊体征。

胃镜检查。第一,一般来说浅表性胃炎胃镜所见为花斑样潮红如麻疹患儿的皮肤(或称红白相间),在小弯垂直部则为线状潮红在纵行皱襞的顶端;第二,黏液分泌增多,附着在黏膜上不易剥脱、脱落后黏膜表面常发红或有糜烂,咽下或反流的黏液常含气泡,而且随蠕动而流动,不难鉴别;第三,水肿的表现,黏膜苍白、小凹明显而且反光强;第四,糜烂,由于腺窝以上的表皮剥脱发生糜烂且常伴出血,又可分为三种类型:①丘疹样隆起中央凹陷被覆暗褐色积血或白苔,周围潮红如天花的皮损,多发生在胃窦部皱襞的顶端。②平坦型几乎与黏膜水平一致,表面不光滑被覆褐色或白色分泌物。③凹陷型最常见,低于正常黏膜。表面粗糙或有分泌物甚至出血,范围或大或小,数毫米至数厘米,形态常不规则,或局限或弥漫。

2)壮医目诊特征

白睛 6 点钟方向或 12 点钟方向肠胃反映区见脉络增粗且曲张,呈螺旋状或"Y"字形,色鲜红或紫红,可见末端瘀点。

黑睛消化环右眼 12 点钟方向、左眼 6 点钟方向处,纹理不均匀,时粗时细,时疏时密,可见凹陷。

2. 肝癌

1)疾病特征

原发性肝癌的临床病象极不典型,其症状一般多不明显,特别是在病程早期。通常 5cm 以下小肝癌约 70% 无症状,无症状的亚临床肝癌约 70% 为小肝癌。症状一旦出现,说明肿瘤已经较大,其病势的进展则一般都很迅速,通常在数周内即呈现恶病质,往往在几个月至 1 年内即衰竭死亡。临床病象主要是两个方面的病变:①肝硬化的表现,如腹水、侧支循环的发生,呕血及肢体的水肿等;②肿瘤本身所产生的症状,如体重减轻、周身乏力、肝区疼痛及肝脏肿大等。

根据患者的年龄不同、病变之类型各异,是否并有肝硬化等其他病变亦不一定,故总的临床表现亦可以有较大差别。一般患者可以分为四种类型。

肝硬化型:患者原有肝硬化症状,但近期出现肝区疼痛、肝脏肿大、肝功能衰退等现象;或者患者新近发生类似肝硬化的症状如食欲减退、贫血消瘦、腹水、黄疸等,而肝脏的肿大则不明显。

肝脓肿型:患者有明显的肝脏肿大,且有显著的肝区疼痛,发展迅速和伴有发热及继发性贫血现象,极似肝脏的单发性脓肿。

肝肿瘤型:此型较典型,患者原本健康而突然出现肝脏肿大及其他症状,无疑为一种恶性肿瘤。

癌转移型:临床上仅有癌肿远处转移之表现,而原发病灶不显著,不能区别是肝癌或其他癌肿;即使肝脏肿大者亦往往不能鉴别是原发性还是继发性的肝癌。

上述几种类型以肝肿瘤型最为多见,约半数患者是以上腹部肿块为主诉,其次则为肝脓肿型,约 1/3 以上的病例有上腹部疼痛和肝脏肿大。肝癌的发生虽与肝硬化有密切关系,但临床上肝癌患者有明显肝硬化症状者却不如想象中之多见。除上述几种主要类型外,钟学礼曾描述肝癌尚有突出地表现为阻塞性黄疸、腹腔内出血、血糖过低、胆囊炎和胆石症、慢性肝炎及腹内囊肿等现象,将肝癌分成 10 种类型。此外,林兆耆尚观察到肝癌患者有时周围血中白细胞和中性粒细胞的百分比显著增加,骨髓检查则显示粒细胞显著增生,类似白血病;亦有因原发性肝癌细胞转移至腰椎引起损坏,表现为脊髓截瘫者,其实就是癌肿转移的一种表现而已。

癌患者虽有上述各种不同的临床表现,但其症状则主要表现在全身和消化系统两个方面。60%~80%患者有身体消瘦、食欲减退、肝区疼痛及局部肿块等症状。乏力、腹胀、发热、腹泻等亦较常见,30%~50%的患者有此现象;而黄疸和腹水则较国外报道者少,仅20%的患者有此症状。此外还可以有恶心、呕吐、水肿、皮肤或黏膜出血、呕血及便血等症状。

患者入院时约半数有明显的慢性病容(少数可呈急性病容)。阳性体征中以肝脏肿大最具特征:几乎每个病例都有肝脏肿大,一般在肋下5~10cm,少数可达脐平面以下。有时于右上腹或中上腹可见饱满或隆起,有大小不等的结节(或肿块)存在于肝脏表面,质多坚硬,并伴有各种程度的压痛和腹肌痉挛,有时局部体征极似肝脓肿。当腹内有大量腹水或血腹和广泛性的腹膜转移时,可使肝脏的检查发生困难,而上述的体征并不明显。约1/3的患者伴有脾脏肿大,多数仅恰可触及,少数亦可显著肝脏肿大至脐部以下。20%的患者有黄疸,大多为轻中度。其余肝硬化的体征如腹水、腹壁静脉曲张、蜘蛛痣及皮肤黏膜出血等亦能发现;其中腹水尤属常见,约40%的患者可能有之。

2)壮医目诊特征

白睛右眼2点钟方向、左眼10点钟方向肝脏反映区可见血脉增粗、弯曲或血脉贯瞳,也可为白睛暗淡、脉络细小。黑睛右眼8~9点钟方向或左眼4点钟方向处肝反映区有凹陷穹窿,深及底层,虹膜纤维稀疏,颜色浅淡。两瞳孔或向对侧移位,两瞳孔代谢环呈月牙状或锯齿状改变。

（三）水道病

1. 慢性肾炎

1）疾病特征

本病的临床表现呈多样化，早期患者可无明显症状，也可仅表现为蛋白尿增加，尿沉渣红细胞增多，可见管型。有时伴乏力、倦怠、腰酸、食欲不振、水肿时有时无，多为眼睑水肿和（或）下肢凹陷性水肿，一般无体腔积液。肾小球滤过功能及肾小管浓缩稀释功能正常或轻度受损。部分患者可突出表现为持续性中等程度以上的高血压，可出现眼底出血、渗出，甚至视盘水肿。有的患者可表现为大量蛋白尿（蛋白尿>3.5g/24h），甚至呈肾病综合征表现。在非特异性病毒和细菌感染后病情可出现急骤恶化，慢性肾炎患者急性发作时，可出现大量蛋白尿，甚至肉眼血尿，管型增加，水肿加重，高血压和肾功能恶化。经适当处理病情可恢复至原有水平，但部分患者因此导致疾病进入尿毒症阶段。

慢性肾炎可因病损的性质不同，病程经过有显著差异。从首次发现尿异常到发展至慢性肾衰，可历时数年，甚至数十年。高血压、感染、饮食不当、服用肾毒性药物及持续蛋白尿等，均能加速慢性肾炎进入慢性肾衰竭。慢性肾炎临床一般分三种类型。

（1）慢性肾炎普通型为最常见的一型。患者可出现无力、疲倦、腰部酸痛、食欲不振。水肿时有时无，一般不甚严重。常伴轻度到中度高血压。面部虚黄、苍白、眼底动脉变细、有动静脉交叉压迫现象。尿检可见中等度蛋白尿（蛋白尿<3.0g/24h），尿沉渣有红细胞和各种管型。肌酐清除率降低，苯酚红排出减少，尿浓缩功能减退及血肌酐和尿素氮增高，出现氮质血症。可有不同程度的贫血，血沉增快，血浆白蛋白稍低，胆固醇稍高。此型病程缓慢

进展,最终可因肾功能衰竭死亡。

(2)慢性肾炎肾病型为慢性肾炎常见的一型。突出表现为大量蛋白尿(无选择性蛋白尿)。排出蛋白尿大于3.5g/24h。高度水肿和血浆清蛋白降低,通常低于3g/dL;高胆固醇血症,超过250mg/dL。尿沉渣检查,可有红细胞及各种管型。血压正常或中等度持续性增高。肾功能正常或进行性损害,血肌酐和血尿素氮升高,肌酐清除率和苯酚红排泄均减低。患者可有贫血,血沉明显加快。此型肾炎经适当治疗,病情可以缓解。

(3)慢性肾炎高血压型除上述一般慢性肾炎共有的表现外,突出表现为持续性中等以上程度的高血压,而且对一般降压药物不甚敏感。常引起严重的眼底出血或絮状物渗出,甚至视盘水肿,视力下降。并伴有肾脏损害的表现,尿检有不同程度的蛋白尿及尿沉渣明显异常,此型肾功能恶化较快,预后不良。

2)壮医目诊特征

白睛右眼5点钟方向或左眼7点钟方向肾、膀胱反映区血脉根部增粗、曲张、弯曲度大、弯曲多、集中靠近瞳孔,脉络边界浸润浑浊、模糊不清。黑睛右眼7~8点钟方向或左眼4~5点钟方向肾反映区见辐射状黑线呈扇形或日射线状。

2. 前列腺炎

1)疾病特征

(1)急性细菌性前列腺炎发病突然,有寒战、高热、尿频、尿急、尿痛。可发生排尿困难或急性尿潴留。临床上往往伴发急性膀胱炎。前列腺肿胀、压痛、局部温度升高,表面光滑,形成脓肿则有饱满或波动感。

(2)慢性细菌性前列腺炎有尿频、尿急、尿痛,排尿时尿道不适,有灼热感。排尿后常有白色分泌物自尿道口流出。有时可有血精、会阴部疼痛、性功能障碍。前列腺呈饱满、增大、质软、轻度压痛。病程长者,前列腺缩小、变硬、表面不完整,有小硬结。

(3)慢性非细菌性前列腺炎及前列腺痛临床表现类似慢性细菌性前列腺炎,但没有反复尿路感染病史。主要为尿路刺激、排尿困难症状,特别是有慢性盆腔疼痛综合征的表现。某些患者的前列腺液中可培养出支原体、衣原体。

2)壮医目诊特征

双眼白睛6点钟方向前列腺生殖系统反映区血脉增粗、曲张、可有分叉或断离、向心延伸、色鲜红。黑睛一般无特异性改变。

(四)龙路病

1. 风湿性心脏病

1)疾病特征

临床上根据病情进展程度,主要有以下主要表现。

(1)活动后心悸、气促,甚至出现呼吸困难、端坐呼吸、夜间不能平卧。

(2)轻微活动或劳累后就出现咳嗽、咳痰带血丝,很容易受凉感冒。

(3)食欲不振,胃肠道可能消化不好,出现肚子胀,尿量减少,下肢浮肿,腹胀、腹水,肝、脾肿大等。

(4)大部分患者两颧及口唇呈紫红色,即"二尖瓣面容"。

(5)心悸常常因为房颤或心律失常所致,快速房颤导致患者自觉不适,甚至呼吸困难或使之加重,从而促使患者就医,房颤也是导致患者出现心房血栓甚至出现脑卒中的主要原因。

(6)胸痛,单纯瓣膜病导致的胸痛一般使用硝酸甘油无效。

2)壮医目诊特征

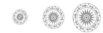

白睛右眼 1 点钟方向或左眼 11 点钟方向心脏反映区血脉根部粗大、弯曲延伸、色深红。黑睛右眼 9 点钟方向或左眼 3~4 点钟方向心脏反映区可见凹陷穹窿,底部闭合,颜色暗如黑点。

风湿性心脏病眼征与冠心病眼征基本相同,可从临床表现、病史及实验室检查等进一步明确诊断。若出现心脏扩大,可出现相应眼征。

2. 冠心病

1)疾病特征

临床分为隐匿型、心绞痛型、心肌梗死型、心力衰竭型(缺血性心肌病)、猝死型五个类型。其中最常见的是心绞痛型,最严重的是心肌梗死和猝死两种类型。

心绞痛是一组由于急性暂时性心肌缺血、缺氧引起的综合征。

(1)胸部压迫窒息感、闷胀感、剧烈的烧灼样疼痛,一般疼痛持续 1~5min,偶有长达 15min,可自行缓解。

(2)疼痛常放射至左肩、左臂前内侧直至小指与无名指。

(3)疼痛在心脏负担加重(例如体力活动增加、过度的精神刺激和受寒)时出现,在休息或舌下含服硝酸甘油数分钟后即可消失。

(4)疼痛发作时,可伴有虚脱、出汗、呼吸短促、忧虑、心悸、恶心或头晕症状。

心肌梗死是冠心病的危急症候,通常多有心绞痛发作频繁和加重作为基础,也有无心绞痛史而突发心肌梗死的病例(此种情况最危险,常因没有防备而造成猝死)。心肌梗死的表现为以下几点。

(1)突发时胸骨后或心前区剧痛,向左肩、左臂或他处放射,且疼痛持续半小时以上,经休息和含服硝酸甘油不能缓解。

（2）呼吸短促、头晕、恶心、多汗、脉搏细微。

（3）皮肤湿冷、灰白、重病病容。

（4）大约10%的患者的唯一表现是晕厥或休克。

2）壮医目诊特征

白睛右眼 1 点钟方向或左眼 11 点钟方向心脏反映区血脉根部粗大、弯曲延伸、色深红。黑睛右眼 9 点钟方向或左眼 3~4 点钟方向心脏反映区可见凹陷穹窿，底部闭合，颜色暗如黑点。

3. 高血压病

1）疾病特征

按起病缓急和病程进展，可分为缓进型和急进型，以缓进型多见。

（1）缓进型高血压。早期表现：早期多无症状，偶尔体检时发现血压增高，或在精神紧张、情绪激动或劳累后感头晕、头痛、眼花、耳鸣、失眠、乏力、注意力不集中等症状，可能是高级精神功能失调所致。早期血压仅暂时升高，随病程进展血压持续升高。

脑部表现：头痛、头晕常见。多由于情绪激动，过度疲劳，气候变化或停用降压药而诱发。血压急骤升高。剧烈头痛、视力障碍、恶心、呕吐、抽搐、昏迷、一过性偏瘫、失语等。

心脏表现：早期，心功能代偿，症状不明显；后期，心功能失代偿，发生心力衰竭。

肾脏表现：长期高血压致肾小动脉硬化。肾功能减退时，可引起夜尿、多尿、尿中含蛋白、管型及红细胞。尿浓缩功能低下，苯酚红排泄及尿素廓清障碍。出现氮质血症及尿毒症。

（2）急进型高血压。也称恶性高血压，占高血压病的 1%，可由缓进型突然转变而来。恶性高血压可发生在任何年龄，但以 30~40 岁为最多见。血压明显升高，舒张压多在 130mmHg 以上，有

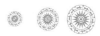

乏力、口渴、多尿等症状。视力迅速减退,眼底有视网膜出血及渗出,常有双侧视神经盘水肿。迅速出现蛋白尿、血尿及肾功能不全。也可发生心力衰竭、高血压脑病和高血压危象,病程进展迅速,患者多死于尿毒症。

(3)高血压病分为3级。按照世界卫生组织建议使用的血压标准是:凡正常成人收缩压应小于或等于140mmHg,舒张压小于或等于90mmHg。亦即收缩压在141~159mmHg,舒张压在91~94mmHg,为临界高血压。诊断高血压时,必须多次测量血压,至少有连续两次舒张压的平均值在90mmHg或以上才能确诊为高血压。仅一次血压升高者尚不能确诊,但需要随访观察。

根据血压升高的不同,高血压分为3级:①1级高血压(轻度)收缩压140~159mmHg,舒张压90~99mmHg。②2级高血压(中度)收缩压160~179mmHg,舒张压100~109mmHg。③3级高血压(重度)收缩压≥180mmHg,舒张压≥110mmHg。

(4)高血压病分期。第一期:血压达确诊高血压水平,临床无心、脑、肾损害征象。第二期:血压达确诊高血压水平,并有下列一项者:①体检、X线、心电图或超声心动图示左心室扩大;②眼底检查,眼底动脉普遍或局部狭窄;③蛋白尿或血浆肌酐浓度轻度增高。第三期:血压达确诊高血压水平,并有下列一项者:①脑出血或高血压脑病;②心力衰竭;③肾功能衰竭;④眼底出血或渗出,伴有视神经盘水肿;⑤心绞痛、心肌梗死、脑血栓形成。

2)壮医目诊特征

白睛右眼及左眼12点钟方向颈椎反映区血脉根部增粗、曲张或呈螺旋状,脉络末端可见瘀斑,病久脉络暗红色、有分叉,反之脉络鲜红、单根或双根、无分叉。黑睛12点钟方向颈椎反映区虹膜纤维纹理模糊,周围见乳白色或灰色环。

（五）外科疾病

1. 颈椎病

1）疾病特征

颈椎病的症状非常丰富,多样而复杂,多数患者开始症状较轻,以后逐渐加重,也有部分症状较重者。常以一个类型为主合并有其他几个类型一起,称为混合型颈椎病。颈椎病主要症状有以下几点。

（1）颈肩酸痛可放射至头枕部和上肢。

（2）一侧肩背部有沉重感,上肢无力,手指发麻,肢体皮肤感觉减退,手握物无力,有时不自觉地握物落地。

（3）严重的典型表现是下肢无力、步态不稳、二脚麻木、行走时如踏棉花的感觉。

（4）最严重者甚至出现大、小便失控,性功能障碍,甚至四肢瘫痪。

（5）常伴有头颈肩背手臂酸痛,颈脖子僵硬,活动受限。

（6）有的伴有头晕,感觉房屋旋转,重者伴有恶心呕吐,卧床不起,少数可有眩晕、猝倒。

（7）当颈椎病累及交感神经时可出现头晕、头痛、视力模糊、二眼发胀发干、二眼张不开、耳鸣、耳堵、平衡失调、心动过速、心慌、胸部紧束感,有的甚至出现胃肠胀气等症状。也有吞咽困难、发音困难等症状。

多数起病时轻且不被人们所重视,多数能自行恢复,时轻时重,只有当症状继续加重而不能逆转时,影响工作和生活时才引起重视。如果疾病久治不愈,会引起心理伤害,产生失眠、烦躁、发怒、焦虑、忧郁等症状。

2）壮医目诊特征

白睛 12 点钟方向脊椎反映区血脉增粗、曲张或怒张、呈螺旋状，血脉向心、向左右两侧延伸甚至断离，脉络中间或可见瘀点，脉络色鲜红或深红。黑睛右眼 11~12 点钟方向或左眼 12~1 点钟方向颈枕反映区颜色浓暗，可见黑线或白色同心环。

2. 肩周炎

1）疾病特征

颈肩痛主要痛点在肩关节周围，故称肩周炎，俗称凝肩、漏肩风或冻结肩。起病多因肩关节周围组织，如肌腱、滑囊等受冷冻、外伤、感染所致。不少患者是由风湿病引起的。其主要症状为颈肩持续疼痛，患侧上肢抬高、旋转、前后摆动受限，遇风遇冷感觉有沉重隐痛。如不及时治疗，拖延日久可使关节粘连，患侧上肢变细、无力甚至形成失用性萎缩。该病多见于 50 岁左右的中年人，青年与老年人也有发生。疼痛特点是胳膊一动就痛，不动不痛或稍痛，梳头、穿衣、提物、举高都有困难。发作严重时可疼痛难忍，彻夜不眠。

2）壮医目诊特征

白睛右眼 10 点钟方向、左眼 2 点钟方向肩上肢反映区见血脉粗细不均、弯曲延、伸、怒张、隆起或呈螺旋状，脉络有瘀点、色鲜红、病久者色绛红。

（六）妇科疾病

1. 乳腺增生

1）疾病特征

乳房疼痛和肿块为本病主要的临床表现。

（1）乳房疼痛：常为胀痛或刺痛，可累及一侧或两侧乳房，以一侧偏重多见,疼痛严重者不可触碰,甚至影响日常生活及工作,疼痛以乳房肿块处为主,亦可向患侧腋窝、胸胁或肩背部放射;有些则表现为乳头疼痛或痒,乳房疼痛常于月经前数天出现或加重,行经后疼痛明显减轻或消失;疼痛亦可随情绪变化而波动,这种与月经周期及情绪变化有关的疼痛是乳腺增生病临床表现的主要特点。

(2)乳房肿块:肿块可发于单侧或双侧乳房内,单个或多个,好发于乳房外上象限,亦可见于其他象限,肿块形状有片块状、结节状、条索状、颗粒状等,其中以片块状为多见,肿块边界不明显,质地中等或稍硬,活动好,与周围组织无粘连,常有触痛,肿块大小不一,小者如粟粒般大,大者可逾3~4cm,乳房肿块也有随月经周期而变化的特点,月经前肿块增大变硬,月经来潮后肿块缩小变软。

(3)乳头溢液:少数患者可出现自发性乳头溢液,为草黄色或棕色浆液性溢液。

(4)月经失调:本病患者可兼见月经前后不定期,量少或色淡,可伴痛经。

(5)情志改变:患者常感情志不畅或心烦易怒,每遇生气、精神紧张或劳累后加重。

2)壮医目诊特诊

白睛右眼9~10点钟方向或左眼2~3点钟方向胸胁反映区血脉粗细不均,色淡红,多见如瘀血凝集成片状的青紫雾斑且颜色暗淡,无明显血管与之连缀。黑睛相同反映区颜色浓暗。

2. 卵巢囊肿

1)疾病特征

在临床上,子宫右侧附件囊肿上多表现为小腹疼痛、小腹不

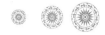

适、白带增多、白带黄色、白带异味、月经失常,而且子宫右侧附件囊肿的症状通常表现为小腹内有一个坚实而无痛的肿块,有时性交会发生疼痛。当囊肿影响到激素产生时,可能出血如阴道不规则出血或毛体增多等症状。囊肿发生扭转,则有严重腹痛、腹胀、呼吸困难、食欲下降、恶心发热等。较大的囊肿会对膀胱附近造成压迫,引起尿频和排尿困难。

子宫右侧附件囊肿就是指输卵管和卵巢的子宫附件囊肿,子宫右侧附件囊肿临床以卵巢囊肿为多见,子宫右侧附件囊肿可发生于任何年龄,但大多数发生于生育期。

2)壮医目诊特征

白睛左右眼6点钟方向生殖器反映区见血脉根部粗大,脉络状如树枝样分叉或断离、弯曲,色鲜红或暗红,末端可有瘀点。黑睛右眼4~5点钟方向或左眼7~8点钟方向生殖反映区颜色浓暗。

(七)五官科疾病

1. 咽炎

1)疾病特征

(1)急性咽炎的主要症状是起病急,初起时咽部干燥、灼热,继而疼痛,吞咽唾液时咽痛往往比进食时更为明显;可伴发热、头痛、食欲不振和四肢酸痛;侵及喉部,可伴声嘶和咳嗽。

(2)慢性咽喉炎的主要症状是咽部不适,干、痒、胀,分泌物多而灼痛,易干恶,有异物感,咯之不出,吞之不下。以上症状尤其会在说话稍多、食用刺激性食物后、疲劳或天气变化时加重。

2)壮医目诊特征

白睛右眼3点钟方向或左眼9点钟方向鼻、咽喉反映区血脉隆起、曲张、散乱,脉络向瞳孔延伸,其色鲜红或绛红。黑睛右眼2~3点钟方向或左眼 9~11 点钟方向鼻、口腔、咽喉反映区可见黑点。

2. 鼻窦炎

1)疾病特征

(1)鼻窦炎常继发于上感或急性鼻炎,这时原有症状加重,出现畏寒、发热、食欲不振、便秘、周身不适等,小儿可发生呕吐、腹泻、咳嗽等症状。

(2)多持续性,偶可发生双侧持续性鼻塞。

(3)患者脓鼻涕增多且不易擤尽,如向后流入咽部及下呼吸道时,刺激咽喉黏膜,引起发痒、咳嗽和咳痰,甚至恶心。

(4)前额部疼,晨起轻,午后重,还可能有面颊部胀痛或上列磨牙疼痛,多是上颌窦炎。

(5)晨起感前额部疼,渐渐加重,午后减轻,至晚间全部消失,这可能是额窦炎。

(6)头痛较轻,局限于内眦或鼻根部,也可能放射至头顶部,多筛窦炎引起。

(7)眼球深处疼痛,可放射到头顶部,还出现早晨轻,午后重的枕部头痛,很可能是蝶窦炎。

(8)慢性鼻窦炎除鼻塞、流涕、头痛等症状外,还有如下特点:①头痛较轻,一般多属闷痛、钝痛。②嗅觉减退或消失。③休息,滴鼻药,蒸汽吸入或鼻腔通气引流后头痛可减轻。

2)壮医目诊特征

白睛右眼 3 点钟方向或左眼 9 点钟方向鼻、咽喉部反映区脉络隆起、曲张、散乱,脉络向瞳孔延伸,其色鲜红或绛红。黑睛右眼 2~3 点钟方向或左眼 9~11 点钟方向鼻、口腔、喉反映区可见黑点。

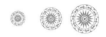

（八）其他疾病

1. 糖尿病

1）疾病特征

（1）典型症状：三多一少症状，即多尿、多饮、多食和消瘦。

（2）不典型症状：一些 2 型糖尿病患者症状不典型，仅有头昏、乏力等，甚至无症状。有的发病早期或糖尿病发病前阶段，可出现午餐或晚餐前低血糖症状。

（3）急性并发症的表现：在应激等情况下病情加重。可出现食欲减退、恶心、呕吐、腹痛、多尿加重、头晕、嗜睡、视物模糊、呼吸困难、昏迷等。

（4）慢性并发症的主要表现。①糖尿病视网膜病变：有无视力下降以及下降的程度和时间；是否检查过眼底或眼底荧光造影；是否接受过视网膜光凝治疗。②糖尿病性肾病：有无浮肿，尿中泡沫增多或者蛋白尿。③糖尿病神经病变：四肢皮肤感觉异常，麻木、针刺、蚁走感，足底踩棉花感，腹泻和便秘交替，尿潴留，半身出汗或时有大汗，性功能障碍。④反复的感染：例如反复的皮肤感染，如疖、痈，经久不愈的小腿和足部溃疡。反复发生的泌尿系感染，发展迅速的肺结核。女性外阴瘙痒。⑤糖尿病足。

2）壮医目诊特征

双眼白睛血脉散乱，常见毛细血管末端扩张而形成的形态大小不一的红点。双眼黑睛蜷缩轮见典型念珠刻痕，状如蔷薇疹或蔷薇花瓣。

2. 风湿性关节炎

1）疾病特征

风湿性关节炎起病较急，受累关节以大关节为主，开始侵及下肢关节者占 85%,膝和踝关节最为常见,其次为肩、肘和腕,手和足的小关节少见,关节病变呈多发性和游走性,关节局部炎症明显,表现有红、肿、热、压痛及活动受限,持续时间不长,常在数日内自行消退,关节炎症消退后不留残疾,复发者少见,在关节炎急性期患者可伴发热、咽痛、心慌、血沉增快、C 反应蛋白增高等表现,病情好转后可恢复至正常。

2)壮医目诊特征

网状血脉遍布双眼白睛,粗细不均,或者右眼 8 点钟方向或左眼 4 点钟方向下肢反映区血脉增粗、曲张或怒张、呈螺旋状,脉络向心、向左右两侧延伸甚至断离,脉络中间或可见深黑瘀点或瘀斑,脉络色鲜红或深红。

3. 甲状腺功能亢进

1)疾病特征

甲状腺功能亢进症(甲亢),是指甲状腺本身的病变引发的甲状腺毒症。其病因主要是弥漫性毒性甲状腺肿、多结节性毒性甲状腺肿和甲状腺自主高功能腺瘤。

女性内分泌失调也会导致甲状腺功能亢进。典型病例的诊断一般并不困难。轻症患者,或年老和儿童病例的临床表现少而不典型,诊断常需要借助实验室检查。

(1)具有诊断意义的临床表现特别注意怕热、多汗、激动、纳亢伴消瘦、静息时心率过速、特殊眼征、甲状腺肿大等。如在甲状腺上发现血管杂音、震颤,则更具有诊断意义。

(2)甲状腺功能试验在通常情况下,甲亢患者 T_3、rT_3 和 T_4 血浓度增高,T_3 的升高较 T_4 更为明显。TSH 低于正常仅在较灵敏的免疫放射测定中见到。

本病病因不明,故无病因治疗主要控制高代谢症群。减除精神紧张等对本病不利的因素。治疗初期,予以适当休息和各种支持疗法,补充足够营养物质如糖、蛋白质和各种维生素等,以纠正本病引起的消耗。控制甲亢症群的基本方法为:①抗甲状腺药物;②放射性同位素碘;③手术。

2)壮医目诊特征

白睛右眼3点钟方向或左眼9点钟方向内眦处血管增粗并延伸至12点钟方向,脉络弯曲少,弯度小。黑睛右眼3~4点钟方向、左眼9点钟方向见一圈浑浊呈灰白色或淡黄色的斑块。

第二节　望诊

一、望诊概述

望诊,即通过肉眼观察而诊断疾病。民间壮医十分重视望诊,因人体有谷道、水道、气道直接与自然界相通,龙路、火路沟通内外上下,故通过观察外部变化即可测知内部病变。壮医望诊有着十分丰富的内容,其中望目、望舌、望甲等已自成体系。

(一)望神

壮医认为,人的精神情志方面的活动,属"巧坞"的功能,赖"气"、"血"、精神等物质以养。"巧坞"在上属天,位高权重,为人体各部的总指挥部,神志异常多为"巧坞"本身病变或其他疾病引起"巧坞乱""巧坞坏"。若精力充沛、反应灵敏、目光炯炯、思路清晰,表示"气""血"充足,"巧坞"得养,或病轻毒浅;若萎靡不振、反应迟钝、目光呆滞、气息微弱,多为"巧坞"失养,虚甚毒重;若重危患者突然格外精神、两颧泛红如妆,多为阴阳离决,"巧坞"将崩,生命将止。

(二)望面

壮医认为,面部分布着许多龙路、火路的脉络,人体正气之盛衰、邪毒之浅重皆可从面部诊察出来。壮医望面诊法主要通过观察面部颜色与光泽的变化来诊断疾病。面部颜色若为白色,主寒毒为患,血不足,痛症。为黄色,主虚、湿毒为患,黄疸病;面色萎黄、枯槁无华,多属脾、胃虚;面目俱黄者为黄疸。按壮医分阴证、阳证的理论,黄而鲜明属阳,黄而晦者属阴。为红色,面色红主热毒,暑毒所致病症。为青色,主寒毒,瘀血,痛症、风症及龙路、火路病。为黑色,主水毒内泛、瘀血阻滞龙路、火路之病及肾功能低下之表现。

广西南宁隆安县的一位老壮医善用面部望诊诊断阴疮及鼠疮。凡患者额部及眉心部位出现暗黑色或灰色无华者,表示体内有"阴疮"存在;若暗黑灰色自上而下延伸,为"阴疮"由轻变重;若黑灰色延伸至两颧后多属不治。一些民间壮医通过面部望诊诊断各种不同类型的痧症,如羊毛痧、蚂蟥痧、七星痧等。

(三)望耳

主要通过观察耳部形态、色泽及分泌物的情况诊断病情。耳以红润为常,耳薄而黑者为肾亏损;若小儿耳背发凉,并见红络,多为麻疹先兆;耳流脓水,腥臭不可闻者为耵耳,为有湿毒热毒内蕴之故。

(四)望鼻

主要观察鼻形态、色泽的变化。鼻为"气道"之门户,易为外来邪毒入侵。鼻涕清稀为风寒之毒内侵;鼻涕浊而黏为风热之毒,久留浊涕腥臭者为鼻渊;鼻梁塌陷者为麻风;鼻翼翕动而喘,多属热毒犯"咪钵"或肾衰败之喘症,主气道不用。

(五)望口唇

主要观察口唇形态、色泽、润燥的变化。正常口唇多为淡红,口唇绛红多为热毒,淡白为虚,青紫为寒毒、瘀血、痛症。口唇干裂多为热毒、内毒火盛伤阴。

(六)望咽喉

壮医认为,咽喉为谷道、气道之门户。咽喉部红肿而痛,多为风热毒火内攻,或"咪钵""咪胴"热毒盛;淡红鲜嫩者为虚火之毒上攻。咽喉部肿痛多见于单蛾、双蛾。

(七)望皮肤

皮肤为人体一身之表,邪毒入侵,皮肤首当其冲。皮肤上密布龙路、火路脉络,故人体正之盛衰、毒之轻重都可以从皮肤上反映出来。望皮肤应重点观察有无色泽、形态变化。皮肤发黄者,为黄疸。皮肤肿胀,按之凹陷者为水毒外泛之水肿。斑疹红紫、分布均匀者,多为风、热毒盛;斑疹塌陷不起,散漫不收者多为正虚不足。对于疖、疮、红、热、肿、疼痛,多属热毒为患,属阳证;漫肿无头,部位较深,皮肤不变者多为阴证。

(八)望"三道"废物

这里的废物是指气道排出之痰涎,谷道排出之呕吐物、大便,水道排出之小便等。痰涎黄稠者为风热之毒内犯"咪钵";痰涎清稀者为寒毒为患；痰中带血者为"咪钵"龙路受损，常见于痨病之"老咳嗽"。

若呕吐物见红，常为谷道受伤，胃溃烂穿孔。谷道大便干结，硬如羊屎，多为谷道热毒伤阴；谷道湿润，大便清稀，甚或如水下注，多属虚或寒毒内侵，"咪隆""咪胴"受损。大便黄褐，臭不可闻，多为湿毒热毒顺谷道下注。大便带红带白，常为痢疾；白多红少为白痢，红多白少为红痢；便中见血，色鲜艳而红者，多为痔疮；色黑如柏油多为溃烂出血，顺谷道下渗。水道排出之废物小便，色清长者为寒毒症；色短赤者为热毒症，或湿毒热毒下注水道。小便黄如浓茶，伴目黄身黄者，多为黄疸。小便见红，排时疼痛，多为血淋，或水道内有结石，排时不痛者为血尿。

第三节　耳诊

壮医认为，耳郭与人体各部分存在一种生理的内在联系，在病理上表现出一定的反映规律。人体有病时，耳郭相应部位就会出现变色、突起、凹陷、水肿、充血、敏感点、缺陷等征象，因此，诊察耳郭对于疾病的诊断有一定的参考价值。

壮医耳诊即通过观察耳以诊病，分别观察耳尖与耳郭两大部分。壮医认为，耳居天部，附于"巧坞"两侧，通连"勒答"，通龙路、火路脉络与全身脏腑骨肉相通，耳配合两眼构成"巧坞"的左丞右相，起"巧坞"的"耳目"作用，"勒答"藏于"巧坞"内，而耳朵露于"巧坞"外，伸向两侧，察耳朵可诊某些疾病。耳尖对外界气候的变化最为敏感，故耳尖为重点诊察点。

一、察耳尖

若耳尖发凉，多为外感先兆。以一手的拇指置耳尖下部，食指、中指贴在耳尖外部,若局部测得为微冷至冻冷症状,即可断定将于 3~5 日内会发生外感证,但此时患者仅可能表现出轻微体倦,食纳稍减的症状,未出现典型的外感征象,此症候诊断灵验。壮医以防护耳朵、肚脐、足心作为预防外感措施。耳尖潮红,触之有热感,为热毒上攻;耳尖色苍、触之冰凉,为"嘘勒"不足;耳尖色青,触之弦紧,为风毒重、风重筋急征兆;耳尖色紧暗,触压松开手后,颜色迟迟不复还,为瘀毒内阻,常见于老咳嗽、久喘患者。

二、察耳郭

主要通过观察耳郭形色的变化来诊断疾病。耳郭色淡,主虚寒,青黑主痛症,色红主热毒。耳轮干焦枯黑,主"咪腰"亏极,为重症。耳背见红,伴耳根发凉,为麻疹先兆。耳郭颜色淡白,症候多为虚寒,青黑则为痛症;耳郭肉薄而干枯,为先天肾气不足;耳郭红肿热痛,为邪毒昌盛等。壮医耳诊的要点是:据颜色判毒之性质,依形态别正之盛衰。

第四节　舌诊

舌诊亦为壮医望诊的重要内容之一,分望舌苔、察舌质两大部分。壮医认为,舌位于口腔之内,雄居谷道门户,与气道相通,上面布满龙路、火路。舌与"咪胴"同居谷道。一方面,通过谷道纳入之食物,经"咪胴""咪曼""咪叠"化生变为"嘘勒"物质,与经气道纳入之气相合,顺龙路上注于舌,故舌可反映人体"嘘勒"、正气之亏盈。另一方面,气道、谷道常为痧、瘴、风、湿等诸毒入侵之通道,犹如中医所称之"病从口入",而舌扼气道、谷道要塞,故毒之轻重亦可从舌上反映出来。故壮医望舌诊病的要义是:察舌即可测知正之亏盈、毒之轻重。

一、望舌的方法

在充足的自然光线下,嘱患者将舌头自然地伸出口腔外,医生仔细地观察舌苔、舌质颜色、形态、质地、运动等变化。顺序一般由外到内,即从舌尖看到舌根,先观察舌苔的厚薄、腐腻、色泽、润燥等情况,再观察舌体色泽、斑点、胖瘦、老嫩及动态等情况。

注意事项:患者就诊前最好不要进食,特别是某些会着色的食物,以免染舌苔造成假象,贻误诊断。很多食物和药物都会使舌苔的形色发生变化,如就诊前食花生、瓜子、豆类等富含脂肪的食品,常会使舌苔附着一层像腐腻苔的黄白色残渣;食蛋黄、橘子或服用小檗碱等药物,可使舌苔变黄;喝酸梅汤、咖啡、茶等,可使舌苔变成黑褐色;就诊前饮水,会使舌面润燥情况改变等。故就诊前一段时间内最好不要饮水、进食。

二、舌像主病

(一)察舌之气质、运动

壮医以舌质表本病,舌苔表标病。舌质地鲜嫩,为嘘充盈,软暗者为嘘亏损。舌瘦而淡者为血不足,瘦而暗者为有瘀毒,主瘀症。舌大而胖,甚或有齿印,多为湿毒内盛,或“咪胴”“咪隆”不足。若舌体僵硬,转动不灵,甚或偏歪,主风症,多为热重风重毒重,或“嘘”亏“勒”亏精亏,舌失所养所致。若舌体伸而不能缩者多为阳脱,缩而不能伸者多为阴亏,皆主危候。

(二)察苔之厚薄、颜色

正常舌苔为薄白苔,干湿适中,不滑不燥。察苔之厚薄:壮医认为,鲜苔属新病,厚苔多宿疾。一般而言,病初起而毒较轻,舌苔薄;病较深而毒重,舌苔厚。苔厚腻而腐,多为痰饮湿浊诸毒内困。苔由薄变厚,多为病进毒重正虚;苔由厚变薄,多为毒轻病退。察苔之颜色:正常苔色为薄白色。白苔主毒邪初侵之症,或寒毒内侵之症;黄苔主热毒、湿热之症;灰苔多为主痰饮湿浊内阻;灰而干者主热毒炽盛,阴津枯竭;苔黑而润,多为寒毒昌盛,水湿内困,为危候。

(三)察舌质之颜色

舌质淡白,较之正常舌色浅淡,常为阳不足,"勒"亏损所致,常见于寒毒症、阳虚、"勒"虚。舌质红:舌色较正常舌深,主热毒症、痧症,或阴虚内热,舌越红热毒越重。舌质绛:绛即深红色,主热毒极重,或久病、重病阴大伤。紫黑舌:主病有寒毒、热毒之分。紫黑而干枯为热毒,紫黑而润滑者为寒毒。紫黑舌多为寒毒重或热毒重之象。瘀斑舌:舌上见有瘀斑,主瘀毒、虫毒,为龙路、火路受阻所致。

(四)察舌下脉络

舌下脉络亦为龙路、火路之分支。认为舌下脉络与热毒、痧毒、瘀毒的关系较大,以针刺之可祛毒定神,通龙路、火路经隧。壮医常用针刺舌下脉络放血治疗痧症。观察方法:嘱患者将舌伸出口外,把舌尖向上卷起,暴露舌下脉络。健康人舌下脉络大都若隐若现,不粗胀。舌下脉络粗胀,色青紫甚或青黑色,多表示体内热毒、湿毒、痧毒内阻,龙路、火路不通。常见于肺、心、肝病变。

壮医察舌诊病,力求详细,察舌苔、验舌质、观舌下脉络,不可偏废,各种病例征象宜综合参考,力求对疾病做出正确判断。

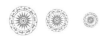

第五节　甲诊

甲诊属壮医望诊范围,为壮医特色诊断方法之一。甲诊即通过观察指甲的变化来诊断疾病。按照传统壮医理论,龙路、火路在体内组成一个庞大的脉络系统。一方面,"嘘""勒"精微在其内转运,灌注全身,如此人体得养,正常的生命活动得以维持。另一方面,邪毒内侵,亦假龙路、火路作为通道,而手部指甲上下密布龙路、火路末梢的脉络分支,整个指甲犹如一个"屏膜",毒之轻重、"嘘""勒"之盈亏、脏腑骨肉之功能状态,皆可从指甲上反映出来。

一、甲诊的常用部位及名称

观察指甲诊病要明确常用的观察部位及名称。第一,是甲体,为指甲的主要部分,即手指末节指面的角质小板。第二,是甲床,为甲体下的真皮层。第三,是月痕,为甲体根部的半月形苍白区。第四,是甲襞,为围绕甲体周围的组织。壮医甲诊就是通过观察甲体、甲床、月痕、甲襞等部位的形态、质地、色泽的变化来诊断疾病。

二、观甲方法

在自然光线下进行,温度在 20℃ 左右为宜,过冷过热都会对甲象造成一定影响。受检查者应平伸手掌,掌心向下,将手掌自然地平放在齐胸高的桌面上或医生的手掌上,各指自然伸直,高度与心脏同一水平为宜。医生以目观察,或借助放大镜观察,逐个检查各指甲体、甲床、月痕,甲襞等部位的形态。一般应检查双手甲象,以期互相对比,综合判断。

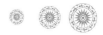

（一）察指甲颜色

正常指甲淡红润泽，其色过深过浅皆为有疾。一般而言，甲色鲜明多为新疾、轻病；甲色晦暗多为宿疾、重病。甲色过深，呈鲜红或深红，为热毒为患；甲色呈绛红色，为热毒更重。甲呈青紫或黑色，为热毒内重或寒毒深伏，龙路、火路瘀毒内阻。甲呈黄色多为黄疸。指甲苍白主虚主寒，多为"嘘""勒"诸不足之象。观甲之颜色，应区别染甲，以免误诊。

（二）察指甲质地

正常指甲质地厚薄均匀、鲜活、光滑洁净。甲体呈细小竖条纹路主虚，为"嘘""勒"阴精不足，指甲失养。甲床有絮状白点或白斑，为谷道功能不足或有虫毒。甲软而不坚，主"嘘""勒"虚证。甲薄而脆，色鲜红，为虚火；甲薄而脆，色淡白或苍白，甚至易断裂，主"勒"不足，常见于久病体弱、营养不良者。若指甲增厚、凹凸不平，为湿热痰饮诸毒内阻，尤以水湿之毒多见。甲体中间凸起、两边凹陷，呈明显弓形，表示有痰浊阴邪内聚，甚或有症积肿块。

（三）察月痕

月痕位于指甲根部，形如一弯新月。健康月痕男性拇指约占3mm，女性略小，自食指、中指、无名指依次递减。壮医认为，月痕暴露太多，为脏腑"嘘""勒"阴精外泄，常见阴不足而火毒盛肝功能亢进之症。月痕暴露太少，甚或全无，为阳不足而寒毒盛，主阴证、寒证。

（四）察压甲尖时情况

健康人在按压指甲尖后，指甲由红润变为白色，但放开后马上恢复原色。若放开后,不恢复或久未恢复原色,表示"嘘""勒"不足,龙路、火路脉络不够盈亏,或有寒毒、瘀毒内阻,火路、龙路不畅,常见于某些贫血或心脏病患者。

(五)察甲襞

若甲襞颜色异常,呈苍白色、绛紫、乌黑或杂色斑驳,概与毒盛病进,或"嘘""勒"枯荣有关,要仔细分辨。

三、主要甲象

壮医将甲象分为二十多种,包括本色甲、葱管甲、蒜头甲、竹笋甲、鱼鳞甲、鹰爪甲、匙形甲、扭曲甲、嵴棱甲、横沟甲、软薄甲、粗厚甲、脆裂甲、暴脱甲、白色甲、红紫甲、发绀甲、青紫甲、蓝色甲、黑色甲、斑点甲、啃缺甲等,辨甲象为壮医甲诊的重要内容之一。

第六节 指诊

指诊主要通过观察手各指之颜色、质地、形状、运动状态等来推断疾病,为壮医望诊的内容之一。壮医认为,手亦为人体的缩影之一,正之盛衰,毒之轻重,"三道""两路"的功能状态,皆能从手指反映出来,故根据手部位的异常征象,可以诊断疾病。指诊的具体方法有察手指颜色、察手指形态、察手指与相应脏器反映区变化。

一、察手指颜色

察手指颜色的原理与察舌色、甲色的原理相似。诊察时,应在自然充足的光线下,让患者仰掌,手指向前平伸,逐一检查其各指,注意应该在各指平均色度,作为底色。色白者主正虚、寒毒所致病症,及"嘘""勒"不足,津液亏耗。黄色主湿毒,常见于黄疸,久瘀。微黄润,主湿热盛;晦黄色,主湿寒盛;萎黄无华,主虚证;黄浊无华,主湿热;萎黄枯槁,主胃气已败。红色主瘀热,青紫色主寒毒、风毒、瘀毒、痛症或危候。紫色主血瘀。青色主寒、惊、风、痛、瘀阻。黑色主寒毒极盛或热毒极盛、顽痰湿毒内阻等,肾之病多见此色。色黑微肿,主水气。色黑如炭,主痰饮。色黑枯槁无泽,主危候。

二、察手指形态

指头红肿,多为火毒。手指全部肿大,尤其是指头肿大如杵状,多为"咪心头""咪钵"不足,痰浊之毒内阻。指肚干瘪下陷多为谷道不用之霍乱屙呕,或水液暴脱。手指弯曲、畸形,多为风湿痹证、关节炎,为龙路、火路脉络瘀阻,筋肉失养所致。手指强直多为热毒极盛、风毒内动,或阴大伤。手指肌肉萎废不用,多为"嘘""勒"大亏,偏枯不用。手指蜕皮为"咪隆""咪腰"亏虚。

壮族民间指诊经验举例:壮医在长期医疗实践中,根据"有诸内,必形诸外"的道理,认为人体的内部,当脏腑发生病变时,会互相影响。故壮医通过诊视手指的部位和形态的异常征象,就可以探知人体脏腑的病理变化。例如按指诊的部位分配脏腑,拇指淡白色为脾胃虚寒证,拇指青色为胃寒痛,食指白色为肠胃炎,食指、中指第一节白色斑点为十二指肠发炎,食指、中指肿大如杵状为慢性心、肺病变,中指第一节白色为阑尾炎,左右中指青紫为心血管疾病,中指呈红条纹不散为心肌发炎之症,中指二、三节紫色纹为心肌梗死的征兆,无名指黄色为肝胆湿热或湿寒病症,小指发肿为肾炎的征兆,小指第二、三节黑色为肾病或恶性病,指颤为甲状腺功能亢进,手指蜕皮为脾胃亏虚,指关节红肿为热痹之证,指关节肿大、肤色不变为风寒痹证，手指如梭形为类风湿性关节炎。由此可见，壮医指诊是一种简明实用的诊断方法，颇具特色。

三、察手指与相应脏器反映区变化

拇指属谷道，色异常主谷道病变。食指、中指肿大如杵状，为人部"咪心头""咪钵"病。左右中指青紫，为龙路脉络瘀毒内阻。无名指黄色，为湿热毒或寒湿之毒内阻。小指二、三节呈黑色，为"咪腰"发病或恶疾。手指变形如梭，为类风湿性关节炎。

第七节　闻诊

壮医闻诊主要指通过嗅气味来辨别疾病。

一、嗅废物气味

人体气道、谷道、水道排出之废物，如痰涎、呕吐物、大便、小便、汗液以及脓液、白带等，凡腥臭异常，甚则臭不可闻者，多为热毒为患，或湿热之毒内阻。臭味不甚者，多为寒毒，或阳虚。若见废物中夹血，为气道、谷道或水道由龙路、火路脉络损伤，需要详细察之。

二、嗅特殊体气味

通过嗅患者身体发出的某些气味，可察知某些疾病，尤其是对"巧坞坏"，嗅患者身体气味可帮助诊断。若患者口气臭秽，多为谷道内有宿食，或伤食，"咪胴"内热或牙钳。若口出腐臭之气，应考虑是否有内痈。鼻臭者多为鼻渊，身臭者应考虑是否有烂疮。患者有尿骚味为水道不用，见于水肿晚期，有烂苹果味见于消渴症，均属危重症候。

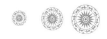

第八节　询诊

　　询,即问之意。询诊,即通过询问患者或陪诊者,以了解疾病的发生、发展及治疗过程,现在表现及其他与疾病有关的所有情况,从而对患者所患疾病做出诊断。询诊是壮医诊断疾病常用的重要方法之一。很多疾病,都需要通过询诊才能做出明确诊断。

　　询诊内容范围很广,包括患者的一般情况及主诉、与主症有关的伴随症状、发病经过与治疗经过、现病史、家族史、专科情况等。

一、询诊步骤

　　(1)询主症:主症即主诉。询主症,壮医称为询自然,让患者陈述天人地三部何处不自然,全身状况是否自然等。询主症即通过询诊了解患者感到最痛苦的是什么及就诊目的。从患者陈述的主症中,通常即可以对患者所患为何疾做出大致判断。如患者主诉屙呕,即可大致判断病在谷道。主诉咳嗽,则大致判断病在气道。主诉水肿、尿涩,则病在水道。

　　(2)询伴随症:询伴随主症出现的其他症状,可帮助进一步确定病位、病性。如屙呕者,若伴里急后重,大便见红,发热口干,可判断为湿热屙痢;若无里急后重,大便水样,口不渴,腹痛,多为寒湿泄泻。

　　(3)询发病及治疗经过:询发病经过可帮助推断病因,如进食后发病者多为伤食、中毒,雨淋后发病多为风寒湿毒。烈日下劳作发病,多为暑热为患。询治疗经过可帮助了解有无失误,供遣方用药参考。

　　(4)询一般情况:包括患者的姓名、年龄、民族、职业、婚姻、住址、籍贯等,可帮助了解患者的全面情况。

(5)询远事:让患者回顾既往的健康状况。

(6)询家事:询问患者家族史,了解其所患疾病是否与传染、遗传有关。

二、询诊内容

询诊内容范围很广,这里介绍壮医询诊的常用内容。

(1)询寒热:发冷发热,常为邪毒内侵,毒正交争的表现。若寒热并见,多为外感;寒多热少为风寒毒;热多寒少为风热毒;但寒不热者为寒毒,主寒证。但热不寒者,若持续高热不退,多为热毒火毒为患,常见于疮痈、痧症、中暑等。若长期低热不退,一般为阴亏或气虚或湿热遏伏,瘀毒内阻,热不外扬。若寒热交作,发有定时,多为瘴毒内侵之瘴疾。

(2)询汗:询汗应注意有汗、无汗,区分生理性出汗,伴随见症等。常自汗出,动则尤甚,为"嘘"损不摄,龙路、火路外卫不固,常见于体虚之人。睡则汗出,醒则汗止为盗汗,为阴虚所致。大汗不止伴高热烦渴者,为热毒火毒内盛。汗出如油,气短息微为阴阳离脱,正气外泄。半身汗出多为龙路、火路脉络瘀阻,偏枯不用,常见于半边痧。

(3)询痛:疼痛是临床上十分常见的症状,多种原因、多种疾病均可引起,需要结合疼痛的部位、性质及伴随症才能明确诊断。疼痛部位包括天部、人部、地部、四肢。疼痛的性质是推断病性、判断病因的重要依据,故应详细辨之;包括胀痛、重痛、刺痛、绞痛、灼痛、冷痛、隐痛;询痛还应该注意询问疼痛发作的时间,能否自行缓解。与情绪的关系,痛时是喜按还是拒按,等等。

(4)询饮食、口味、二便:壮医认为,司饮食、二便为谷道、水道的主要功能。食物自口而入,经谷道化生,部分变为精微营养,转输全身,部分变为废物,大便经谷道、小便经水道排出。故询饮食、

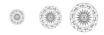

二便可察知谷道、水道功能状态及全身正之盛衰,毒之轻重。饮食:口干者多为热毒为患,或津伤,主阳证;口不干者多为寒毒为患,或湿水内停,主阴证。食少、消瘦、乏力者,多为谷道功能低下;食少、便溏,头身困重,多为湿毒内因;食少、厌油腻、发黄,为湿毒之毒内蕴。多食易饥者,为谷道功能太过,常见于消渴病、甲亢。小儿嗜食异物,多为虫毒内积。对于慢性病、重病患者,能食,则预后较好;否则,预后差。若本不能食,忽而暴食者,为正气将绝之危候。若滴水粒米都未能进,多为谷道上段肿瘤。口味:口淡无味为谷道功能低下;甜而腻者为湿毒上泛;口苦为湿热之毒内蕴。大便:大便干结,为谷道有热或津亏失润;大便烂,次数增多,甚或如水下注,为谷道不用,转输失灵,或暴饮暴食。小便:小便量多清长,为虚证,主寒;尿量减少,短赤涩痛,为湿热之毒下注;小便失禁,多为"咪腰"亏虚,或见于"巧坞"乱之危重病症;遗尿为水道不固所致。

(5)询睡眠:病态睡眠主要有失眠和嗜睡两种。失眠者为入睡困难,或睡而易醒,醒后不能再睡;或时时惊醒不安,甚至彻夜不眠。失眠或为阴血不足,"巧坞"失养;或为热毒上亢,扰乱"巧坞",神不闭藏;或为痰火食积诸毒上扰"巧坞";或精神紧张,"巧坞"失调。嗜睡,临床表现为神疲困倦,睡意很浓,经常不自主入睡。嗜睡多见于阳虚阴盛,痰湿之毒内因的病症;或急性疾病,热盛火炽,上扰"巧坞",毒盛神昏之象。

(6)询专科情况:壮医询诊时,还应根据临床各科的特殊情况仔细询问,以免漏诊误诊。

第九节　按诊

对患者的肌肤、手足、胸腹或其他病变部位进行触摸按压,以测知局部有无冷热、硬块、压痛、瘀块或其他异常变化,是推断疾病的病位和病性的一种诊断方法。

一、按肌肤

主察肌肤之寒热、荣枯、润燥及有无肿胀等。一般而言,按之肌肤热,多为热毒为患,属阳证;初按之烫手,久按之稍轻,为热毒在表;愈按其热愈甚者,为热毒在里。凡患处喜揉喜按的,多属虚属阴;硬痛拒按者,多属实属阳。若按之肌肤干燥,为阴血大亏,或龙路、火路内有瘀毒。对于四肢肿胀者,按之凹陷,复原较慢者,为水肿,为水毒内聚,水道、谷道功能失调之兆;若肿胀肌肤压之下凹,举手即起,则为气肿。

对于壮医外科按诊,若毒疮按之肿硬不热,根盘散而不收,平塌漫肿者,多属痰毒寒湿内聚,为阴证。若根盘紧束,按之浊手,稍按之不坚,推之不移,按而不烫手者,为未成脓;若按之边硬而顶软,有波动感,或疮部皮肤灼手者,为已成脓。轻按即痛,甚则不可近者,为毒疮在表;若重按较痛,表面肌肤不红不热,为毒疮在深部。

二、按胸腹

胸部:人体"咪心头""咪钵"等重要脏器均位于胸部,按胸部可测知"咪心头""咪钵""嘘""勒"之盛衰。壮医所称的"咪心头",位于左乳下,搏动应手,有力,动而不紧,缓而不急。若按左乳下"咪心头"搏动微弱无力,为"咪心头"气虚;若搏动应手过大,为精气外泄;若搏动洪大弹手,主危候,对孕妇及瘵病者尤应注意。对"巧坞"神明已昏者,有时按左乳下已无搏动,但仍应积极抢救。若左乳按下久不应手,鼻无气息,多为死候。若按之胸部饱满隆

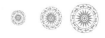

起,气短难续,多为喘证(肺气肿)之候。

腹部:无论在何部位按及包块,多为腹内有症块之兆。右上腹肋下按及凹凸不平硬块,多为肝之积块(肝癌),很多肝脏病变均可在此有压痛。心窝部压痛为"咪胴"病变。按之腹部胀满,叩之如鼓,小便自利,为谷道胀气;若叩之如囊裹水,小便不利,为谷道水聚之水臌病。若腹内按及包块碍手,按之坚硬,甚则如石,推之不移,痛有定处而拒按,多为症积,属瘀毒内阻;若包块时散时聚,或按之无形,痛无定处,多为瘕聚,属腹内气结。若腹内结聚,绕脐而痛,按之形如筋结,指下如蚯蚓蠕动,腹壁索状突起,聚散无常,按之移动,多为谷道虫毒内积。右下腹按之疼痛,松手后尤甚者,多为肠痈。

三、按手足

若手足按之烫手,多为热证,属阳。若手足冰凉,冷汗淋漓,多为寒毒内盛,阳不外达。若手足冰冷,气短息微,为阳衰阴盛,阴阳离决之危候。

四、按穴位

壮医认为,穴位为龙路、火路脉络在人体体表之网结,人体内脏腑骨肉,发病后都可以通过龙路、火路的沟通,影响这些网结,并引起这些网结的某种变化,如出现结节、索状物、压痛、过敏反应等。如"咪钵"有疾,有时在肺腧摸到有结节,中府可有压痛;肝(咪叠)有疾,可在肺腧或期门压痛;谷道"咪胴"有疾,可在胃腧和足三里有压痛;毒、瘀内聚,结为肠痈,可在巨虚有压痛。壮医按诊运用的手法主要有触、摸、按三种。触即以手指或手掌轻触检查部位,以了解皮肤凉热、润燥等情况。摸即以手摸被检查部位,以察局部感觉及肿物形态、大小等。按即以手加力按压局部，如胸腹部、包块部位，以诊查局部有无压痛、肿块的形状、质地、大小、肿胀、压痛的程度及性质等。临床上，往往综合运用各种手法，常常是先触后摸再压，由轻到重，由浅入深地进行按诊。

第十节　腹诊

壮医腹诊法属于壮医按诊的内容之一，但部分腹诊法，如农氏腹诊法，独具特色。

腹内为谷道、水道要塞。谷道脏器"咪叠""咪背""咪隆""咪曼""咪胴""咪虽"，水道脏器"咪腰""咪小肚"，妇人之"咪花肠"等，皆位于腹内，谷道、水道为人体精华化生，废物外排之所，而这正是维持人体正常生命活动的基础。故全身正之盛衰，特别是谷道、水道各脏器病变，皆可通过腹诊察而得之。

正常情况下，成年人仰卧放松时，腹部平坦；小儿、胖人腹部可微隆起，特别是孕妇腹部隆起更高；瘦者腹部略低凹，在腹部皮肤上看不到青筋，脐微微内凹。腹诊时，要注意观察腹部形态，有无隆起或凹陷、腹部皮肤颜色有无异常、腹部脉络有无怒张、能否看到腹内谷道器官如"咪胴""咪虽"等蠕动的波形等。对小儿，尤其是新生儿，更应该观察脐部有无脓血。腹部脉络暴露、纵横交错、全腹膨隆如孕妇，多为水毒、瘀毒内聚之臌疾；全腹臌之如鼓，但无脉络显露，得屁气稍舒者，多为谷道不通甚或完全闭塞之胀气；腹部隆起，触及肿块者，多为虫毒内积，或症、瘕、积、聚之症，多为气、血、毒、瘀内阻所致；全腹下陷如舟，多见于谷道失约、吐泻不止者及久病、重病精血严重亏耗者；若腹凹如舟，腹肌僵硬如板，应考虑为"咪胴"溃烂穿孔。

农氏腹诊法是广西马山县名老壮医农氏（其传人为农秀香）在实践中创造出的诊断方法，至今已有100多年的历史，主要用于诊断妇科疾病。

农氏腹诊法主要通过检查脐部及腹部血脉的跳动情况来诊断疾病。农氏认为，人最初是通过"咪花肠"（子宫）和连接母体的脐带吸取营养的，所以腹部是血脉的汇集点，其正常与否影响到人体生理功能，全身的病理变化都可以在脐周血脉上反映出来，故检查脐部及脐周血脉变化可以诊察疾病。从壮医"嘘"、"勒"、精、龙路、火路理论来看，人体龙路、火路脉络沟通人体内外，毒邪假此道以内侵，"嘘"、"勒"、精、津诸营养物质假此道以布。脐周血脉为龙路、火路的脉络分支，位较浅而露于外，而脐部为龙路、火路的一个特殊网结，先天时连通"咪花肠"，连接母胎（儿），后天时连通谷道、连接脾胃（"咪隆""咪胴"）。由此，人体精气之盛衰，入侵毒邪之浅重，皆可通过脐部及脐周血脉察而得之。

操作时，以右手中指按压脐部，仔细观察脐部血脉跳动的节律、强弱以及浮沉。以左手手背或四指依次按压脐部周围相应的反映点，观察血脉的流动情况及其相互关系。顺序如下：①嘱咐患者取仰卧位，双手垂直，自然平放于床上，暴露脐部，全身放松，医生面对患者，立于右侧；②医生以右手中指按压患者脐部，分别走（意为检查）中（人）、上（天）、下（地）部及左右各部血脉跳动情况，天部主"巧坞"、面、胸、"咪心头"、"咪钵"等器官疾病，地部主"咪花肠"等下方疾病，左侧为血（勒）路，右侧为黄水通道；③以左手中指先走下腹中点（子宫点），接着中指、无名指定双侧膀胱线（"咪小肚"及附件），再依次走上方两条火线，心窝（心点）、双侧肾（"咪腰"）、点及肝（"咪叠"）部、锁骨上窝、肺（"咪钵"）点等部位。

农氏腹诊法的定位是：以脐部为中心，划"十"字形。正中线下为脐下（相当于脐下 10cm），即子宫点（"咪花肠"点）。正中线上为脐上（相当于脐上 10cm），称正管，主人体胸部、"咪心头"、"咪钵"等病变。上方剑突下为心（"咪心头"）点。脐部左右两侧为两个肾（"咪腰"）点。"十"字形间再分四点。下方两处称为膀胱（"咪小肚"），男主精，女主经血，即主管生殖等功能。上方主两乳、项部、眼（"勒答"）等，称为火线。两肋下（"咪钵""咪叠"之间）如"八"字形，称为八字，八字右侧为肝（"咪叠"）、左侧为胃（"咪胴"）。两乳头下方两点为肺（"咪钵"）。锁骨上窝主心肺（"咪心头""咪钵"）疾病。

第十一节　脉诊

壮医脉诊为壮医按诊的内容之一，是通过按脉以诊察疾病的一种方法。壮医认为，龙路、火路脉络沟通人体天、人、地三部，为"嘘""勒"运行通路，也是毒邪内侵的途径，而壮医脉诊所选用的部位，正是龙路、火路较浅表的分支，故通过脉诊，可以测知人体正之亏盈、毒之轻重。

三指四肢脉诊法：以手三指布成"品"字形，分别按四肢一定部位脉搏，从而诊断疾病。据调查，壮医三指四肢脉诊法主要流传于广西柳州、河池等地。壮医认为三指四肢脉诊法对诊断风湿痹证、腰痛、胸痛、谷道"咪叠""咪胴"炎症、水道淋证、妇科痛经、"咪花肠"疾患等意义较大。

三指四肢脉诊法采用的部位比较繁杂，根据初步总结，下列部位均有人采用，且各有主候。上肢：均选用上肢屈侧脉搏。上臂内侧上脉段：一般候天部（头、项、咽）疾病。上臂内侧下段脉（近肘窝处)：一般候胸部、"咪心头"病变。前臂内侧上段脉：尺侧脉候谷道"咪叠""咪背"病变；桡侧脉候腰部疾病。前臂内侧下段脉：桡侧脉候上肢肩背；尺侧脉候下肢腿、膝；中线脉候谷道"咪隆""咪胴"。手掌心部候"嘘""勒"亏盈。下肢脉诊部位：取腘窝脉。其中，外侧脉候腰、腿；内侧脉候水道及"咪小肚"病、谷道小肠及女子"咪花肠"、男子睾丸疾病；中部脉候谷道"咪胴"、大肠病变。

壮医三指四肢脉诊法的布指与中医脉诊的分寸关尺成线布指法明显不同。诊脉时，将右手食指、中指、无名指布成"品"字形，各指相互间距约3cm取脉。先以食指端布在左下角，继以中指布在上角，再以无名指布于右下角。部位取准，布好指后，三指以均等力量，切其脉有无异常。若有异常，则采用单按法，以中指、食指、无名指在病脉部位反复导按，细辨脉候。健康脉不急不缓，往来流利，应指有力。

病脉主病包括：急脉，主热毒、火毒为患、痛症。慢脉，主寒毒、湿毒内困、痛症。大脉，主热毒、实证、阳证。小脉，主寒毒、虚证、阴证。上脉，主毒邪较浅，外感之证。下脉，主毒邪较深之里证。

三指四肢脉诊法包括：①单指脉诊法：取上肢内侧脉搏，仅单用右手中指诊脉以察病，而非三指。方法与三指脉诊法基本相同。该法流行于广西左右江地区。单指脉诊法以脉象的缓急等诊察疾病的寒热及病之进退，比较注意脉诊部位的皮肤温度，以此判断热脉与冷脉。②六指同步按诊法：即双手食指、中指、无名指同时切按天、人、地部三部脉象的变化诊察正之盛衰、毒之轻重以及谷道、气道、水道、龙路、火路功能状态。③三指定位法：医生以左手诊患者右手，右手诊患者左手之脉。先将食指按在掌后高骨后缘，再按顺序布好中指和无名指。左手食指候"咪心头"；中指候"咪叠"；无名指候"咪腰"。右手食指候"咪钵"；中指候"咪隆""咪胴"；无名指候"咪腰"。脉象有浮、沉、大、小、平、快、慢等七种,其中以平脉为正常脉,其余六脉为异常脉,如"咪钵"部脉浮有力提示为痨病;"咪腰"部浮有力提示"咪腰"有热毒。④中医脉诊法:随着文化的传播及不同民族医药体系的交流,壮医药也吸取了部分中医药成分,部分壮医在进行脉诊时不同程度地采用一些中医脉诊法以察脉,以帮助诊断。

从前面所述来看,壮医脉诊的方法多种多样,其取脉位置、布指方法、脏器配置等都各不尽相同,但在临床意义上,都有共通之处。一般而言,无论何种脉诊法,皆以脉和缓有力,不急不慢,往来流利,节律均匀为正常脉。不论何种诊脉法,若按之脉急数,多为热毒火毒所致之热证,属阳证;脉缓慢多为寒毒阴邪内积,属阴证;脉按之有力者为毒盛正旺;脉应指无力为虚证;若脉微欲绝,冷汗淋漓者,主危候;脉往来不畅,甚则间隔,或节律不整,为有瘀毒。壮医进行脉诊,都注意这些规律。另外,三指脉诊法,取脉部位繁多,配属脏器繁杂不够规范,对于其原理、推广应用价值等,尚待进一步研究。

第十二节 探病诊法

壮医探病诊法,是在疾病错综复杂,一时难以做出明确诊断,或患者"巧坞"已乱,昏不知人,无法询之的情况下,所采用的一些特殊诊断方法,类似于现代医学的诊断性治疗。壮医有时还借助探病法判断预后吉凶。探病诊法古代壮医使用较多。

一、痧病探病法

若患者体表见红色或紫红色痧点,或于肘窝、腘窝、舌下见青蓝色痧筋,或患者胸背、上臂等部位刮出痕如蛇状隆起,或患者伴全身不自然,疑是痧病。欲明确诊断时,可试用下述方法探病:①以生芋头一片给患者嚼,其不觉刺舌、喉痒,反觉甘甜者多为痧病;②以炒茶籽粉(即茶麸),给患者嚼,若患者觉味甘香甜者多属痧病;③嘱患者嚼生黄豆,若其觉味甘而不腥者多为痧病;④嘱患者尝水烟筒之烟油水,若患者不觉味涩苦而难入口者为痧病;⑤以辣椒或生野芋头擦患者掌心,若其不知瘙痒热辣者为痧病。⑥石灰水试诊法:石灰水试诊法为壮医药物试诊方法之一,主要用于痧病的诊断。其法是将石灰水浸泡于开水中,令患者喝其上清液,若不觉苦涩反觉甘甜者为痧病。

二、跌打探病法

壮医认为,若患者因跌打内伤,昏不知人,外表未见伤痕而又无人知晓其为何跌伤时,在给予必要的检查及救护措施时,用下面方法探病诊断:取酸橙叶适量,捣烂后擦患者全身,可使受伤部位现出瘀斑。若未见瘀斑,也不能排除患者有跌打损伤可能,应全面诊查。

三、预后探病法

古代壮医经验:用剪子剪下患者的一把头发,并将之投掷于地,若头发成团,聚而不散者,预后尚好;若头发散乱而不聚者,则预后较差,多为不治之症。现代壮医经验:刺患者中指尖取血数滴,医生肉眼观察并以手指擦拭,色活而质黏稠者,预后较好;色淡或暗黑而黏性差者,预后不良。

四、表里反应诊法

表里反应诊法是壮医常用的一种特殊诊法。其方法是按压患者体表龙路、火路脉络上的某些特定穴位,根据穴位的变化与反应推断内部脏器的某些病变。如根据壮医经验压食背穴(位于手背食指掌指关节的中点)有胀痛者,提示有妇科疾病;又如太渊、经渠压痛,提示"咪钵"有疾;太冲、中封压痛,提示"咪叠"有疾;等等。

五、挑刮诊

以右手中指指背用力划刮患者背部或胸部肌肤,反起蛇状紫黑色粗线者诊为"标蛇痧";以针挑皮肤,凡有如牛毛状细纤维者,诊为"羊毛痧"。这种诊法多用于外感热病,既是诊断方法,又是治疗方法。

壮医诊断方法主要包括望、询、问、按四大类,它是运用壮医理论和实践经验在临床上识别疾病、推断病情的一种重要技法,重视目诊、甲诊等是壮医重要的诊断特色。壮医诊断技法具有简单、独特、快捷、实用等特点,在壮族地区广泛地流传使用。

第十三节　经筋疗法

一、疗法介绍

"经筋疗法"采用针对病灶的"理筋手法—针刺—拔罐—辅助治疗"的四联疗法手段,构成"综合消灶—系列解结—多维解锁—整体调整"的新型诊疗体系,充分发挥单项疗效基础上多项功效"异途同归"协同作用,比传统单一针灸疗法或按摩疗法更显特色,起到原发与续发,标与本并除的作用。其特点是:对病灶固灶行治,保证施治准确;直达病所,有去因治病的效果。

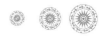
二、治疗机理

为了有效消除人体病症的筋性因素致因，经筋医疗创立了手式扫描"经筋查灶法"应用于临床，有效揭示出隐蔽于人体筋性致因"筋结"病灶体的体征类型及其分布规律，揭示出人体筋性组织病变形成的"筋结"病灶体的"四位一体"的临床表现，并确立了以病灶为治疗穴位，以消除病灶为医疗手段，构成了我国原生态疗法的治病新模式，确立了真正的舒筋活络，实现了"从筋治愈"人体难治病医疗诊疗体系。临床疗效显著，解决了现行医疗面临的多项难题，成为中国医学古老而新兴的一门医学。

三、主要功效

"筋结病灶"，对人体多个系统组织，如神经组织、骨骼关节、脏腑组织等，都可产生"塌方"式的阻滞影响。用治理"塌方"的方法来疏通经络、神经、血管的通路，达到止痛、舒筋活络、理筋整复、通痹、消炎（无菌性炎症）、有效解除筋性致病因"筋结病灶"体的功效。

四、治疗范围

经筋疗法不仅对常见的顽固性疾患如偏头痛、慢性腰腿痛、坐骨神经痛、肩周炎、慢性风湿性关节炎、顽固性面瘫、中风偏瘫、骨质增生等具有独到的疗效，而且对于现行医学面临的多种难治病如神经衰弱、智障者、儿童脑瘫、先天性斜眼并及慢性疲劳综合征等病具有特殊疗效。

五、操作方法

以查灶诊病，消灶治病的经筋疗法，对筋性成因病症采用"理筋手法—针刺—拔罐—辅助治疗"的四联疗法手段进行治疗。

(1)理筋手法:是以手指、肘臂等部位为诊治工具运用合力的方法如功钳手、掌功手、肘臂法等手法,作用于机体的筋结病灶分布规律的部位上进行查灶诊病,然后再按筋结病灶的分布规律进行消灶治病。

(2)针刺:对一些顽固的筋结病灶,用针灸针以固灶行针、一孔多针的方法加以消灶治病的效果。

(3)拔罐:取相应的经筋穴位进行拔罐有助于排除机体内的湿、寒邪气,助于消灶治疗的效果。

(4)辅助治疗:针对各种病症的筋结病灶采用对症的药物外用,如艾灸等物理的方法增强治疗效果。

第十四节　药线点灸疗法

一、疗法介绍

壮医药线点灸疗法,是采用广西壮族地区出产的壮药泡制成的药线,点燃后直接灼灸人体体表一定穴位或部位,以治疗和预防疾病的一种医疗方法。该疗法挖掘于民间,经研究整理提高,至今仍深受广大民众的欢迎。

二、治疗机理

壮医认为:"疾病并非无中生有,乃系气血不均衡所致"。通过药线点灸的刺激,疏通龙路、火路,起到通痹、止痛、止痒、祛风、消炎、活血化瘀、消肿散结等作用。

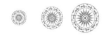

三、主要功效

（1）消炎退热。如感冒发热的患者，可以用药线点灸退热；痔疮发炎肿胀，可通过点灸消炎消肿。

（2）祛风止痒。本法对皮肤瘙痒及荨麻疹有较好疗效，临床资料证明，点灸后确能起到祛风止痒的作用。

（3）通路止痛。本法对各种痛症如头痛、月经痛、肌肉扭伤痛等，有明显的疗效。

（4）消肿散结。本法可治疗各种肿块性疾病，如乳腺小叶增生、脂肪瘤、局部扭伤肿痛等。

（5）健脾消食。本法对小儿厌食有较好的疗效，对成人食欲不振者，亦能增强食欲。

（6）健脾止泻。对脾胃虚寒的泄泻有较好的疗效。

（7）温经通脾。对风寒湿毒引起的关节痹痛有较好的疗效。

（8）活血止血。可用于各种出血症，既能止血，又能活血，关键在于选好穴位。

四、适用范围

壮医药线点灸疗法的适用范围很广，据调查和验证，可用于临床各科 100 多种疾病，对属畏寒、发热、肿块、疼痛、痿痹、麻木、瘙痒者，效果较好。

五、常用穴位

（一）壮医经验穴位

梅花穴：按局部肿块的形状和大小，沿其周边病损部位取穴，此组穴位组成梅花形。适用于外科病症、肿块等。

莲花穴:按局部皮损的形状和大小,沿其周边病损部位取穴,此组穴位组成莲花形,适用于治疗一般癣症和皮疹类疾病。

葵花穴:按局部皮损的形状和大小,沿其周边病损部位取穴,此组穴位组成葵花形,适用于治疗比较顽固的癣类和皮疹类疾病。

结顶穴:淋巴结附近或周围发生炎症,引起局部淋巴结肿大者,取肿大之淋巴结顶部为穴。

痔顶穴:取外痔顶部为穴。

长子穴:对皮疹类疾病,取首先出现的疹子或最大的疹子为穴。

脐周穴:以脐为中心,上下左右各取一穴,配合使用,主治谷道肠胃疾病。

下关元穴:于脐下关元穴下约 1.5cm 处取穴,主治腹痛、阴痒、遗精、妇人带下等疾病。

关常穴:以各关节周围作为常用穴位,主治风湿性关节炎、关节肿痛等。

下迎香穴:位于迎香与巨髎连线中点,用于治疗鼻炎、感冒等。

启闭穴:于鼻孔外缘直下与唇线的连线,鼻孔外缘与口角的连线,及唇边组成的三角形中心处取穴,适用于治疗单纯性鼻炎、过敏性鼻炎等疾病。

鼻通穴:于鼻梁两侧突出的高骨处取穴,适用于治疗感冒鼻塞、过敏性鼻炎等疾病。

牙痛穴:位于手第三、四掌指关节之中点处。主治牙痛、颞颌关节痛等疾病。

素髎穴:位于鼻尖正中,用于昏迷、低血压、过敏性鼻炎等。

耳尖穴:位于耳尖上,适用于目赤肿痛、偏正头痛、鼻炎等疾病。

（二）取穴规律

一般按"寒手热背肿在梅,痿肌痛沿麻络央,唯有痒疾抓长子,各疾施灸不离乡"的规律取穴。即畏寒发冷取手部穴,发热取背部穴,肿块或皮损类疾病取梅花穴,肌肉萎缩者,在萎缩的肌肉上取穴,疼痛或麻木不仁者,选该部位边沿或中央点为主要穴位。皮疹类疾病,选最先出现或最大的疹子为主要穴位。

六、方法

持线:以右手拇指、食指夹持药线的一端,露出线头 1~2cm。点火:将露出的线头点燃,只要线头有火星即可。施灸:将线端火星对准穴位施灸。

七、特点

所需设备简单,一盏灯、一根线即可。点灸时仅有蚁咬感觉,无痛苦,灸后无疤痕,无后遗症,无副作用,安全可靠。药线点灸无烟雾,无环境污染,疗效确切,费用低廉,易于学习与推广。

第十五节　针挑疗法

一、疗法介绍

壮医针挑疗法,是根据患者病症选择体表上有关部位或穴位,用一种特制或大号缝衣针,挑破浅层皮肤异点或挑出皮下纤维,进行治病的一种简便疗法。

壮医针挑疗法治疗的病症达 80 多种,尤其对痧病有良效,如羊毛痧、七星痧、五梅痧等,均可首选针挑方法进行治疗。

壮医针挑操作方法较多,就基本手法来说有浅挑、深挑、疾挑、慢挑、重挑、跃挑、摇挑等。就针挑方式来说,有点挑、引挑、丛挑、环挑、散挑、排挑等。不管采用何种挑法,均以疾进疾出(慢挑除外)挑断表皮或皮下组织,针孔能挤出少许血液为要。

具体操作步骤是:选好挑点,常规消毒挑点及针具,左手拇指绷紧挑点皮肤,右手拇、食、中三指合拢握紧针具,对准挑点入针破皮,挑出皮内白色纤维,挑完后挤出少许血液,再涂以少许生姜或其他消毒液即可。

二、壮医针挑治疗糖尿病周围神经病变

糖尿病合并周围神经病变,在古代医学文献中并无记载,根据周围神经病变具有肌肤麻木及疼痛表现,和中医的"血痹"相似,消渴日久,气阴两虚,气为血帅,气行血行,气虚运血无力,津血同源,阴虚则血流滞涩,终至脉络痹阻,疼痛麻木,经络不通则痛,是其发病的基础。现代医学认为其与循环障碍、代谢紊乱、神经成长因子减少以及免疫功能异常有关。

根据壮医基础理论,人体内存在着两条极为重要的内封闭道路,即龙路和火路。人体"嘘""勒",精、滓等营养物质在气道、谷道内化生,通过龙路、火路的输布,滋养脏腑骨肉。同时,龙路、火路也是邪毒内侵的主要路径。壮医针挑疗法是壮族民间常用的一种治疗方法,针挑法属于泻法或攻法。它通过针挑龙路、火路的体表脉络,疏经隧之滞,鼓舞正气,逐毒外出,其机理为:疏通经络,活血止痛;清热解毒,消肿止痛;祛痰锯痉,软坚散结;调和阴阳,健脾开胃。

针挑法治疗虚证主要是采用选择不同的腧穴,通过挑刺的补益正气,疏通病邪而调节人体脏腑经络功能,结合艾灸可增加机体

的防御能力,促使阴阳平衡,复原健康。有研究表明:艾灸具有增强机体非特异性和特异性免疫功能作用,从而达到防疾治病的效果,非药物疗法中的壮医针挑疗法是集针挑、割治、按摩为一体的流传于壮族民间的传统医疗技法,对多种疾病的治疗有显著效果,它主要起到疏经通络、祛瘀排毒的作用。

壮医针挑疗法治疗糖尿病合并周围神经病变,所选的穴位是与脾胃相关的腧穴,除一部分是循经取穴外,另一部分是反映点或皮下异点,如红点、按压痛点配合指针按摩,亦起到松解筋经、疏通经络、调和气血、堵正折邪的作用;生姜具有辛散温通祛湿止痛的作用。

壮医针挑疗法常用的挑点绝大部分为龙路、火路脉络在体表的反应穴(脉络又称压痛点或敏感点)或龙路、火路的皮下反应点,每次选2~3个穴位,严格消毒皮肤,选用5号缝衣针(长约5cm),用右手中指用力刺患部皮肤,然后在隆起线的两端或中间取穴,上肢麻痛主取颈椎3~4~5椎间穴位,然后取肩胛上神经的起点穴。下肢麻痛取腰椎4~5椎间穴位,有知觉者在腰骶部寻找挑点。

挑点特征:外形似丘疹,高出皮肤或不凸起,如帽针头大小。

在选好的挑刺穴位,持针尖刺入皮肤0.1~0.2cm,绞断表皮少许纤维,不出血或微出血。出针后用大拇指每穴按摩约10s,然后用生姜片擦穴位。每3天挑刺1次,10次为1疗程。

第十六节　刮痧排毒疗法

一、疗法介绍

壮医刮痧排毒疗法是在壮医理论指导下操作简便、疗效显著、安全、可行的特色疗法。痧、瘴、蛊、毒是岭南和壮族地区的常见病和多发病,而痧病排在首位。刮痧疗法是壮族民间使用最多、流行最广、疗效显著的治病方法。

二、通调三道两路

壮医认为,三道两路是人体内运行输布气血等维持生命活动的物质通道和生理通道。若三道两路不通或通行不畅,气血运行受阻,脏腑气机失调则导致疾病的发生。所以壮医治疗疾病时强调通调三道两路,以达到"一通百通"的效果。壮医刮痧排毒疗法通过局部刺激,达到疏通三道两路、行气止痛的作用。所以临床上诸如肝炎、慢性胃炎、胃十二指肠溃疡、老年慢性支气管炎、冠心病等许多慢性病患者,在刮痧排毒后三道两路畅通,则气血得以输布,脏腑得以濡养,其功能活动得以充分发挥,从而使疾病获得治愈。

三、促进气血运行

壮医认为,气血是濡养四肢百骸、五脏六腑的极为重要的营养物质,如果身体虚弱,或寒湿之邪侵袭,邪毒耗气伤血,引起气血运行无力,造成脏腑功能失调,容易发生痰湿或血瘀阻滞,出现肿块、硬结、疼痛等症。壮医刮痧排毒疗法通过局部刮痧等综合刺激作用,使阻滞之气血通畅,起到鼓舞正气、行气活血、化瘀散结、消肿止痛的作用,从而使风湿、类风湿、痛风、骨质增生、肩周炎、慢性腰肌劳损等疾病症状明显缓解甚至痊愈。

四、调节阴阳平衡

壮医认为,在正常情况下,人体各组织、脏器的功能活动保持着有机的协调,即阴阳处于相对平衡状态。如果这种平衡状态因某种因素而遭到破坏时,阴阳就会失去相对的平衡,人体气机升降失常,脏腑气血功能紊乱,毒邪趁机侵犯而发病。壮医刮痧排毒疗法一方面可以祛除邪毒,另一方面可以调动人体自身的调控机能,增强保护性反应,达到扶正祛邪、平衡阴阳、强身健体的目的,从而治疗高血压、糖尿病、更年期综合征等以体内阴阳失调为病机的疾病。

五、排解体内邪毒

壮医认为,在阴阳失衡、道路不通、三气不能同步的情况下,人体容易受到痧、瘴、蛊、毒、风、寒、暑、湿、燥、火等邪毒的侵袭,这些邪毒引起脏腑功能失调,产生瘀血、郁气、痰涎、水浊、邪火等病理产物。而这些病理产物反过来又可以加重脏腑气机紊乱、三道两路瘀阻,最终百病由此而生。壮医刮痧排毒疗法作用于局部穴位或病灶上,可将体内的毒物、邪气、恶血从皮肤毛孔吸出体外,从而使机体恢复健康状态。因此,临床上许多"亚健康"者通过刮痧排毒疗法获得康复。

第十七节　药物竹罐疗法

一、疗法介绍

壮医药物竹罐疗法是用煮沸之壮药水加热特制之竹罐,再将竹罐趁热吸拔于治疗部位以治疗疾病的一种方法。

二、治疗机理

壮医药物竹罐疗法能祛风除湿、活血舒筋、散寒止痛、拔毒消肿,通龙路、火路气机。从现代医学的观点来看,在拔罐时,除了负压吸拔的良性刺激外,拔罐部位药液被吸收,加上热敷作用,使局部血管扩张,血液循环加快,改变充血状态,神经得到调节,促进代谢,改善营养,增强机体抗病能力,从而达到治疗目的。

三、适用范围

壮医药竹罐罐疗法的适用范围很广,许多疾病均可以治疗,对风湿性腰腿痛的效果尤为显著。常见的适应证有:风湿痹痛、各种原因引起的腰腿痛、肩背酸痛、肢体麻木、半身不遂、跌打损伤、头痛、骨折愈后瘀积等。

四、禁忌证

(1)心脏病心力衰竭患者。

(2)全身性皮肤病患者。

(3)狂躁不安的患者。

(4)极度消瘦,皮肤没有弹性者。

(5)妊娠4个月以上者。

五、准备工作

(1)仔细检查患者,明确诊断,确定是否为药罐疗法的适应证,有无禁忌证,选定拔罐部位。

(2)准备药液、药罐、针及消毒药品等用具。

(3)选定拔罐所用体位。

(4)做好解释,消除患者的恐惧心理。

六、药罐的制作

选取口径为 1.5~4.0cm,生长 1~2 年以上的金竹,以近根部正直者为佳,去掉外皮,罐壁厚度适中,口边磨光,平滑,长度为10cm 左右的竹罐。

七、常用药物

藤杜仲、三钱三、五爪风、三角风、八角风、抽筋草、臭牡丹、五加皮、鸡屎藤、石菖蒲等,各适量加水煎成药液,浸煎竹罐用。

八、适应证及取穴

各种痧症、风湿性腰腿痛、颈肩酸痛、半身不遂、四肢麻木等疗效显著。痧症可取太阳、合谷、胸背部肌肉较丰厚处的穴位;颈肩酸痛可取局部三四个阿是穴;风湿痹痛可在痹痛局部选穴,如腰痛取肾俞、腰俞、腰阳关、次髎等穴,腿痛取环跳、阴市、伏兔、委中、阳陵泉、绝骨等,上肢痛可选肩髎、合谷、外关、髎俞等。

九、操作方法

将上述适量的药物加水煮沸,投入已制好的竹罐,同煮 5 分钟后取出备用,边拔边捞,甩净水珠,趁热迅速扣于选定的拔罐皮肤上,每次拔 5~10min,第一次拔的时间可短些。第一次拔出竹罐后即用锋利的三棱针在罐印部位重刺 3~4 针,迅速取热药罐在针刺部位拔罐。如此反复拔 2~3 次。竹罐上出现的白泡多的可多拔几次,直至无白泡为止。每次取罐后要用消毒卫生纸擦净后再吸再拔。拔罐完毕擦净后再用药巾热敷于拔罐部位,药巾冷了再换热的药巾(药巾即为干净的毛巾浸于上述药液,捞出拧半干即成)。疗程的第一天只敷不洗,第二天再用药液熏洗患处。

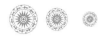

第十八节　灯花灸疗法

灯花灸疗法是壮族特色疗法之一,它又名灯火灸、灯草灸,是指用灯心草蘸植物油,点燃后直接或间接灸灼病变部位或穴位,以治疗疾病的一种治疗方法。它可分明灯灸、阴灯灸、余热灸三种疗法。

明灯灸方法:将点燃的灯心草慢慢地向穴位移动,并稍停瞬间,待火焰略变大,则立即垂直点触于穴位上,随之发出清脆的"啪"声,火亦随之熄灭,一般 1 次 1~15 壮。此法多用于治疗急性病和急救用。

阴灯灸方法:医生左手持点燃的灯心草,左手拇指压一下点燃的灯心草,利用拇指温度压在患者的穴位上,每穴施灸 2~3 次。此法多用于治疗小儿科疾病和慢性疾病。

余热灸方法:用灯心草 1~3 根浸油后点燃,待灯心草烧燃后即把火吹灭,利用灯心草的余热点在患者穴位上。此法常用于治疗腹泻等疾病。

第四章　壮医药方剂治疗

第一节　概述

壮医方剂是根据疾病病情的需要,按照辨病与辨证相结合的原则,以确定治疗方案,并选择适宜药物配伍,明确治疗剂量,确定制备剂型和服用方法的一种处方形式。

治法是指导用方的原则,方剂是体现和完成治法,达到治疗目的的手段;治法是针对病因病机而设,而方剂则是相应治法的具体应用。壮医方剂的治疗作用在于以其性味之偏调整和纠正人体病理情况下的阴阳偏盛偏衰和三气不同步状态。方剂中的药物有动物药、植物药和矿物药等,以功用区分有解毒药、补益药、调气药、通挑三道两路药、止血药、止痛药、杀虫药等。从大类分为调气剂、解毒剂和补虚剂三大类。壮医方剂的治疗原则是调气、解毒、补虚,既重视内治,也重视外治,强调及时治疗,并重视预防。用药比较简便,贵在精专,补虚则多配以血肉有情之品。从壮医病因病机角度来讲,毒虚致病、阴阳失调、气血失衡、三气不同步、道路不通是重要的发病原因及病变过程,围绕这些病因病机的治疗,贯穿于诊病治病的整个过程。通过各种治法及药物作用于人体,即能去除毒邪,又能调节三道、两路气机,恢复阴阳调和的状态,达到治疗疾病、恢复健康的目的。

组成一首方剂,固然要根据病情的需要,在治法的指导下,选择恰当的药物,酌定用量配伍组方。但这并不完全等同于将药物进行简单的堆砌,也不完全等同于将药物机械地相加,还必须按组成的基本结构选配伍组方,使得组成一首方剂,主次分明,配伍严谨,切合病情以发挥药物的综合作用,制约其不利因素,以取得较好的治疗效果。壮医通过千百年的临床实践,不断总结经验,形成了自己独特的组方配伍方法,即按照主药、公药、母药、帮药、带药以选药配伍组方。

主药:针对主要病症或是起主要治疗作用的药物,也称头药,是方剂中不可缺少的药物。壮医药治疗的重点是对因治疗,辨病论治。有病必有因,针对致病因素进行治疗,只要病因一除,疾病就可治愈,亦即治病求本之义。主药一般药味少,用量相对要大,以突出其方的治疗重点所在。

公药、母药:针对阴证、阳证而设的药物。壮医对证的认识,只有阳证和阴证两种。组方时设公药和母药,分别对应阴证和阳证。公药针对阴证,一般选择具有温补强壮的药物作为公药。母药针对阳证,一般选择寒凉清热降火的药物作为母药。

帮药:其意义有三个方面。一是帮助主药治疗主病的药物。二是针对兼病起治疗作用的药物。三是缓和药物的偏性,制约某些药物的毒性或者烈性的药物。

带药:是引导方中药物快速到病所或具有调和药味作用的药物,又称引药。

方剂的组成虽有主药、公药、母药、帮药、带药的不同,但在具体运用时,可根据不同的病症、不同的病情,合理选择运用,不必样样俱全。方剂组成的变化,指的是对成方的灵活变化运用。每一首方剂的组成虽然有一定的原则性,但也有极大的灵活性,在临床运用成方时,必须根据具体的病情、年龄的大小、体质的强弱、环境气候等不同情况予以变化运用,主药包括药味加减的变化、药量增减的变化和剂型更换的变化。方剂组成之后,还要根据病情的需要与药物的特点制成一定的形态,成为剂型。草药的剂型包括汤、丸、散、膏、丹、酒、露、锭、条、线、熏、坐、导剂等剂型,其中最常用的剂型为汤、丸、散、膏、丹、酒等几种。现代壮医又有很多发展,研制了许多新的剂型,如片剂、冲剂、注射剂等。

壮医方剂学是专门研究壮医处方源流、命名、组合机理及应用等的一门学科,发展至今已基本形成体系,有一定的理论基础,如组方原则、治则治法、分类规律、剂型变化、炮制方法等。随着壮医方剂研究的不断深入,壮医方剂的特色优势将会得到更充分地发挥,其临床应用会更加广泛,为群众健康做出的贡献会越来越大。

第二节　解毒剂

凡以祛除体内各种毒邪为主要作用,治疗毒病的药物,称为解毒药。壮医把凡是能够对身体造成伤害的致病因素称为毒。毒的种类多种多样,有的毒性猛烈,有的毒性缓慢,有的为有形之毒,有的为无形之毒,有的损伤皮肉,有的伤害脏腑和体内重要通道。毒病在临床上主要表现为红肿热痛、溃烂、肿瘤、黄疸、血液病等急性炎症和器官组织的器质性病变及功能改变。

1. 风艾黄皮胆子汤

【组成】　大风艾 10g,黄皮叶 10g,紫苏 9g,邪胆子根 9g,金丝草 6g,大青叶根 9g。

【用法】　水煎服。每周 2 剂。

【功效】　祛风邪,解瘴毒。

【主治】　瘴毒。发热,发冷,发抖,热多冷少,发作有时,头痛,脸红,口渴多饮,骨节酸痛,小便黄赤,舌红苔黄等。本方常用于现代医学中的疟疾、流感。

【方义】　此方所治为热瘴。其形成乃毒瘴侵入人体或通过蚊虫叮咬后疟邪侵入人体,导致气机阻滞,使三道两路不通,天、地、人三气不能同步,阴阳不调所致。三气不能同步,阴阳不调故发热、发冷发抖、发作有时;因热毒重,阳盛阴虚,故发热多于发冷,并见口渴多饮、小便黄赤、舌红苔黄;龙路、火路阻滞,则见头痛、身体骨节酸痛。治当清解毒瘴。方中大青叶根、邪胆子根专于清热解毒为主。伍以黄皮叶以助清热解毒、祛风散邪;金丝草清热利水,引瘴毒下泄从水道去;大风艾、紫苏之辛温升散,以祛风邪、除湿毒,并能使瘴毒之气从肌肤而透解。

2. 山芝麻汤

【组成】　山芝麻 15g,金银花 30g,黄花蒿 30g,黄皮果叶 30g。

【用法】　水煎服。

【功效】　解痧毒,清热毒,除湿毒。

【主治】　外感痧毒之阳证初期。发热,神疲体倦。口渴引饮,小便短赤,速发痧点,目诊可见"勒答"(眼睛)脉络较红、散乱、甲象红紫,舌红,苔薄,脉急。本方为治疗外感痧毒阳证的常用方法,药味多苦性寒,易伤正气,使用时应中病即可,不可久服。

【方义】　治宜解痧毒,清热毒,除湿毒。方中山芝麻味微苦,辣,性寒,为解痧毒之要药,具有解痧毒、清热毒、除湿毒之功效,是为主药。痧毒为患,多见发热、渴、小便黄赤、胸背透发痧点等热毒炽盛之证,故以金银花为母药,针对痧毒阳证,行其清热毒之功。本病多由体弱气虚,外感奔痧毒、热毒、暑毒等,或饮食不节,内伤谷道,发而为痧,临床多见湿热并重,恐山芝麻、金银花力薄,故帮以黄花蒿、黄皮果叶,增强其清热毒、除湿毒之力。

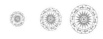

3. 穿心一点九甘汤

【组成】 穿心莲 10g，一点红 50g，九节茶 50g，甘草 10g。

【用法】 水煎服，每日 1 剂，分 3 次服。

【功效】 清热解毒，散瘀消肿。

【主治】 痈疮肿毒初起。局部红肿热痛，或发热怕冷、口渴、舌红苔黄。常用于现代医学中的急性化脓炎症，如疖肿、蜂窝组织炎、乳腺炎、脓包疮、深部肌肉脓肿等热毒所致者。疮疡破溃后不宜用。

【方义】 本方所治之痈疮肿毒多由热毒入侵肌体，或因饮食不节，过食辛辣煎炸之品，谷道功能障碍，以致热毒内生。热毒结聚于肌肤，气机不畅，阻滞龙路、火路及其脉络，使气血凝聚而为痈为毒，故局部红、肿、灼热、疼痛。治当清热解毒、活血散瘀，以消散痈肿。方中以一点红为主，长于清热解毒，且能活血散瘀，通龙路、火路以消肿止痛。穿心莲、九节茶亦善清热解毒，以增强清热解毒之功。其中穿心莲能消肿止痛，九节茶又能祛风透邪，使热毒向外透散，给热毒以去路，则热毒之邪易解；甘草以助清热解毒之力。诸药相伍，共具清热解毒、活血消肿之效，使热毒得清、气行血散、道路通畅，则痈肿消而疼痛止。

4. 鬼针雷公方

【组成】 鬼针草 30g，雷公根 20g。

【用法】 水煎。每日 1 剂，分 3 次服。

【功效】 清热解毒。

【主治】 猪头肥。耳下腮部肿胀、灼热、疼痛，或伴发热发冷，头痛口渴，咽喉不利，小便黄少等。本方常用于现代医学的流行性腮腺炎、急性咽喉炎、扁桃体炎等属热毒为患者。

【方义】 猪头肥，俗称"痄腮"，壮医属"笨隆病"的范畴。

是因风毒入侵人体肌肤,气机不畅,阻滞龙路、火路及其脉络而发为猪头肥。治当用清热解毒、畅通两路、活血散结之法。方中雷公根、鬼针草可使热毒得解、道路通畅、瘀血得散,则肿消而痛止。

5. 金娘凤尾功劳汤

【组成】　凤尾草 15g,十大功劳 15g,桃金娘根 30g。

【用法】　水煎。每日 1 剂,分 3 次服。

【功效】　清热解毒,止泻止痢。

【主治】　屙泻,屙痢。久泻久痢,或泻下如水,或痢下赤白脓血,腹痛,里急后重,肛门灼热,口渴,小便黄赤,舌红苔黄等。本方常用于现代医学中的急性肠炎、急性细菌性痢疾等热毒患者。

【方义】　本方所治之屙泻、屙痢,多因感受时疫毒邪,经口鼻而侵入谷道,或内伤饮食,或饮食不洁,损伤谷道,天、地、人三气不能同步,使时疫邪毒或饮食阻滞谷道,或与气血相搏,类杂而下。发为屙泻则大便清稀如水;发为屙痢则便下脓血赤白;谷道气机不畅,龙路、火路的脉络不通,故腹痛、里急后重、肛门灼热等。治宜清热解毒,止泻止痢。方中凤尾草味淡性凉,清热解毒,凉血止痢,又能利湿而止泻,且引湿热从水道去,使邪有去路则易解,是为方中主药。辅以苦凉之十大功劳以增强清热解毒之功,并能燥湿以止泻痢;桃金娘根专于收涩止泻止痢。三药配合,清热解毒祛湿以治本,收涩止泻止痢以治标,是标本兼治之方,但以治本为主,使湿热毒邪得清,则泻痢易止。

6. 野菊退热汤

【组成】　野菊花 20g,过塘蛇 20g,金银花 10g,山芝麻 10g,桑叶 5g。

【用法】　水煎服。

【功效】　祛风毒,清热毒,退发热。

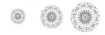

【主治】 发热因感受风毒、热毒引起者。症见发热,怕风,口苦口干,大便秘结,尿少色黄,舌红,苔黄,脉上、急。指甲鲜红或深红;目诊见白睛主脉络弯曲多,弯度大,脉络多而集中,靠近瞳仁。

【方义】 外感风毒、热毒可引起发热。风毒、热毒炽盛,邪正交争,导致脏腑功能失调,三气不能同步,三道两路不通,热毒积于体内而引发,可见发热,怕风,并伴有口苦口干、大便干结、尿少色黄等症。治宜祛风毒,清热毒,退发热。野菊花味苦性寒,具有通火路、清热毒的功效;过塘蛇味苦,微甘,性寒,善清各种热毒,为清热毒之要药。二药合用,祛风毒,清热毒,退发热,共为主药、母药。金银花、山芝麻、桑叶都有祛风毒、清热毒的功能,将外感之邪毒驱之向外,共为帮药。

7. 白花丹消蛊汤

【组成】 白花丹 15g,活血丹 25g,车前草 10g,岗梅根 10g,酸藤子 10g,五爪金龙 5g,带蹄猪脚一副。

【用法】 水煎 2～3h,温服。

【功效】 通调龙路、火路,清除热毒、湿毒。

【主治】 肝硬化日久,湿毒、热毒渐消,蛊毒滞留龙路、火路,症见肚腹刺痛或隐痛,触及包块,小便不利,下肢奔浮,身体虚弱,声低言轻,舌淡有瘀血斑,脉小不畅等。

8. 凤尾炭母汤

【组成】 火炭母 60g,凤尾草 30g。

【用法】 水煎。每日 1 剂,分 3 次服。

【功效】 清热,利湿止泻。

【主治】 小儿屙泻。大便次数增多,泻下稀薄如水,肛门灼热,肠鸣辘辘,肚胀肚痛,或发热口渴,小便黄少。对现代医学中的急性肠炎、急性细菌性痢疾以及小儿伤食所致的泄泻等湿热者,均可用之。

【方义】 小儿谷道素弱,如喂养不当、饮食不节,则损伤谷道,以致热毒、湿毒内生;或饮食不洁,或热毒侵袭,犯于谷道,谷道功能失常,气机不畅,天、地、人三气不能同步,水谷相杂而下,谷道的两路脉络不畅,而致屙泻肚痛,治当清热解毒,利湿止泻。方中用火炭母为主药,清热利湿以治本,酸涩止泻以治标,标本兼治;辅以凤尾草以增强清热解毒、利湿之功。本方药味虽少,但用量大,清热解毒、利湿之功显著,使热毒得清、湿毒得去,则泄泻而止。

9. 地枫皮风湿酒

【组成】 地枫皮 100g,藤杜仲 100g。

【用法】 用高度米酒 2 000mL。密封浸泡 60 日,适量饮服。

【功效】 祛风毒,除湿毒,壮腰膝。

【主治】 "发旺"(风湿性关节炎)。肝肾虚,"嘘勒"(气血)不足者。症见筋骨肌肉关节痛,腰膝无力,面色灰暗,头晕目眩。短气少言,夜尿频多,舌淡,苔白,脉下、小、无力等。

【方义】 方中地枫皮味微辛,性温,具有祛风毒、除湿毒、消肿痛、调火路等功效;藤杜仲味苦、微辛,性平,可祛风毒、祛寒毒、强筋壮骨,二药均是治疗发旺日久,体质渐弱之良药。米酒为药引,可促进药物直达病所,帮助消除风毒、湿毒、寒毒,提高疗效。

10. 利胆退黄汤

【组成】 连钱草 30g,金钱草 30g,羊耳菊 15g,白花蛇舌草 15g,香附 10g,石菖蒲 10g,皂角 3g。

【用法】 水煎服。

【功效】 清热毒,除湿毒,利胆排石。

【主治】 黄标由胆结石引起者。症见全身黄标,右上腹绞痛,口苦,尿黄,舌红,苔黄,脉急等。实验室检查可帮助诊断。

【方义】 黄标由胆结石引起者,其病理变化为湿毒、热毒熏煎胆汁,结而为石,阻滞胆道,胆汁逆流,故出现黄标,右上腹绞痛等现象。治宜清热毒、除湿毒、利胆排石。方中重用连钱草、金钱草,二药均有清热毒、除湿毒、利胆排石的功效,共为主药、母药。羊耳菊又名大力王,味辛、微苦。性温,具有调气息止痛、通谷道、除湿毒的功效;白花蛇舌草味苦、甘,性寒,具有调龙路、通水路、清热毒、除湿毒的功效,二药可加强主药、母药的作用,是为帮药。香附味辛,性微甘,具有调气止痛、促进排石的作用;石菖蒲味微苦,性温,具有通"巧坞"、调火路、除湿毒的作用;皂角味辛,性温,具有祛风毒,止疼痛的作用,三药具有帮助排石的作用,共为带药。诸药针对胆结石而设,既从根本上清热毒、除湿毒,又可消除胆结石黄标症状,诸症可除。

11. 腮肿双核汤

【组成】 金银花 25g,板蓝根 20g,功劳木 15g,葫芦茶 12g,荔枝核 10g,橘核 10g。

【用法】 水煎服。每日 1 剂。

【功效】 清热毒,祛风毒,除湿毒,散结块。

【主治】 "航靠谋"(猪头肥)伴睾丸肿大者。症见面部肿胀,尤其耳垂为中心,向周围蔓延,局部红肿热痛,一般不影响饮食,发热,有传染性,单侧或双侧睾丸肿痛,拒按,舌红,苔黄腻,脉大、急等。

【方义】 "航靠谋"又名猪头肥、痄腮,是感染热性疫毒后,引起腮腺肿胀的疾病。部分患者感受疫毒后,由于抵抗力下降,毒邪下行至睾丸,引起睾丸肿痛,严重者可引起男子不育。治宜清热解毒,祛风湿,除湿毒,散结块。方中金银花味甘,性寒,具有清解毒、祛风毒之功效;板蓝根味甘,性寒,具有清解毒、除湿毒、散结块之功效,二药共为主药、母药。功劳木味苦,性寒,具有清解毒,除湿毒之功效,可增强主药、母药之功效;葫芦茶味苦,性微寒,有利于水道、除湿毒的功效,可消除睾丸肿痛症状,二药共为帮药。荔枝核、橘核均味甘,性平,有消散结肿,并引药到睾丸部位的作用,共为带药。诸药配合,风毒、热毒、湿毒得除,腮肿、睾丸肿痛诸症可愈。

12. 扣马葫芦汤

【组成】 倒扣草 24g,马鞭草 15g,葫芦茶 10g。

【用法】 水煎。每日 1 剂,分 3 次服,连服 3 天。

【功效】 解瘴毒。

【主治】 瘴毒。发热汗出,发冷发抖,热重冷轻,口渴多饮,头痛,身体酸痛,小便短赤不利,舌红苔黄。本方常用于现代医学的疟疾、流行性感冒、急性咽喉炎、急性细菌感染性痢疾以及急性肠炎等热毒患者。

【方义】 瘴毒侵袭人体,使三道两路不通,三气不能同步,阴阳失调,故见发热发冷、身体发抖等瘴毒之症。热重冷轻,口渴多饮、小便黄赤是热瘴的特点。治当清解瘴毒。方中倒扣草能清热解毒、祛湿利水;马鞭草解热毒、利水道;葫芦茶清热利水。三药合用,清热解毒之中兼能通利水道,引瘴毒从水道消解。

13. 雷公根清坞汤

【组成】 鲜雷公根 200g,贯众 30g,大青叶 30g,金银花 25g。

【用法】 水煎服。

【功效】 清热毒,利湿毒,通龙路,清"巧坞"。

【主治】 流行性脑脊髓膜炎。临床主要表现为发热、"巧尹"(头痛)、"奔鹿"(呕吐)及意识障碍、惊厥等症状,或出现脑膜刺激征,并可出现其他神经系统症状和体征。

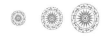

【方义】　本病为"巧坞"发生的危重性传染病,为疫毒、热毒、风毒等侵犯机体,影响"巧坞"功能,故出现发热、"巧尹"、"奔鹿"、意识障碍、惊厥等症状。其治宜清热毒,利湿毒,通龙路,清"巧坞"。方中重用大剂量鲜雷公根,味苦、辛,性寒,具有清热毒、利湿毒、通龙路的功效,为治疗流行性脑脊髓膜炎的主药、母药。贯众、大青叶均味苦,性寒,有清热毒之功,与金银花清热毒、祛风毒的功能配伍,可治疗本病发热"巧尹"等症状,三药均为帮药,能加强主药、母药清热除毒的作用,达到消除诸症的目的。

14. 七叶化蛊散

【组成】　七叶一枝花 20g,穿山甲 20g,夏枯草 20g,仙鹤草 20g,绞股蓝 30g,半枝莲 30g,白花蛇舌草 30g。

【用法】　温开水送服。七味药混匀,共研细末。每日 3 次,每次 10g。

【功效】　清热毒,解蛊毒,通龙路。

【主治】　"图爹病"后期,湿毒热毒未尽,兼瘀血滞留结块,表现为肚腹肿胀,腹部刺痛或绞痛,触及包块,面色灰暗,大便如柏油样,或吐血,颈部和腹部脉络突起,舌暗或有瘀血斑,脉小不畅等。

【方义】　"图爹病"后期,治宜清热毒,解蛊毒,通龙路。七叶一枝花味苦性寒,具有清热毒、除湿毒、通龙路、止疼痛等功用;穿山甲为调龙路要药,具有通龙路、活血散结等功用。二药合用,清热毒,解蛊毒,通龙路,共为主药、母药;其中,七叶一枝花长于清热毒、除湿毒,穿山甲长于通龙路、散瘀结,二者相得益彰。夏枯草、仙鹤草、绞股蓝、半枝莲、白花蛇舌草等,均有清热毒,除湿毒的功效,起到帮药的作用。

15. 路边青退热汤

【组成】　路边青 15g,生石膏 30g,白马骨 15g,茅莓 15g。

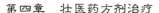

【用法】　水煎服。

【功效】　清热毒,退高热。

【主治】　发热,因热毒内盛引起者。症见高热不退,汗出,口渴,舌红苔黄,脉大有力,指甲色红,白睛脉络弯曲,弯度大,脉络多而集中,靠近瞳仁等。本方可以用于感染性疾病、血液病、恶性肿瘤、变态反应等疾病引起的发热。

【方义】　热毒内盛所致的发热,是临床常见病症。热毒侵袭可导致脏腑功能失调,天、地、人三气不能同步,三道两路不畅。里热炽盛,治当以清热毒、退高热为主。路边青性味苦寒,为通龙路、清热毒之要药,主治发热;生石膏味甘性寒,也是清热毒、退高热之要药。二药合用,清热毒,退高热,共为主药、母药。白马骨味淡、微辛,性微寒,功能调火路,清热毒;茅莓味甘、苦、性凉,善清热毒。二药合用以加强主药、母药清热毒之功效,是为帮药。

16. 二姜祛寒汤

【组成】　木姜子 15g,大高良姜 5g,蜘蛛香 10g,草豆蔻 5g,广山楂 10g,石菖蒲 5g。

【用法】　水煎服。

【功效】　祛寒毒,调谷道,止疼痛。

【主治】　"腊胴尹"(腹痛)由谷道外感寒毒引起者。症见腹部冷痛,得热痛减,怕风怕冷,可伴"奔鹿"、屙泻,泻下清稀,肠鸣声多,舌淡苔白,脉小、有力等。

【方义】　外在寒毒内犯谷道,或过食生冷,寒毒内生,谷道消化水谷及吸收精微的功能障碍,三道二路不通,不通则痛。治宜祛寒毒,调谷道,止疼痛。方中木姜子味辛,性温,通调谷道,祛寒毒止泻;大高良姜味辛,性温,通谷道除湿毒,能温中祛寒止泻;蜘蛛香调气止痛,消食健胃,三药共为主药、公药。草豆蔻气芳香,味辛

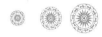

甘,性温,通调谷道,行气止泻;广山楂味酸涩,性微温,通谷道,化食积;石菖蒲除湿毒,止疼痛,三药共为帮药。

17. 桂艾祛寒汤

【组成】 肉桂 5g,香附 10g,艾叶 10g,吴茱萸 5g,当归 10g,川芎 5g。

【组成】 水煎服。

【功效】 祛寒毒,暖"咪花肠",止疼痛。

【主治】 妇女感受寒毒。引起的"经尹"(痛经)、"经卡"(闭经)、白带过多,甚至导致不孕,伴面色苍白,四肢冰冷,舌质淡,苔薄,脉下、小等。现代多用于各种妇科疾病,以寒毒内盛为主要表现者。

【方义】 妇女感受寒毒,"咪花肠"功能障碍,故可出现"经尹"、"经卡"、白带过多,甚至导致不孕,伴面色苍白,四肢冰冷,舌质淡,苔薄,脉下、小等。治宜祛寒毒,暖"咪花肠",止疼痛。方中肉桂味甘,性热,具有较好的祛寒毒、止疼痛的功效;香附味辛,性温,具有调理妇女"咪花肠"、调气止痛的功效;艾叶也是妇科常用药,具有调气、调经的作用,三药共为主药、公药。吴茱萸味辛甘,性温,具有温暖"咪花肠",祛寒毒、止痛的作用;当归、川芎具有补血虚、调经血的作用,三药共为帮药。

18. 小茴香祛寒方

【组成】 小茴香 150g,桑螵蛸 150g,猪小肚 1 只。

【用法】 温开水服用。将三味药分别焙干研末,混匀,每次 3~5g,每日 2 次

【功效】 祛寒毒,补肾,补阳。

【主治】 小儿寒毒内生,阳气不足者。症见"瀨幽"(遗尿),伴发育不良,消瘦或虚胖,面色萎黄,纳食不佳,小腹冷痛,得热痛

减,舌淡胖,苔白,脉下无力等。可用于小儿神经系统发育未全的"濑幽"、小儿营养不良等。

【方义】 小儿寒毒内盛,引起"濑幽"诸症,在临床表现较为常见。方中小茴香味辛,性温,祛寒毒,补肾,止遗;桑螵蛸味咸,性平,固肾壮腰,止尿,二药共为主药、公药。辅以猪小肚入药,取其补肾强壮之功,且引药直达患处,是为帮药兼带药。

19. 浮萍止痒汤

【组成】 浮萍 20g,防风草 10g,马齿苋 10g,麦冬 10g,生地 10g,甘草 5g。

【用法】 水煎服。

【功效】 祛风毒,清热毒。

【主治】 "麦蛮"(荨麻疹),风毒热毒较盛者。症见皮肤斑疹,色鲜红或紫红,高于皮肤,瘙痒难忍,遇热刺激或风吹加重,此起彼伏,迅速发生,消退亦快,可伴头晕、发热、"奔鹿"、"腊胴尹"等,目诊可见"勒答"脉络散乱,舌红,苔薄黄,脉急。可用于"麦蛮"(荨麻疹)等瘙痒性皮肤病的治疗。

【方义】 "麦蛮"之为病,主要是风毒、热毒侵犯肌表,阻滞龙路、火路,故出现皮疹瘙痒诸症。治宜祛风毒,清热毒。方中浮萍味微苦、辛,性寒,为祛风毒之要药,具有祛风毒、清热毒、除湿毒之功效,是为主药、母药。防风草味辛苦,性微温,具有祛风毒、除湿毒、消肿痛之功效,加强主药祛风毒之功;马齿苋味酸,性凉,具有清热毒、凉血消斑、消除"麦蛮"皮肤瘙痒症状之功效;麦冬味甘微苦,性寒,补阴液,清热毒;生地味甘苦,性凉,滋阴养血,止瘙痒,四药共为帮药。甘草调和诸药为带药。诸药合用,风毒得解,热毒被清,湿毒即除,"麦蛮"自消。

20. 藤杜仲散湿汤

【组成】 藤杜仲 15g,丢了棒 15g,宽筋藤 10g,麻骨风 15g,伸筋草 15g,鸡血藤 10g。

【用法】 水煎服。每日 1 剂。

【功效】 祛风毒,祛寒毒,除湿毒,通龙路、火路。

【主治】 "发旺",风毒、寒毒较盛者。症见筋骨肌肉关节剧烈疼痛,游走不定,屈伸不利,关节肿大,肢体寒冷,遇寒疼痛加重,舌淡,苔白,脉小、有力等。可用于风湿性关节炎、类风湿性关节炎等关节病的治疗。

【方义】 "发旺"责之于风毒、湿毒、寒毒或热毒,阻滞龙路、火路,是天、地、人三气不能同步而致病。一般而言,风毒、寒毒、湿毒、热毒得侵犯程度各有所偏。风毒、寒毒较盛者,可见风毒、寒毒为害的关节剧烈疼痛,遇寒加重,肢体寒冷,舌淡,脉小、有力等表现。治宜祛风毒,祛寒毒,除湿毒,通火路、龙路。方中藤杜仲味苦、微辛,性平,可祛风毒,祛寒毒,强筋壮骨,是治疗风毒、寒毒较盛的良药,是为主药。丢了棒和宽筋藤均味辛、苦,性微温,具有祛风毒、除湿毒、消肿痛之功效;麻骨风味苦,性微温,具有祛风毒、除湿毒、散瘀结、通龙路之功效,三药可加强主药祛风除湿、消肿解毒之力,共为帮药。伸筋草味苦,性寒,具有祛风毒、除湿毒、舒筋活血之功效;鸡血藤味甘,性平,具有补血虚、通龙路之功效,二味药可进一步增强主药、帮药的作用,并扶助正气,防止风毒、寒毒对机体的危害,是为带药。诸药配合,风毒寒毒得清,关节冷痛诸症可解。

21. 扶芳藤风湿宝

【组成】 扶芳藤 30g,鸡血藤 15g,千斤拔 15g,牛大力 15g。

【用法】 水煎,加黄酒适量服用。

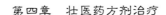

【功效】 补益"嘘勒",通调龙路。

【主治】 "发旺",发病日久,"嘘勒"虚弱,表现为关节疼痛,身体虚弱,遇寒或疲劳后加重,面色萎黄,头晕耳鸣,腰酸腿软,舌淡,脉下等。

【方义】 "发旺"之成因,责之风毒、寒毒、湿毒或热毒共同侵犯机体,阻滞于关节,不通则痛,故表现为关节疼痛,活动受限。"发旺"日久,耗伤正气,"嘘勒"不足,可出现身体虚弱,遇寒或疲劳后加重,面色萎黄,腰酸耳鸣等症状。现代医学的风湿性关节炎、类风湿性关节炎、痛风等属"发旺"范畴。治疗原则:祛风毒、祛寒毒、除湿毒,通火路、龙路。对于久病之"发旺",当补益"嘘勒"为主,兼调理龙路。方中重用扶芳藤,取其调龙路、火路,止疼痛,兼有补"嘘勒"的功用,是为主药。鸡血藤、千斤拔、牛大力等药物,也都是补中有通,通中有补,是治疗"发旺"的常用药,是为帮药。本方以补益为主,四味药均为公药。

22. 田基黄退黄汤

【组成】 田基黄 30g,板蓝根 30g,车前草 20g,功劳木 20g,虎杖 15g,无根藤 15g,人字草 15g。

【用法】 水煎服。

【功效】 清热毒,除湿毒,退黄标。

【主治】 黄标,湿毒热毒并重者。症见身目、小便俱黄,黄色鲜明,发热,食少,舌红,苔黄腻,脉大、急等。现代常用于肝炎、胆囊炎的治疗。

【方义】 黄标之病因,责之于湿毒、热毒或从内而生,或从外感受,壅阻肝胆,使谷道不通,胆汁逆流至肌肤,发为黄标。治当清热毒,除湿毒,退黄标。方中田基黄味苦、辛、性平,具有清热利湿、消肿解毒之功效,是壮医清除湿毒、热毒,退黄标之要药,是为主药。板蓝根味苦,性寒,能清解毒、除湿毒;车前草味甘,性寒,通调水道、利水道,使湿毒、热毒从水道而泻;功劳木味苦,性寒,清热毒、除湿毒;虎杖味苦,性寒,清热毒、除湿毒,四药共为帮药。无根藤味甘、苦,性寒,有清热毒、除湿毒,调龙路之功效;人字草味甘,性凉,有清热毒、除湿毒、通水道之功效,二药可加强主药、帮药的功效,起到带药的作用。诸药多为清热毒、除湿毒的母药,配合使用,湿毒、热毒得以清除,胆汁归于常道,黄标自退。

第三节　补虚剂

1. 鸡参首乌水莲汤

【组成】　土党参 15g,何首乌 15g,黄花倒水莲 15g,鸡血藤 15g。

【用法】　每日 1 剂,水煎分 3 次服。也可制成丸剂,方中药物用量可按比例酌情增加,每次服 6~9g,日服 2~3 次,饭前服。

【功效】　补气血,壮筋骨。

【主治】　气血不足症。肢体软弱无力,精神疲倦,形体消瘦,头晕眼花,心悸失眠,腰酸耳鸣,舌淡苔白,脉沉细等。本方常用于现代医学中的贫血、营养不良等属于正气亏虚、精血不足者。

【方义】　本方治症,或因先天禀赋不足,或因劳作过度,或因久病不瘥、消耗气血,以致气虚血少。气虚则人体的骨肉筋脉脏腑营养不足,导致功能低下,则身体软弱无力、精神疲倦、形体瘦弱、腰酸肢软;血虚不能滋养头面官窍,则头晕眼花、耳鸣;不能养心,心神失养,则心悸失眠等。治当补气血,益精髓,壮筋骨。方中以黄花倒水莲为主,味甘性平,善补气养血,强筋壮骨,为常用的补养强壮药;配伍土党参以助益气补虚、养阴生津;何首乌补肝肾,益精血,壮筋骨;鸡血藤能补能行,补血行血,与补血药合用,使补而不滞,新血易生。诸药合用,以收益气补血、填精补髓、强筋壮骨之功。

2. 归参水莲汤

【组成】 当归藤 15g,土党参 15g,黄花倒水莲 15g。

【用法】 水煎。每日 1 剂,分 3 次服。

【功效】 补气血。

【主治】 气血不足。头晕眼花,神疲乏力,心悸气短,失眠健忘,面色萎白无华,或自汗,容易感冒,舌淡苔白等。本方常用于现代医学中的贫血、营养不良、慢性消耗性疾病等气血不足者。

【方义】 本方所治,或因禀赋不足,或因营养不足,或因劳作太过,患慢性疾病耗伤气血,或因失血过多等以致气血不足。气虚则人体的骨肉、筋脉、脏腑营养不足,导致功能低下。血虚不能滋养头面官窍,则头晕眼花、气短、神疲乏力、面色萎白无华;不能养心,心失所养,则心悸;"巧坞"失养,则失眠健忘;气虚不足以维持人体的皮肉筋脉,防卫功能低下,则常自汗出、易于感冒。宜补益气血为治。方中黄花倒水莲补气养血、扶虚弱、壮筋骨,是为主药。配伍当土党参以增强补气之力,当归藤以助养血之功。本方药味虽少,但配伍得当,气血同补,使气旺血生,则诸虚弱之病自能康复。

3. 女莲灵芝汤

【组成】 女贞子 15g,墨旱莲 15g,灵芝 15g。

【用法】 每日 1 剂,水煎分 3 次服。

【功效】 补精血,壮筋骨,宁神益智。

【主治】 精血不足。头晕眼花,耳鸣,须发早白,心悸不安,失眠健忘,腰膝酸软,不思饮食,口干舌燥,舌红苔少。本方常用于

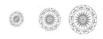

现代医学中的贫血、神经衰弱、精血亏虚者。

【方义】 先天禀赋不足，或耗伤精血。精血亏虚，不能上充耳目，故头晕、耳鸣、眼花；无以滋荣须发，则须发早白；不能养心，则心悸不安；不能充养"巧坞"，则虚烦失眠、健忘；无以濡养筋骨，则筋骨酸软无力；阴血虚少，无以滋润，则口干舌燥、舌红少苔。治当补益精血。方中灵芝之甘温，善益精气、坚筋骨、保精神，为方中主药；助以墨旱莲、女贞子补益肝肾精血，生津润燥，乌须发，聪耳明目，强筋壮骨。三药相伍，甘温佐以甘凉，温而不燥、甘凉不腻，是滋补精血之良方。

4. 荠菜鸡血汤

【组成】 鲜荠菜 50g，鲜鸡血（1 只鸡的血）。

【用法】 加适量配料共煮吃，每日 1 剂，连服 10～15 天。

【功效】 补气血。

【主治】 气血不足。头晕眼花，神疲乏力，心悸气短，面色萎黄，饮食减少，大便溏薄，舌淡苔白等。

【方义】 本方所治，多因饮食不节，损伤谷道，谷道功能低下，不能消化、吸收水谷中的营养精微，气血生成不足所致。谷道功能低下，天、地、人三气不能同步，故饮食不旺、大便溏薄；气血不足，则人体的骨肉、筋脉、脏腑营养不足，导致功能低下，头面官窍失于滋养，则见头晕眼花、心悸气短、神疲乏力、面色萎黄无华诸症。治当补益气血。方中荠菜甘平，能补气健脾和胃、强壮谷道，使谷道功能强健，自能增进饮食，消化吸收饮食营养以化生气血，以治其根本也。壮医补虚，常用肉有情之品，故配以鸡血，以血补血也。且鸡血善于和血，无血者可以生血，血滞者可以破血。合而用之，可收补气生血之用。

5. 补虚猪脚汤

【组成】 鸡血藤 10g,五指毛桃 10g,当归藤 10g,五加皮 10g,当归 10g,黄花倒水莲 10g,猪脚 1 只。

【用法】 将猪脚砍成小块,与诸药共炖至猪脚烂熟,去药渣,喝汤吃肉,分 2~3 次服,每日 1 剂。

【功效】 益气血,补虚损。

【主治】 气血不足,身体虚弱。形体瘦弱,头晕眼花,神疲乏力,耳鸣心悸,自汗出,肢体麻木且软弱无力,唇干口燥,舌淡苔白少津。本方常用于现代医学的营养不良、贫血、气血不足者;本方尚能祛风湿、舒筋活络,对慢性风湿骨痛久病耗伤气血,损伤肝肾者,亦可治之。毒邪未尽者忌用;谷道功能低下,食少便溏者不宜用。

【方义】 烦劳过度,耗伤气血,或失血之后,未得补养,以致气血亏虚,阴津不足,脏腑、肌肤、筋骨失于充养,故见形体瘦弱、头晕眼花、精神疲乏、肢体软弱无力或麻木等症。当以补益气血之法治之。方中黄花倒水莲益气血、补虚损,为常用之强壮药,以为方中主药;五指毛桃以主药补气之力,并能固表止汗;当归、鸡血藤以增强补血之功,又能行血通络,除肢体麻木;五加皮以补益肝肾,强筋壮骨;猪脚为血肉有情之品,尤善补血填精、生津润肤;佐以当归藤之辛、苦、平,以行气利水、通畅谷道,与补虚药相伍,使补气而不滞气,补血而不滋腻,更有益于补。诸药合用,共奏益气血、补虚损之功。

6. 千斤黄花人参汤

【组成】 千斤拔 15g,黄花倒水莲 15g,土人参 15g。

【用法】 水煎。每日 1 剂,分 3 次服。

【功效】 补气止汗。

【主治】 小儿多汗症。多汗,动则更甚,怕风,容易感冒,面白无华,舌淡苔薄白。本方可用于现代医学中的自主神经功能失调所致的多汗,以及免疫机能低下而易于感冒者。热毒炽盛之汗忌用。

【方义】 多汗症壮医称为"优平"。小儿先天禀赋不足,或因后天失养,身体虚弱,尤其是肺气虚弱,水道功能失调,水液外泄于肌表,故多汗;动则耗气,气虚更甚,故动则汗出更甚;正气亏虚,人体的防卫功能低下,则风毒之邪易侵袭肌体,故怕风,或经常感冒。治宜补气敛汗,调理水道。方中用黄花倒水莲益气补虚而长于强壮身体;土人参益气补虚,而兼能清热敛汗;千斤拔益气补虚,且能祛风邪。全方配伍,重在益气补虚为主,佐以祛风、敛汗、补虚、敛汗而不留邪,祛风而不伤正,共奏补气敛汗之功。

7. 江南猪肝汤

【组成】 望江南嫩叶 50g,猪肝 50g。

【用法】 望江南嫩叶洗净,猪肝切小片,共煮熟,汤、肝、叶一起服食。

【功效】 补肝,养血,明目。

【主治】 小儿夜盲。傍晚后视物模糊不清。常用于现代医学中的维生素 A 缺乏症。方中猪肝亦可用鸡肝、鸭肝代替,或加南瓜花、水瓜花以增强清肝明目之功。

【方义】 夜盲俗称鸡眼、雀盲,如同鸡、雀至天黑后看东西模糊不清而得名。是因肝血不足,不能养目,以致目失精明。治当补肝养血明目。方中望江南嫩叶清肝明目。猪肝补肝养血明目,是以肝补肝也。合而用之,具补肝、养血、明目之功。

8. 黄花参补气汤

【组成】 黄花倒水莲 30g,灵芝 15g,土人参 15g,茯苓 10g,扁豆 10g。

【用法】　水煎服。

【功效】　补气虚,调谷道。

【主治】　气虚证。症见软弱无力、神色疲乏、声低息微、容易得凉,失眠,气短,屙泻,纳呆,舌淡,苔白,脉小、无力等。常用于现代医学中治疗或调理气虚证,若有腹胀、厌食,酌加帮助消化的药物,如陈皮、砂仁、鸡内金等。

【方义】　气有维持机体正常生理功能的作用。气虚可导致机体生理功能下降,故可出现软弱无力、神色疲乏、声低息微、容易得凉、失眠、气短等症。气虚,容易抑制脾胃消化、吸收营养的功能,导致谷道功能失常,如腹胀、腹痛、屙泻、厌食等。因此,治疗原则为补气虚、调谷道。黄花倒水莲、灵芝、土人参均为补气之要药,共为主药、公药;茯苓、扁豆味甘,性平,均有调理谷道、调补脾胃的作用,可增强主药的作用,是为帮药。

9. 黄精补阴汤

【组成】　黄精 30g,玉竹 20g,女贞子 20g,山药 20g,甲鱼肉 200g。

【用法】　水煎至甲鱼肉熟烂,饮汤吃肉。

【功效】　补阴虚,益精血。

【主治】　阴虚证。形体消瘦,神疲乏力,头晕耳鸣,潮热,五心烦热,盗汗失眠,腰膝酸软,遗精,舌红少苔或无苔,脉小、急等。本方常用于现代医学中阴虚证,若伴有心悸、面色苍白、眼睛结膜苍白,是阴虚兼有血虚,酌加补血的药物,如何首乌、鸡血藤、当归藤等。

【方义】　阴虚证多见于慢性消耗性疾病患者,或热性病后期。治宜补阴虚,益精血。方中重用黄精,其味甘,性平,大补阴血,扶养正气,是为主药。甲鱼味咸性寒,有补阴虚、通龙路、补肾的功效。是壮医的补阴动物药,为帮药。辅用玉竹、女贞子、山药等,加强主药、帮药补阴虚、益精血的功效,共为带药。五药均为公药,配合应用,大补阴血,强筋壮骨,诸症可除。

10. 仙茅补阳汤

【组成】 仙茅 20g,童子公鸡(未打鸣或刚打鸣的小公鸡)1只,肉桂 10g,附子 10g,核桃仁 50g。

【用法】 将鸡宰杀,去除内脏和鸡毛,洗净切块,加黄酒、生姜、食盐、葱白各适量腌制片刻。其余四味药,水煎取药液,加入鸡肉,隔水蒸烂,吃肉饮汤,分 2 天吃完。

【功效】 补阳气,温脏腑。

【主治】 阳内症。症见肢体冰冷,畏风怕冷,常气候未寒而知寒将至,面色苍白,尿多色淡白,腹部或腰部冷痛,男子阳痿,女性白带过多质稀,舌淡胖,苔白润,脉下、小、无力等。可用于现代医药学中体质虚弱、营养不良之调理。

【方义】 阳虚证,多责于素体阳气不足,或后天调养不当,或久病上及阳气。阳气足则人温暖,阳气虚则出现一系列寒冷的表现。治宜补阳气,温脏腑。方中仙茅味辛,性温,补阳虚,解寒毒,除湿毒,广泛用于阳虚之症;童子公鸡为血肉有情之物,蕴含充足的补阳成分,且有补益精血的作用,是壮医治疗阳虚证的常用食疗药疗兼备的佳材,二药共为主药。辅以肉桂、附子、核桃仁等补阳气、暖脏腑的帮药,补阳之力更宏而全面。五药均为公药,配合应用,阳气得补,精血得复,脏腑阳气充足,虚寒诸症自除。

11. 飞奴补脑汤

【组成】 乳鸽 1 只,土人参 15g,桂党参 15g,黄精 15g,天麻 10g。

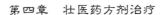
【用法】 乳鸽宰杀后,除去毛、内脏;后四味药水煎,滤取药液与乳鸽一起隔水蒸熟或炖汤,饮汤吃乳鸽。

【功效】 补体虚,补"巧坞"。

【主治】 "巧坞"功能低下。症见神疲乏力,头晕眼花,记忆力明显下降,白发早生,耳聋耳鸣,声低息微,舌淡苔白,脉弱无力等。

【方义】 "巧坞"功能低下引起的诸症,多责于机体气血不足。治宜补体虚,补"巧坞"。方中乳鸽又名飞奴,为血肉有情之品。乳鸽能千里归巢,智力过人,有补脑作用,且起到引导药物进入"巧坞"的作用;土人参、桂党参味甘,性温,有补气虚、补大脑的作用,对久病体虚。神疲乏力、纳呆,起补益和强身作用;黄精味甘,性温,有补血虚的作用,四药共为主药。天麻味甘,性平,有祛风毒、补大脑的作用,是为帮药。五药均为公药,配合使用,虚损得补,大脑功能慢慢恢复,神疲乏力,健忘诸症渐解。

12. 水莲补肺汤

【组成】 黄花倒水莲25g,杏仁5g,鱼腥草5g,陈皮5g,猪肺1副(约750g)。

【用法】 猪肺切块,沸开水焯过,挤干肺内血水。前四味药,纱布包好,与猪肺共炖汤。去药包,加油、盐适量调味,吃肉饮汤。

【功效】 补肺虚,止咳喘。

【主治】 肺虚证。咳嗽或气喘反复发作,体质虚弱,稍劳或遇天气变化即发病,咳声或喘声低怯,痰少清稀,面色萎黄,纳食不香,肢体无力,舌淡,脉小、无力等。

【方义】 肺虚证,多责于久患肺病,耗损肺气,气道功能障碍,故出现一系列气道功能不足的表现。治宜补肺虚,止咳喘。方中猪肺为血肉有情之品,有补益肺气的作用;黄花倒水莲味甘,性平,有补气虚、通气道的作用,二药共为主药、公药。辅加以少量杏仁、鱼腥草、陈皮,取其通调气道、止咳平喘的功效,共为帮药、母药。诸药配合,肺虚得补,咳喘渐除。

第四节　治跌打、骨伤病剂

1. 穿破黄鳝汤

【组成】　穿破石 15g,黄鳝藤 15g,松筋藤 15g,黄花倒水莲 15g,十八症 15g,水田七 15g。

【用法】　骨折复位后水煎服。每日 1 剂,分 3 次服。

【功效】　骨折初期。局部肿胀,皮肤青紫或灼热,活动功能障碍等。本方用于消肿止痛,故凡跌打外伤、筋伤骨折所致的肿痛,以及跌打内伤所致的胸、肋、肚疼痛均可运用。

【主治】　骨折初期。局部肿块,皮肤青紫或灼热,活动功能障碍等。

【方义】　跌打损伤,筋伤骨折,损伤龙路、火路之脉络,血溢龙脉之外,血瘀气滞,两路不畅,天、地、人三气不能同步,故局部肿胀、疼痛或青紫,活动功能障碍等。损伤骨折初期,治当通龙路,散瘀血,以消肿止痛。方中以穿破石为主,善于散瘀血,通龙路,消肿止痛。帮药以十八症、水田七散瘀消肿止痛;松筋藤舒筋通络,以助消肿止痛;黄鳝藤解热毒,凉血热,是为瘀血阻滞,气机不畅,郁而化热而设;黄花倒水莲既活血散瘀,又能补气血,而不伤正气。如此配方,重在通龙路,散瘀血为主,配伍使补虚扶正,使瘀血得散,龙路得通,则肿消而痛止。

2. 壮医骨折二方

【组成】　五爪金龙 30g,杜仲 90g,生地 90g,鸡血藤 45g,四方藤 60g,虎骨 120g。

【用法】 用米酒浸泡 2 天可服用,每次服用 20~40mL,早晚各 1 次。

【功效】 通龙路,散瘀血,消肿止痛。

【主治】 骨折初期。局部肿痛,皮肤青紫,活动功能障碍,或皮肤灼热,或发热口渴,心烦尿赤等。本方用于跌打骨折的初期而肿痛较轻者,如肿痛甚者,宜加十八症、田七等以增强散瘀血、通龙路、消肿止痛之功。

【方义】 跌打损伤肌肉筋骨,筋伤骨断,龙路、火路之脉络受损,血溢于龙路之外,血瘀气滞,阻滞于两路,两路不通,天、地、人三气不能同步,故局部肿痛、皮肤青紫、活动功能障碍;血瘀气滞,郁而生热,则伴局部灼热,或发热口渴、心烦尿赤等症。故跌打损伤骨折之初期,治疗上总以活血祛瘀、疏通龙路、消肿止痛为大法。方中五爪金龙活血通络,接骨生肌;四方藤、鸡血藤舒筋活络、去瘀血、通龙路、生新血,使瘀血得去,新血得生,龙路通畅,“夺”(骨)“诺”(肉)得养则易接续;虎骨合杜仲以强筋健骨;生地清热凉血,以除瘀热,又能滋阴补血,合活血祛瘀药相伍,使瘀去而新生。以酒泡服,借酒以行药势,助通龙路、散瘀血之力。诸药合用,既能通龙路、散瘀血、消肿止痛,又能续筋接骨。

3. 骨折消肿汤

【组成】 败酱草 30g,三颗针 30g,十大功劳 30g,商陆 30g,透骨香 30g,重楼 30g,野花椒根 30g。

【用法】 水煎。每日 1 剂,分 3 次服。

【功效】 清热解毒,疏通龙路,消肿止痛。

【主治】 骨折后肿胀。局部肿胀、灼热疼痛,或青紫,或身热,心烦口渴,或腹胀,大便秘结,小便黄赤不利,舌红,苔黄腻,脉弦数等。

【方义】 跌打损伤,筋伤骨折,损伤龙路、火路,血溢龙路之外,血瘀气滞,三道两路不畅,天、地、人三气不能同步,故局部肿胀,或瘀痛,或青紫;气血郁滞化热,则见局部灼热,或身热、口渴、心烦;气机郁滞,谷道不畅,则腹胀便秘;水道不畅,则小便不利。治当清热解毒,攻瘀理气,疏通两路,消肿止痛。方中以败酱草、重楼为主,既能清热解毒,又能除瘀血、通龙路以消肿;野花椒根合透骨香以助散瘀血、通龙路,并能通火路、调气止痛,三颗针、十大功劳以助清热解毒、除瘀热;商陆通二便、泄水消肿,与活血破瘀药配伍能攻逐瘀血。本方散瘀与清热并重,疏通道路中兼能通便泄水,使瘀血得散,热毒得清,道路通畅,则肿、热可退。

4. 飞麻两面小发汤

【组成】 麻骨风 10g,小发散 10g,飞龙掌血 10g,牛膝 10g,两面针 10g,山胡椒子 10g。

【用法】 水煎,加米酒适量。分 3 次服,每日 1 剂。

【功效】 理气散瘀,疏通两路,止痛。

【主治】 跌打内伤。胸闷、胁胀或疼痛,呼吸不利,微咳气急,或腹部胀痛拒按,少矢气,或转侧不得,舌质暗红,或舌面舌边有瘀点,脉弦紧。

【方义】 凡因外力的作用,伤及人体内部脏腑、三道两路气血的病症称为内伤。跌仆闪挫,由外及内,伤气伤血,气滞血瘀,气机不通,瘀血不散,阻于内脏之道路,以致脏腑不和,道路不通,天、地、人三气不能同步。气血瘀滞胸胁,气道不畅,"咪钵"功能失调,则胸闷、胁胀或疼痛、呼吸不利,转侧则痛甚;如气血瘀滞于腹部,则谷道不畅,胃肠功能失调,腹部胀满、疼痛拒按。跌打内伤,总在气血,治当理气散瘀,疏通两路以除胀痛。方中以两面针为主,能通龙路、散瘀血、通火路、止疼痛。飞龙掌血、麻骨风散瘀血,通龙路;小发散合山胡椒子通火路,调气止痛。上药共助主药散瘀血、调气机、通两路、止疼痛之功。牛膝既助散瘀血、通龙路之力,又能引瘀血下行。诸药相伍,共奏调气散瘀、疏通道路而止痛之功。

5. 骨折速愈膏

【组成】 鲜小驳骨 250g,鲜大驳骨 250g,鲜九节风 60g,小雄鸡 1 只。

【用法】 诸药共捣烂。将骨折复位后,敷药于患处。若用干品,可研为细粉,加水调成糊状,与捣烂的鸡肉拌匀,外敷患处。

【功效】 调龙路,化瘀血,止疼痛,促生骨。

【主治】 骨折。表现为受外力伤害后,骨骼断裂,局部肿胀疼痛,功能有不同程度的障碍,实验室检查可帮助诊断。

【方义】 骨折之后局部瘀血溢出,龙路、火路受阻,功能障碍,故出现肿胀疼痛,功能障碍等。治疗原则:通调火路,逐化瘀血,止痛接骨。方中小驳骨、大驳骨是壮医最常用的接骨药物,具有通龙路火路、续筋骨、祛风毒、除湿毒等功用,是为主药、母药。九节风具有通龙路、祛风毒、除湿毒、活血散瘀、消肿止痛的功效,是为帮药。以小雄鸡用于接骨,其意取小雄鸡发生之气,促进骨骼生长,是壮医接骨的特色之一,临床有较好的效果,是为带药、公药。

6. 跌打活血丹

【组成】 活血丹 20g,大驳骨 15g,虎杖 10g。

【用法】 水煎服。

【功效】 通火路龙路,止疼痛。

【主治】 跌打损伤,肢体疼痛,严重者可有胸腹疼痛,面色苍白,脉急等。

【方义】 跌打损伤之后,机体龙路、火路阻滞,功能障碍,因此出现肢体疼痛,严重者可有胸腹疼痛、面色苍白、脉急等。治疗原则:通火路、龙路、止疼痛。方中活血丹又名连钱草,味苦、辛,性凉,善于通龙路、火路,清热毒,除湿毒,是治疗跌打损伤之要药;大驳骨又名大驳骨丹,具有通龙路、火路、止痛止血之功用,也是治疗跌打损伤之要药,二药共为主药。虎杖味苦、酸,性微寒,具有除湿毒、通龙路、清热毒、祛风毒的功用,借以清除瘀血阻滞龙路、火路而滋生的湿毒、热毒,是为帮药。三药均为母药,善于通调龙路、火路,可治跌打损伤。

7. 伸筋止痛汤

【组成】 伸筋草 20g,苏木 15g,丹参 15g,土鳖虫 5g。

【用法】 水煎服。

【功效】 通龙路,化瘀肿,舒筋骨,止疼痛。

【主治】 跌打损伤,筋脉受损,活动困难,久久不能恢复者。

【方义】 跌打损伤,若伤及筋脉,易遗留肢体拘挛、活动困难等症候。究其原因,是受外力的影响,筋脉处的龙路、火路严重受损,功能障碍,局部缺乏气血滋养,故出现肢体拘挛、活动困难。治疗原则:通龙路,化瘀肿,舒筋骨,止疼痛。方中伸筋草,具有通龙路、火路、祛风毒、除湿毒等功用,是治疗跌打损伤之要药,是为主药。苏木、丹参、土鳖虫等药物,均有通调龙路、火路,化瘀血,止疼痛的功效,可加强伸筋草的作用,是为帮药。诸药均为母药,长于通龙路、消肿痛、舒筋骨,可治跌打筋脉受损,肢体拘挛者。

8. 万用跌打酒

【组成】 田七 25g,苏木 10g,姜黄 10g,活血丹 10g,水泽兰 10g,生草乌 10g,高度米酒 1 000mL。

【用法】 诸药置酒中浸泡 30 日,取滤液外擦患部。禁内服。

【功效】 通龙路、火路,消肿止痛。

【主治】 软组织损伤引起的疼痛、瘀肿等。

【方义】 方中田七、苏木、姜黄、活血丹、水泽兰均有通调龙路、火路,消肿止痛的功效,善治跌打肿痛,是为主药。生草乌祛寒毒,麻醉止痛,是为帮药。诸药合用,龙路火路得通,肿痛诸症自消。

第五节　治妇科、产科病剂

1. 地桃花除带汤

【组成】 地桃花 20g,龙船花 15g,车前草 15g,白花蛇舌草 15g,土牛膝 10g,路路通 5g。

【用法】 水煎服。

【功效】 除湿毒,清热毒,止带下。

【主治】 病白带,湿毒较盛者。症见带下不止,量多清稀,身体沉重,口淡纳差,舌淡,苔白或白腻,脉小等。

【方义】 妇女病白带,其病因多责于感受湿毒、热毒。湿毒为患最为常见,可出现带下不止,量多清稀,身体沉重,口淡纳差,舌淡,苔白或白腻,脉小等。治宜除湿毒,清热毒,止带下。方中地桃花味甘、辛,性凉,具有除湿毒、祛风毒、清热毒的功效;龙船花味甘、淡,性凉,具有除湿毒、清热毒的功效,二药共为主药。车前草、白花蛇舌草、土牛膝均有除湿毒、清热毒的功效,共为帮药。最后,辅少量路路通,取其味苦,性平,有除湿毒、通水道的功效,可引药下行,是为带药。六药均为母药,诸药配合,湿毒、热毒可除,带下诸症自解。

2. 苦参清带汤

【组成】 苦参 20g,半边莲 15g,半枝莲 15g,薜荔果 15g,白茅根 10g,甘草 5g。

【用法】 水煎服。

【功效】 清热毒,除湿毒,止带下。

【主治】 病白带,热毒较盛者。症见带下不止,量多质稠,味臭,阴部瘙痒,发热口渴,尿黄便秘,舌红,苔黄或黄腻,脉大、急等。

【方义】 治宜清热解毒,除湿毒,止带下。方中重用苦参,取其味苦,性寒,具有除湿毒、清热毒、祛风毒、杀虫止痒等功效,是为主药。半边莲、半枝莲、薜荔果、白茅根均有清热毒、除湿毒的功效,可加强主药的治疗效果,共为帮药。甘草有调和诸药的作用,是为带药。六药均为母药,诸药配合,针对热毒较盛而设,主药、帮药、带药合理布置,带下可除。

3. 布正之带汤

【组成】 蓝布正 30g,五指毛桃 30g,牛奶木 15g,桃金娘根 15g。

【用法】 水煎服。

【功效】 补虚损,止带下。

【主治】 病白带,正气不足者。症见带下不止,量多清稀,头晕眼花,腰酸腿软,夜尿频多,脉下、小等。

【方义】 妇女病白带,其病因多责于感受湿毒、热毒。也有少数患者是因为体质虚弱,主要是气血不足、肾虚不固,导致带下不止,量多清稀,兼头晕眼花、腰酸腿软、夜尿频多,脉下、小等。治宜补虚损,止带下。方中蓝布正味微苦,性热,善调气道,补气虚,止带下,是为主药。五指毛桃味辛、甘、性平,能补气血;牛奶木味甘、性平,能调三道,止带下;桃金娘根味甘、涩、性平,长于补气血,收涩止血,三药共为帮药。四药均为公药,以补为主,诸药合用,正气可复,阴证带下可止。

4. 带下外洗方

【组成】　火炭母 30g,白矾 30g,苦楝树皮 30g,蛇床子 30g,苦参 15g。

【用法】　煎水,熏洗阴部。

【功效】　清热毒,除湿毒,止带下。

【主治】　病白带。症见带下量多,阴部瘙痒,苔黄,脉急等。

【方义】　妇女病白带,其病因多责于感受湿毒、热毒。外用药物熏洗,可使药物直达患处,提高疗效。方中火炭母味酸、甘、微涩,性凉,清热解毒、利湿消滞、凉血止痛;白矾味酸、涩,性寒,燥湿、解毒、杀虫;苦楝树皮味苦,性寒,清热毒、除湿毒、杀虫;蛇床子味辛、苦,性温,祛风毒、除湿毒、止痒;苦参味苦,性寒,除湿毒、清热毒、祛风毒、杀虫止痒。五药共为主药、母药,可清热毒湿毒,治疗带下之疾。

5. 痛经祛寒方

【组成】　桂枝 15g,苏木 10g,小茴香 5g,当归藤 10g,鸡血藤 10g,益母草 10g。

【用法】　水煎服。

【功效】　祛寒毒,补气血,调“咪花肠”。

【主治】　痛经。症见经前或经期小腹疼痛,疼痛剧烈,得温痛减,经后痛减,经色紫暗,有瘀块,小腹发冷,肢体冰凉,舌淡红,苔白,脉小等。

【方义】　痛经的原因,主要有二:一是,祛寒为患,寒性收缩,伤耗阳气,血行不通,故会出现小腹冷痛、肢体发冷等症状;二是,气血不足,“咪花肠”得不到营养,而出现经行不畅,不通则痛。治宜祛寒毒,补气血,调“咪花肠”。方中桂枝味辛、甘,性温,具有祛寒毒、祛风毒、通龙路等功效,是治疗痛经之良药;配以苏木,味甘、咸,性平,通龙路、火路,止痛,二药共为主药。小茴香味辛,性温,加强主药祛寒毒的作用;当归藤、鸡血藤、益母草则为妇科常用药,有补益气血、调补"咪花肠"的作用,四药共为帮药。主药配合,寒毒得散,气血得补,"咪花肠"功能康复,痛经自除。

6. 产后通乳方

【组成】 穿山甲15g,益母草15g,香附5g,当归藤10g,橘核10g。

【用法】 水煎服。

【功效】 疏通乳脉,通调龙路、火路。

【主治】 产后乳汁少而浓稠,或乳汁不下,乳房胀硬疼痛,胸胁胀满,情志抑郁,食欲不振,脉急等。

【方义】 产后乳汁缺少,可因龙路、火路功能失常,脉络不通引起,多见于初产妇,故出现产后乳汁少而浓稠,或乳汁不下,乳房胀硬疼痛,胸胁胀满,情志抑郁,食欲不振,脉急等一系列乳脉不通的征象。治宜疏通乳脉,通调龙路、火路。方中穿山甲具有通龙路、火路,活血散结,通经下乳等功用,是治疗产后乳少、乳脉不通的良药,是为主药。益母草味辛、苦,性微寒,有调龙路、清热毒、利水道、调经等多种功效;香附味辛,性温,具有调理妇女胞宫、调气止痛的功效;当归藤具有补血、通调龙路、火路的功效;橘核味苦,性平,具有通水道、调气、散结、止痛等功效,四药共为帮药。诸药配合,乳脉得通,缺乳诸症可除。

7. 产后增乳方

【组成】 黄花倒水莲30g,当归藤30g,鸡血藤30g,红花5g,米酒1 000mL。

【用法】 水煎服。

【功效】 补益气血,增加母乳。

【主治】　妇女产后少乳,气血不足者。症见产后乳汁少而稀薄,乳房柔软,头晕眼花,纳食不香,失眠健忘,肢体无力,舌淡,苔白,脉小无力等。

【方义】　产后少乳由气血不足引起。素体气血虚弱,加上产时失血耗气,或谷道虚弱,气血生成不足,乳汁化生无源,导致乳汁甚少或全无。治宜补益气血,增加母乳。方中黄花倒水莲、当归藤、鸡血藤都是补益气血、通调龙路、火路的良药,共为主药、公药。配用少量红花及米酒,取二者之辛温通火路、龙路,止痛,疏通乳脉的功效,达到引导乳汁流出的目的,是为帮药。诸药配合,气血渐复,乳汁当增。

8. 清热调经汤

【组成】　蓝花柴胡 10g,薄荷草 10g,益母草 10g,枸杞根 10g,青蒿 10g,竹叶心 10g,十大功劳 15g,扶芳藤 15g。

【用法】　水煎。每日 3 剂。

【功效】　凉血,清热,调经。

【主治】　月经先期。月经提前而至,量多,经色鲜红或紫红,质黏稠,胸胁胀痛,心烦易怒,面红目赤,口干舌燥,小便短赤,舌红苔黄,脉弦数。

【方义】　本方所治之月经先期乃肝郁、阳盛、血热所致。多由七情所伤,肝气郁结,气机不通,化热化火,火热毒邪内生,热毒、火毒伏于龙路,阳盛血热,迫血妄行,"咪花肠"功能失调,使月经提前,经血量多,色红黏稠;肝郁气滞,故胸胁胀痛。心烦易怒,面红目赤,口干舌燥等均为阳盛血热阴伤之重要佐证。治宜清热,凉血,调经。方中以十大功劳清热泻火解毒、凉血滋阴,枸杞根凉血滋阴。二药合用,以除阳盛血热,为方中之主。青蒿、益母草以助清热凉血之功;竹叶心清心除烦;蓝花柴胡、薄荷草以疏肝清热、调畅气机,能除胸胁胀痛;扶芳藤合益母草活血散瘀、理血调经,扶芳藤且兼具补虚止血之功。诸药合用,以清热凉血、活血调经。

9. 五月仙鹤莲草汤

【组成】 五月艾(炒炭)50g,仙鹤草50g,墨旱莲30g,一匹绸15g。

【用法】 水煎服。每日1剂,分3次冷服。

【功效】 温经散寒,通龙路,止崩漏。

【主治】 血崩症。阴道下血不止,淋漓不断,经色暗淡,夹有瘀块,小肚冷痛,舌质暗淡等。

【方义】 经期产后受寒,或过食生冷,寒从内生,阴寒之毒阻于龙路,寒凝血滞,瘀阻龙路,龙路不通,恶血不散,新血不得归于龙路,漏于脉外,"咪花肠"功能失调,故见下血不止,小肚疼痛;寒凝血滞,故经色暗淡、夹有瘀块,舌质暗淡等。治当温经散寒、通火路、止崩漏。方中以五月艾理气行血,温经止痛,通龙路,止崩漏;炒炭用,意在增强止血之功。仙鹤草收涩止血;一匹绸既能止血又能通经活络,以通龙路。出血过多,必伤阴血,故配旱莲草既能补阴血之虚,又能止血;与五月艾相伍,温中有养,使温经散寒而无伤阴血之弊,滋阴补血而无滞血之虞。冷服者,取血遇寒则凝之意。本方配伍,温中有养,止中能行,标本兼治,共具温经散寒、通龙路、止崩漏之功。

10. 补虚完带汤

【组成】 香附100g,桂圆肉10g,土茯苓15g,当归藤15g,土党参15g,山药15g,薏苡仁20g,金樱子20g。

【用法】 水煎服。分3次服,每日3剂。

【功效】 补肾虚,益气血,止带下。

【主治】 虚寒白带症。白带量多,清晰色白,淋漓不断。腰酸脚软,头晕耳鸣,小肚冷痛,小便频数清长,舌淡苔白,脉沉细而迟。

【方义】 素体虚弱,或房劳多产,耗伤正气,以致气血不足,肾虚而水道失约,"咪花肠"失固,水湿下注,故白带量多、清晰色白、淋漓不断,小便频数、清长;"咪腰""咪花肠"失于温养,故腰酸脚软、小肚冷痛;气血不足,头及官窍失养,则头晕耳鸣;舌淡苔白,脉沉细而迟皆虚寒之症。治宜补肾虚,益气血,祛湿止带。方中土党参益气,当归藤补血,合用以益气血、补虚损、固肾而约水道,为方中主药。桂圆肉以助补血之功;山药、薏苡仁、土茯苓健脾祛湿,使湿清而带止;山药又有固肾止带之力;金樱子专于收涩止带以治标;香附调气血,通道路而止痛。合而用之,标本兼顾,寓止于补,具补肾虚、益气血、止带之功。

第六节 治龙路、火路病剂

1. 蚂蟥通栓散

【组成】 蚂蟥100g。

【用法】 研末,瓶储。每次0.5g,每日3次,温开水服用。

【功效】 调龙路,通血栓。

【主治】 脑卒中后遗症,表现为肢体偏瘫,功能受限等。

【方义】 脑卒中后遗症,属于现代医学的脑血管意外范畴。本方专治脑卒中后遗症病之轻症,一般无昏迷而出现肢体偏瘫,功能受限,与现代医学的脑血栓类似。其成因,主要是各种内盛毒素或外来毒素,阻滞血脉,内脏实体受损或功能失调,龙路、火路阻断,功能出现障碍,机体失去对外界信息的反应。通其龙路、火路,则脑卒中后遗症自除。治疗原则:调龙路,通血栓。蚂蟥味咸苦,性平,具有通龙路、火路,化解瘀结的作用。本方用其窜通之性,通瘀滞之血脉,是为主药、母药。脑卒中后遗症之病,乃重症危病,治疗非数日可愈。故将药物制成散剂,缓缓服用。

2. 偏瘫外治方

【组成】 两面针 50g,田七 20g,红花 50g,走马胎 100g,伸筋草 100g,路路通 100g。

【用法】 鲜药为佳,捣烂。加酒糟拌匀,炒热,纱布包好,熨敷患侧肢体,每日 2~3 次。

【功效】 通火路、龙路,调大脑,强筋骨。

【主治】 脑卒中后遗症,脑卒中后偏瘫,肢体功能受损,难以行走等。

【方义】 脑卒中后遗症,属于现代医学的脑血管意外范畴。本方专治脑卒中后,经抢救病情稳定,无昏迷或昏迷后苏醒,遗留肢体偏瘫,功能受限,难以行走等表现。脑卒中后遗症之成因,主要是各种内外毒素,阻滞血脉,内脏实体受损或功能失调,龙路、火路阻断,功能出现障碍,机体失去对外界信息的反应。通其火路、龙路,脑卒中后遗症病自除。治疗原则:通火路龙路,调大脑,强筋骨。方中两面针、田七、红花、走马胎、伸筋草、路路通,均有通龙路、火路、伸筋止痛的功用,共为主药、母药。药物外敷治疗脑卒中后遗症,是壮医治疗本病的特色之一,可增强疏通血脉、恢复肢体功能的作用。

3. 珍珠降压汤

【组成】 珍珠母 30g,夏枯草 10g,石决明 10g,钩藤 10g,菊花 10g,车前子 10g,益母草 10g。

【用法】 水煎服。

【功效】 调龙路,清热毒,降血压。

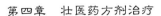

【主治】 高血压病,热毒旺盛者。症见头晕头痛,血压升高,心悸失眠,面红目赤,口臭,便秘,舌红,脉急、有力等。

【方义】 高血压病是一种由于高级中枢功能失调引起的全身性疾病。临床表现为血压升高,神经功能失调症状群,晚期可导致心、脑、肾器官病变。成人如收缩压持续在 140mmHg 或舒张压在 90mmHg 以上,排除其他疾病引起的症状性高血压,一般可诊断为高血压病。患者常感头痛、头晕、失眠、心悸、胸闷、烦躁和容易疲劳,后期导致心、脑、肾功能不全而引起相应的临床表现。本病之发生,主要是热毒、湿毒、痰毒内盛,耗损阴血,阴阳不能平衡,阳气上冲,故血压升高,头晕头痛,甚至导致龙路功能障碍,发生脑卒中。治疗原则:调龙路,清热毒,降血压。方中珍珠母为广西沿海地区多产药物,具有通调龙路,清热毒,降血压的功能,是为主药、母药。夏枯草、石决明、钩藤、菊花,也有清热毒、降血压的功用,是为帮药。车前子、益母草具有除湿毒、清热毒的作用,可治疗高血压病之头痛症状,是为带药。

4. 萝芙木降压汤

【组成】 萝芙木 10g,钩藤 10g,葛根 10g,救必应 10g,罗汉果 5g,玉米须 30g。

【用法】 水煎服。

【功效】 清热毒,利湿毒,降血压。

【主治】 高血压伴有水道不利者。表现为血压升高,口舌干燥,面红目赤,耳聋耳鸣,头晕头痛,尿少色黄,下肢浮肿等。

【方义】 高血压病之发生,主要是热毒、湿毒、痰毒内盛,耗损阴血,阴阳不能平衡,阳气上冲,故血压升高,头晕头痛,甚至导致龙路功能障碍,发生脑卒中。部分患者,邪毒侵犯水道,引起水道功能下降,出现尿少、下肢浮肿、压之不起等。方中萝芙木味苦,

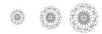

性凉,具有清热毒、降血压、宁神的功用,是治疗高血压病之要药;钩藤甘苦而凉,具有清热毒、祛风毒、止头痛的作用,也有降血压的作用,二药共为主药、母药。葛根、救必应、罗汉果、玉米须,具有清热毒、补阴虚、通水道的作用,协助主药降压、控制症状、恢复水道功能,是为帮药。

5. 苦丁茶降压散

【组成】 苦丁茶300g,玄参1000g。

【用法】 共研细末,沸开水冲泡代茶饮。每次5~10g。

【功效】 清热毒,补阴虚,降血压。

【主治】 高血压病,伴阴虚者。表现为血压升高,头晕头痛,失眠健忘,心悸,烦躁,口干,尿黄,便秘,舌红少苔,脉小、急等。

【方义】 高血压病之发生,主要是热毒、湿毒、痰毒内盛,耗损阴血,阴阳不能平衡,阳气上冲,故血压升高,头晕头痛,甚至导致龙路功能障碍,发生脑卒中。在促成高血压病的原因中,机体阴虚也是一个重要因素。治宜清热毒、补阴虚、降血压。方中苦丁茶味甘、淡、微苦,性凉,善清热解毒,除湿毒,通谷道,为治疗高血压、高血脂之要药;玄参味甘、苦、咸,性微寒,能补阴虚,通龙路火路,清热毒,二药共为主药、母药。

6. 菖蒲定心散

【组成】 水菖蒲5g,夜交藤5g,龟板10g,茯苓10g,龙骨10g。

【用法】 共研极细末。每日3次,每次5g,温开水送服。

【功效】 安心神,补阴虚。

【主治】 心悸,表现为心跳心慌,口干舌燥,易受惊吓,低热或手脚发热,面红,脉急、有力等。

【方义】 心悸一病,病虽在心,然心为血脉之主,即主管龙路,是血液运行的动力所在。由于阴血不足,心脏失于润养,龙路功能障碍,三气不能同步,可出现心跳心慌,口干舌燥,易受惊吓等。阴血不足,虚热之毒内生,故有低热或手脚发热,面红,脉急、有力等。治疗原则:安心神,补阴虚。方中水菖蒲是壮医治疗心悸的常用药,具有调大脑、安神志、除湿毒等功能,是为主药、母药。夜交藤具有安心神、通龙路的功用;龟板能补阴液、清热毒,二药共为帮药。茯苓虽列于祛湿毒药,但其生于有长寿象征的松树之根下,对心脏有补益作用;龙骨则有镇惊定神的作用,二药共为带药。全方具有安心神、补阴虚的作用。

7. 石钩银板肝菜汤

【组成】　狗肝菜 20g,银花 10g,板蓝根 15g,钩藤 10g,生石膏 30g。

【用法】　水煎。每日 1 剂,分 2~3 次服。

【功效】　疏风清热,通龙路、火路,止头痛。

【主治】　头痛。头部胀痛或热痛,眩晕,心烦躁扰,面红目赤,或发热,汗出口渴,小便黄赤,舌红苔干,脉象弦数等。

【方义】　本方所治之头痛,为风热毒邪上犯所致。风热毒邪入侵,停滞于脏腑之间,或因情志不舒,郁怒所伤,脏腑功能失调,气机不畅,化热化火,热毒内生。风热毒邪阻滞头部,气机不畅,头部龙路、火路不畅,天、地、人三气不能同步而为头痛。上扰头部,大脑的功能失调,而见心烦躁不安、面红目赤;热毒为患,阳盛阴衰,故发热口渴、小便黄赤、舌红苔干等。治当疏风清热,疏通头部龙路、火路以止痛。方以钩藤为主药,能解热毒、疏风毒,善治风毒、热毒之头痛、眩晕。辅以狗肝菜清肝明目,并能疏通头部龙路、火路而止头痛;板蓝根、银花善于清热毒,以助清热解毒之力;重用石膏辛寒清热,且能透散热毒。诸药相伍,重在以清解热毒为主,兼能疏通龙路、火路脉络,则头痛可止。

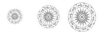

8. 重楼七叶不换汤

【组成】 金不换 3g,重楼 3g,七叶莲 20g。

【用法】 水煎服,每日 1 剂,饭前分 3 次服。

【功效】 清热解毒,通龙路、火路,止痛。

【主治】 胃痛。胃部胀痛或刺痛,或胃中灼热,食热物则加剧,或嗳气吞酸,口干口苦,舌红苔黄等。

【方义】 本方所治之胃痛,多因热毒入侵,停滞于胃;或因情志不舒,气机郁滞,气郁化火,热毒内生;或因过食辛辣热物,内生积热,阻滞于胃,气机不畅,龙路、火路瘀阻,天、地、人三气不能同步,故胃部疼痛、灼热,食热物则加剧;谷道气机不畅,胃气上逆而致嗳气吞酸;火热内郁,故见口干口苦、舌红苔黄等症。治当清热解毒,通畅谷道,疏通龙路、火路而止疼痛。方中金不换能清热解毒,散瘀血,通龙路、火路,并长于健胃止痛;重楼以助解热毒、除瘀血、通龙路以止痛;七叶莲能除湿热、行气活血以止痛。三药相伍,共奏清热解毒,行气活血,疏通龙路、火路而止痛之功。

9. 胃寒痛方

【组成】 水田七 10g,两面针 10g,九里香 10g,高良姜 10g,山豆根 10g,地枇杷 10g,透骨草 20g,陈皮 10g,干姜 10g。

【用法】 水煎,分 3 次服。

【功效】 温胃散寒,通龙路、火路,止痛。

【主治】 胃痛。胃部隐痛或胀痛,得温则减,遇寒则痛增,口淡不渴,舌淡红,苔薄白。

【方义】 本方所治之胃痛属寒痛。因寒毒入侵,内犯谷道,因过食生冷,寒毒内生所致。寒毒阻于谷道及胃,气血为之不畅,谷道及胃中龙路、火路不通,天、地、人三气不能同步,故胃部疼痛。寒则气血收引凝滞,温则气血畅通流行,故胃痛得温则减,遇寒则加剧。口不渴、舌淡苔白均为寒象。治当散寒毒,通龙路、火路以止痛。方中用干姜之大辛大热以温胃寒,解寒毒以治胃痛,故为方中之主。辅以九里香、高良姜、两面针之辛温以助温胃散寒,且善通谷道,疏通龙路、火路两路而止痛;水田七合透骨草、陈皮理气和胃,通谷道、散瘀血、通龙路以止痛;山豆根解毒止痛。诸药合用,温胃散寒之中兼能行气散瘀、畅行谷道、疏通龙路、火路,使寒邪得散、气行血畅、道路通畅,则胃痛自愈。

10. 齿叶泥花草汤

【组成】 鲜齿叶泥花草 50g,徐长卿 25g,赤芍 15g,丢了棒 20g。

【用法】 水煎服。每日 1 剂,分 3 次服。

【功效】 通龙路、火路,祛风湿,止疼痛。

【主治】 腰腿痛、风湿骨痛。腰部疼痛,转侧不利,或下肢麻痛,行走不便,或关节肿痛,游走不定,舌苔白腻等。

【方义】 本方所治之痛症,多因风湿毒邪入侵,停滞于骨、肉、关节之间,阻滞龙路、火路,气血运行不畅,天、地、人三气不能同步而发为疼痛。如阻于腰部,则见腰痛、转侧不利、俯仰不得;阻于下肢,则下肢麻痛,或闪痛、行走不便;若阻于肌肉、筋骨、关节,则肢体关节肿痛等。治当祛风湿,通龙路、火路,止疼痛。方中重用齿叶泥花草除瘀毒、通龙路,以消肿止痛为主;辅以徐长卿祛风利湿、活血散瘀,则通火路之脉络以止疼痛;赤芍、丢了棒活血散瘀,疏通龙路,消肿止痛。合而用之,使风毒得散、湿毒得清、瘀血得除、道路疏通,则痛可止。

11. 大便出血方

【组成】 土大黄 10g,仙鹤草 30g,墨旱莲 30g。

【用法】 水煎。每天 1 剂,分 2 次饭前空腹服。

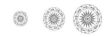

【**功效**】 凉血止血,通便。

【**主治**】 便血。大便出血,血鲜红或晦暗,或肚中疼痛,大便干硬,口渴,舌红,苔微黄。

【**方义**】 湿热毒邪入侵,阻滞谷道;或因过食辛辣煎炸、肥甘厚味之物,或嗜酒过度,以致热毒、湿毒内生,湿热毒邪熏灼谷道中龙路及其脉络,天、地、人三气不能同步,血不循常道而溢于脉外,故大便出血;谷道中龙路、火路之脉络阻滞不畅,则肚中疼痛。大便干硬、口渴、舌红苔黄均是热毒为患之征。治当清热凉血,通谷道而止血。方中墨旱莲善于清热凉血、止血,一药而标本兼治,是为方中主药。辅以仙鹤草之专于收涩止血,以增强止血之功;土大黄助主药清热凉血之力,且善通畅谷道,泻下通便,引湿热毒邪下行从大便下泄,使毒邪有路可出则易解。合而用之,清热凉血中且善止血,标本兼治,以收凉血止血、清热通便之功。

12. 白大五扁汤

【**组成**】 白茅根 50g,大叶紫珠 20g,扁柏 20g,五月艾 10g。

【**用法**】 水煎。分 2 次服,每日 1 剂。

【**功效**】 凉血止血。

【**主治**】 紫斑。症见口渴唇红,小便短赤,舌红脉数。

【**方义**】 紫斑,即皮下出血,属于壮医"渗裂"的范畴。本方所治者,或因热毒侵犯皮肤,或因饮食不当,热毒内生,蕴积于肌肤,天、地、人三气不能同步,龙路及其脉络受阻,运行不畅,血溢于脉络之外,是以皮下出血。因热毒为患,故伴见口渴唇红、小便黄赤、舌红脉数。治应清热,凉血止血。方中重用白茅根以清热、凉血止血为主。扁柏以助清热止血之力;大叶紫珠专于止血,以增强止血之功;再佐以小量五月艾散瘀血、通龙路,使血止而不留瘀为患。合用共奏凉血止血之功。

第七节 治五官科病剂

1. 决明子火眼汤

【组成】 决明子 15g,野菊花 15g,青葙子 15g,蝉蜕 15g。

【用法】 水煎服。

【功效】 清热毒,祛风毒,通龙路、火路。

【主治】 火眼(急性结膜炎)。症见眼红,眼内有异物感,痒痛,畏光流泪,分泌物增多,眼睑红肿,舌红苔黄,脉上、急。

【方义】 急性结膜炎又称红眼病,现在医学称为急性流行性结膜炎,由感受风毒、疫毒引起。风毒、疫毒外感,上攻眼睛,龙路、火路不通,气机不畅,邪毒滞于眼部而为病,故见眼红、眼痛、畏光、流泪、分泌物增多等表现。治宜清热毒,祛风毒,通龙路、火路。方中决明子味苦、甘、咸,性微寒,善清热毒而明目,为治火眼之要药;野菊花味苦、辛,性微寒,通火路,清热毒,二药共为主药、母药。青葙子味苦,性寒,调龙路,祛风毒,清热毒,明目退翳;蝉蜕味甘,性寒,能清热毒,通火路,祛风毒,其性轻升上走,协助药物直达患处,二药共为帮药。

2. 夜盲补益方

【组成】 当归藤 20g,女贞子 20g,夜明砂 15g,木贼 10g,蝉蜕 5g。

【用法】 水煎服。

【功效】 补气血,益目,疗鸡盲。

【主治】 夜盲症。症见在夜间或光线昏暗的环境下视物不清,行动困难,多见于小儿,可伴有腹大、面黄肌瘦、头发稀疏等表现。

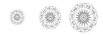

【方义】 夜盲症之形成,多责于久病伤正,气血不足,眼睛失其所养,故夜间或光线昏暗的环境下视物不清,行动困难,并伴有腹大、面黄肌瘦、头发稀疏等表现。治宜补气血,益目,止鸡盲。方中当归藤具有通龙路、火路,强筋骨,补益气血等功效;女贞子为补血之良药,血足,目得所养,自能夜间视物,二药共为主药、公药。夜明砂为蝙蝠的粪便,能调补气血,帮助恢复夜视能力,是为帮药。辅用少量木贼、蝉蜕,取二者疏通眼睛的血脉、引药至眼睛的作用,故二药为带药、母药。诸药配合,眼睛得养,夜盲诸症可除。

3. 蛇草清咽汤

【组成】 鲜白花蛇舌草 60g,鲜荔枝草 60g,鲜榕树须 30g。

【用法】 水煎服。

【功效】 清热毒,祛风毒,通气道。

【主治】 咽炎初期,即急性期。症见起病急,咽部干燥,灼热疼痛,吞咽唾液是咽痛更为明显,可伴发热,头痛,食欲不振,四肢酸软,咳嗽,舌红苔黄,脉急。

【方义】 咽炎初期多由外感风毒、热毒引起。风毒、热毒侵袭气道,气道不畅,故咽部干燥,灼热疼痛,并伴发热、头痛等表现。治宜清热毒,祛风毒,通气道。方中白花蛇舌草味苦、甘,性寒,善调龙路,清热毒,为治疗咽炎之要药;荔枝草味甘、辛,性微寒,能通气道,清热毒,二药共为主药、母药。榕树须味苦涩,性平,祛风毒,清热毒,且有补阴之功,是为帮药。三药合用,热毒得清,风毒得去,气道通畅,则咽炎自愈。

4. 岗梅润咽饮

【组成】 岗梅根 30g,玄参 30g,路边青 15g,麦冬 10g,桔梗 5g。

【用法】 水煎,慢慢含服。

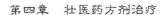

【功效】 清热毒,补阴虚,利咽喉。

【主治】 咽炎中后期,即慢性期。症见咽部干痒不适,有异物感,咯之不出,吞之不下,易干呕,常有刺激性咳嗽,舌红少苔或无苔,脉小、急等。

【方义】 咽炎中后期,即慢性咽炎,由于风毒、热毒内侵日久,耗伤阴液,气道失润,故会出现咽部干痒不适,有异物感和刺激性咳嗽,但一般没有疼痛,舌红少苔或无苔,脉小、急,也是阴伤之征。治宜清热毒,补阴虚,利咽喉。方中重用岗梅根及玄参,前者味苦、甘,性寒,有清热毒、通龙路之功效;后者长于补阴润燥,二药共为主药、母药。路边青味苦,性寒,通气道、谷道,清热毒,除湿毒,加强主药岗梅根的清热毒利咽喉之力;麦冬补气道阴虚,增强玄参的补阴功效,二药共为帮药。桔梗化痰利咽喉,善走气道,是为带药。诸药合用,热毒得清,阴虚得补,气道通畅,则咽痒不适诸症得愈。

5. 葫芦利咽茶

【组成】 葫芦茶 20g,广豆根 5g,白茅根 15g,穿心莲 5g,鹅不食草 10g。

【用法】 水煎服。

【功效】 除湿毒,清热毒,利咽喉。

【主治】 咽炎,湿毒较盛者。症见咽痒不重,但异物感明显,痰涎较多且黏稠,检查咽部黏膜水肿,色白,滤泡较多,口淡,舌淡红,苔白厚,脉大。

【方义】 湿毒为主引起的咽炎,临床也较为常见,尤其是生活在湿毒、热毒较盛的南方。湿毒兼热毒内侵,气道不通畅,则发为本病。湿毒盛则见咽痒不重,但异物感明显,痰涎较多。其他检查结果及表现,也都是湿毒内盛的征象。治宜除湿毒,清热毒,利咽喉。方中葫芦茶味微苦,性微寒,功能是清热毒,除湿毒;广豆根味苦,性寒,功能是清热毒,除湿毒,消肿止痛,二药均为咽炎的常用药,是为主药、母药。白茅根味甘,性寒,长于除湿毒、清热毒,以增强主药葫芦茶的作用;穿心莲味苦,性寒,能清热毒,通气道,通火路,消肿止痛,可增强主药广豆根的作用,二药共为帮药。鹅不食草善通火路,治咽痛,其性热,善走气道,温运湿毒,故用为带药。诸药相伍,湿毒除,热毒清,咽喉自利。

6. 鱼腥草滴鼻剂

【组成】 鲜鱼腥草 150g。

【用法】 洗净捣烂,绞汁,每日滴鼻数次。

【功效】 清热毒,祛风毒,消痈排脓。

【主治】 慢性鼻窦炎。症见鼻塞、流脓涕、喷嚏、头痛、记忆力减退。检查见鼻腔黏膜肿胀,并有脓性分泌物。

【方义】 本病是由于风毒、热毒侵犯气道,正气与毒气相争,化为脓涕,阻于气道上部,阻滞气道畅通,并影响龙路运行,从而出现鼻塞、流涕、头痛等临床症状。治宜清热毒,祛风毒,消痈排脓。方中鱼腥草味辛,性微寒,具有清热毒、消痈排脓之功效。用鲜鱼腥草绞汁滴鼻治疗,直达患处,可清除风毒、热毒,疏通龙路,通调气道,诸症得愈。

7. 鹅草暖鼻汤

【组成】 鹅不食草 5g,苍耳子 10g,桂枝 15g,生姜 15g,大枣 15g,黄花倒水莲 10g。

【用法】 水煎服。

【功效】 祛寒毒,通鼻窍。

【主治】 鼻炎,因感受寒毒引起者。症见鼻塞鼻堵,流涕清白、喷嚏,遇风或遇寒鼻塞流涕等症状加重,伴头痛,头晕,肢体酸痛,口淡,舌淡苔白,脉上等。

【方义】 寒毒阻于鼻窍导致气道功能障碍,故出现鼻塞鼻堵、流涕清白、喷嚏、遇风或遇寒鼻塞流涕症状加重等表现。治宜祛寒毒,通鼻窍。方中鹅不食草、苍耳子味辛,性温,具有调龙路、火路,通气道,祛寒毒,解痧毒,通鼻窍等作用,二药共为主药、公药。桂枝、生姜具有祛寒毒、发汗液的作用,可增强主药、公药祛寒毒、通鼻窍的作用,是为帮药。临床发现,易受寒毒引发鼻炎者,患者体质多弱,气血多虚,故辅以大枣、黄花倒水莲补益、强壮,协助主药、帮药祛邪外出,并固守机体,防止病情反复,二药共为带药。

8. 桃花利鼻汤

【组成】 地桃花 15g,牛蒡子 10g,连翘 10g,鱼腥草 10g,苍耳子 10g,车前子 10g。

【用法】 水煎服。

【功效】 除湿毒,清热毒,通鼻窍。

【主治】 鼻炎,湿毒偏盛者。症见长期间歇性或交替性鼻塞,有黏脓性鼻涕、咳嗽、多痰、胸闷纳差、肢体沉重、大便稀烂,舌淡,苔白或白腻,脉小等。

【方义】 湿毒阻滞,鼻窍不能宣通,导致气道功能障碍,故出现鼻塞鼻堵,有黏脓性鼻涕、咳嗽、多痰、胸闷纳差、肢体沉重、大便稀烂,舌淡,苔白或白腻,脉小等。治宜除湿毒,清热毒,通鼻窍。方中地桃花味甘、辛,性凉,有除湿毒、祛风毒、清热毒等功效,长于除湿毒,是为主药、母药。牛蒡子、连翘味辛,性寒,可祛风毒、清热毒、通鼻窍;鱼腥草味辛,性微寒,有清热毒、调水道、消痈排脓等功效,三药共为帮药。苍耳子味甘,性温,有祛寒毒、祛风毒、除湿毒、通鼻窍、止瘙痒的功效,且能引药上行至患处;车前子则为除湿毒之良药,二药起到带药的作用。诸药配合,湿毒除,热毒清,鼻窍自通。

9. 七叶通鼻饮

【组成】 七叶一枝花 15g,辛夷花 10g,救必应 10g,金银花 10g,败酱草 10g,苍耳子 10g。

【用法】 水煎服。

【功效】 清热毒,除湿毒,通鼻窍。

【主治】 鼻炎,热毒偏盛者。症见长期间歇性或交替性鼻塞,有黏脓性鼻炎,咳嗽,多痰,面红目赤,口干舌燥,尿黄,便秘,舌红苔黄或黄腻,脉急有力等。

【方义】 热毒夹湿毒阻滞,鼻窍不能宣通,导致气道功能障碍,故出现鼻塞鼻堵,有黏脓性鼻涕,咳嗽,多痰,面红目赤,口干口渴,尿黄,便秘,舌红苔黄或黄腻,脉急有力等。治宜清除湿毒,通鼻窍。方中七叶一枝花味苦,性寒,具有清热毒、除湿毒、通龙路、止疼痛等功用;辛夷花味辛,性温,祛风湿,祛寒毒,宣通鼻窍,二药共为主药。救必应,味苦,性寒,具有清热毒、除湿毒、止痛等功效;金银花味甘,性寒,具有清解毒、祛风毒之功效;败酱草味苦,性寒,有祛寒毒、祛风毒、除湿毒、通鼻窍、止瘙痒的功效,且能引药上行至患处,是为带药。诸药配合,热毒清,湿毒除,鼻窍自通。

10. 速止牙痛方

【组成】 两面针 15g,海桐皮 10g。

【用法】 水煎,慢慢含漱。

【功效】 祛风毒,清热毒,止疼痛。

【主治】 牙痛。表现为牙痛剧烈,牙龈红肿,舌红苔黄,脉急等。

【方义】 牙痛的发病原因,多因风毒、热毒内盛,阻滞于局部,引发牙痛,牙龈肿痛。治疗原则:祛风毒,清热毒,止疼痛。方中两面针为壮医止痛圣药,具有通龙路、火路,祛风毒,除湿毒,通脉络、消肿止痛等功用,是为主药、母药。海桐皮也具有通火路、祛风毒、除湿毒、杀虫止痒等功能,是为帮药。二药合用,可有效地减轻风毒、热毒内盛引起的牙痛。

11. 耳脓外治方

【组成】　七叶一枝花 10g,了哥王 10g,穿心莲 10g,75%酒精 100mL。

【用法】　将上药于酒精中浸泡 15 天,取滤液外滴患耳,每次 2~3 滴。

【功效】　清热毒,除湿毒,通耳窍。

【主治】　慢性中耳炎。症见耳内流脓,耳内闷胀,听力减退,耳鸣等。

【方义】　热毒、湿毒侵犯耳部,局部龙路、火路功能障碍,故出现耳内流脓、听力减退诸症。治宜清热毒,除湿毒,通耳窍。方中七叶一枝花味苦,性寒,具有清热毒、除湿毒、通龙路、止疼痛等功用;了哥王味苦、辛,性寒,有毒,通水道、谷道,祛风毒,清热毒,除湿毒,调火路,穿心莲味苦,性寒,具有清热毒、通火路、消肿止痛的功效,三药共为主药、母药。直接用药于局部,收效较快。

第八节　治儿科病剂

1. 小儿通谷道汤

【组成】　火麻仁 10g,枳壳 5g,陈皮 5g,香附 5g,生麦芽 5g。

【用法】　水煎服。

【功效】　润滑肠,通调谷道。

【主治】　小儿便秘。症见排便次数减少,粪便干燥坚硬,排便困难,肛门疼痛,腹胀,下腹部隐痛等。

【方义】　小儿便秘多因过食辛热,热毒内生,谷道阴液不足;或因过食肥甘,消化不良,食滞生热,也可导致谷道运化功能失职,

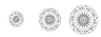
出现便秘诸症。治宜润滑肠,通调谷道。方中火麻仁味甘,性平,具有润滑肠、通调谷道的作用,是为主药。枳壳、陈皮、香附均为调理谷道气机的药物,增强主药的功效,共为帮药。生麦芽为消食药物,调理谷道,起到带药的作用。诸药配合,肠得润,便秘可解。

2. 淮山止尿方

【组成】 淮山 10g,黄芪 10g,茯苓 10g,五味子 5g。

【用法】 水煎服。

【功效】 补气,固肾气,止遗尿。

【主治】 小儿遗尿,气血虚弱者。症见小儿遗尿,面色萎黄,肌肉松软,纳食不香,大便稀烂,小便清长,舌淡,苔白,脉小、无力等。

【方义】 遗尿,多责于脏腑发育不全,正气虚弱。其中,有气血虚弱和肾虚的区别。由气血虚弱引起者,遗尿伴有气血虚弱的表现,如面色萎黄,纳食不香,大便稀烂,小便清长,舌淡,苔白,脉小、无力等。治宜补气,固肾气,止遗尿。方中淮山味甘,性平,是常用的补益气血的药物,还有调养谷道的功能;配以黄芪,味甘,性温,补气,固肾气,止遗尿,二药共为主药、公药。茯苓与淮山一样,是常用的调养谷道的药物,扶正而不壅滞;五味子酸收,有固肾气、止遗尿的作用,二药共为帮药。诸药配合,气虚得补,肾气得固,遗尿自除。

3. 小儿固肠汤

【组成】 煅牡蛎 15g,山药 10g,金樱子 5g,焦山楂 5g,小茴香 3g。

【用法】 水煎服。

【功效】 调理谷道,固肠,泄泻。

【主治】 泄泻,久治不愈者。症见泄泻,每日数次或十几次,便稀,腹部隐痛,纳差厌食,身体消瘦,面色不华,哭声低怯,舌淡,苔白,脉小、无力等。

【方义】 泄泻,多因热毒、湿毒、食滞等因素共同作用。泄泻,谷道功能大损,气血大亏,故出现纳差厌食,身体消瘦,面色不华,哭声低怯,舌淡,苔白,脉小、无力等虚弱表现。治宜调理谷道、肠。方中煅牡蛎味苦、涩,性平,具有收涩谷道、止泻固脱的作用;山药味甘,性平,具有调补谷道、除湿毒的作用,二药配合,是治疗小儿泄泻日久不愈、正气受损的良药,共为主药、公药。金樱子味酸,性平,有固涩作用;焦山楂味酸,性平,善调谷道,帮助消化,二药共为帮药。小茴香味辛,性温,有祛寒毒、止腹痛的作用,能控制谷道不适症状,起到带药的作用。诸药配合,重在固脱,小儿泄泻可除。

4. 小儿止泻汤

【组成】　大飞扬 15g,茯苓 10g,鸡内金 10g,车前草 5g。

【用法】　水煎服。

【功效】　调理谷道,除湿毒,消食滞。

【主治】　泄泻初发者。症见泄泻,每日数次或十几次,便稀,腹痛腹胀,纳差或厌食,口臭,舌红,苔腻,脉急等。

【方义】　泄泻,多因热毒、湿毒、食滞等因素共同作用。方中大飞扬味苦、涩,性平,具有清热毒、除湿毒、通龙路、调谷道的功效,是治疗泄泻的良药;茯苓味甘、淡,性平,是调理谷道、除湿毒的常用药,二药共为主药。鸡内金味甘,性平,具有调理谷道、涩精止遗等功效,有帮助消除食滞的作用;车前子味苦,性寒,有除湿毒、利水道的作用,通过利水道,能间接帮助控制泄泻症状,二药起到帮药的作用。诸药配合,谷道得调,诸毒渐除,泄泻可解。

5. 双鸡化疳汤

【组成】　鸡屎藤 10g,紫背金牛 5g,鸡内金 5g,淮山 15g,茯苓 10g,陈皮 3g。

【用法】　水煎服。

【功效】　调谷道,化疳积,补气虚。

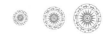

【主治】 疳积日久,气弱体弱者。症见形体消瘦,面色不华,毛发稀疏枯黄,夜寐不安,不思乳食,喜伏卧,大便稀烂,春舌淡红,苔白,脉小无力,指纹淡滞。

【方义】 本方主治的疳积,多因先天禀赋不足,或久病,或喂养不足,营养失调,谷道功能低下,食物积滞谷道,化生疳积。久病不愈,谷道功能受损,不能产生气血,机体渐虚,故出现一系列虚弱表现。治宜调谷道,化疳积,补气虚。方中鸡屎藤味甘、微苦,性平,具有调理谷道、消食导滞的功能;紫背金牛具有消积化疳的功能;鸡内金具有通谷道、消积健胃的功能,三药共为主药。淮山、茯苓调谷道,补虚弱;陈皮调气机、通谷道,三药共为帮药。诸药配用,谷道功能恢复,食滞得消,疳积得化。

6. 山楂化积汤

【组成】 山楂 15g,独脚金 10g,槟榔 10g,叶下珠 10g,木香 5g,陈皮 5g,佛手柑 5g。

【用法】 水煎服。

【功效】 通谷道,调气机,消食导滞。

【主治】 食滞。症见脘腹胀满,腹痛,不思饮食,或饮食无味拒进饮食,嗳气酸臭,或呕吐馊食,吐食或肛门排气后痛减,舌红苔黄腻等。

【方义】 食滞的发生多因饮食不当,热毒、湿毒、虫毒等邪毒内生,损伤谷道,谷道受纳运化吸收功能失调,龙路、火路不通,水谷在谷道中停滞不化,气滞不行所致。方中,山楂味甘、酸、涩,性微温,为通谷道、消食积之要药,是为主药。叶下珠清热毒、消食积;独脚金又名独脚柑、疳积草,味甘、淡,性平,清热毒、除湿毒、消食积;槟榔味苦,性寒,通谷道、驱虫毒,可加强通调谷道、消食积之力,三药共为帮药。配用少量木香、陈皮、佛手柑以调气机,通谷道,治疗食滞引起的腹胀、腹痛症状,三药共为带药。诸药合用,谷道通,气机调,食滞诸症可除。

7. 大海止咳汤

【组成】 胖大海 10g,灯台叶 10g,千层纸 5g,桔梗 5g,桑白皮 10g,款冬花 10g,甘草 3g。

【用法】 水煎,冰糖调服。

【功效】 补阴虚,清热毒,除湿毒,通气道,止咳。

【主治】 百日咳中后期,阴液受损,热毒仍盛者。症见咳嗽频频阵作,咳后有回吼声,反复不已,入夜尤甚,痰少而黏,烦躁,脸红,舌红苔少或剥脱,脉小、急、无力等。

【方义】 百日咳中后期,热毒伤损阴液,因此患儿出现阴伤的表现,如痰少、烦躁、舌红苔少或剥脱、脉小、急、无力等,治宜补阴虚、清热毒、补肺阴、通气道;灯台叶味苦,性微寒,善于通气道、清热毒、止咳、化痰,二药共为主药、母药。千层纸味甘,性寒,善清热解毒、通气道、化痰利咽;桔梗、桑白皮长于化痰而通气道;款冬花味辛,性微温,能通气道、化痰止咳,四药共为帮药。甘草味甘,性平,止咳化痰,调和诸药,是为带药。冰糖调服,可加强润肺止咳之力。诸药合用,热毒清而痰毒消,阴液复而咳嗽止。

8. 小儿驱虫散

【组成】 使君子 15g,南瓜子 15g,苹婆 15g。

【用法】 研成极细粉末,用米汤调饮,晨起空腹一次服完。

【功效】 杀虫、消积。

【主治】 蛔虫、蛲虫病以及虫积腹痛。

【方义】 使君子味甘,性温,具有杀虫消积之作用;南瓜子味甘,性平,善调谷道、驱虫、消肿,二药共为主药。苹婆味甘,性热,能调通谷道、健胃、杀虫,是为帮药。三药合用,既能杀虫,又可健胃、消积,可治儿童虫积腹痛。

第五章　常用壮药

第一节　壮药基本情况

　　壮族聚居地区由于复杂而典型的地理环境加上特殊的气候条件，造就了十分丰富的药材资源。壮药历史悠久，源远流长。某些品种的壮药较早地得到开发利用，同时成为著名的中药。另外，毒药和解毒药的广泛应用，成为壮医诊疗特色。此外，将丹砂烧炼为水银的先进方法和田七的发现及利用，也应当成为壮药开发利用并达到一定水平的重要标志。

一、壮药分类

　　壮族聚居区地处岭南亚热带地区，动植物资源、矿物资源十分丰富。壮药主要有植物药、动物药、矿物药。

　　植物药就是将植物作为药物使用，主要的用药部位包括植物的根、茎、叶、花、果实、种子、皮、全草等。不同的用药部位其性状功能、采集加工都不同。

　　动物药是以动物入药，主要包括蛇类药、虫类药、飞禽类药、鱼类药及贝类药等，用药部位包括动物的全体、角、皮、骨、肉、血、内脏，以及蜂类的巢，动物的粪便、结石等。

　　矿物药是指以矿石、金属、泥土等作为药物使用。

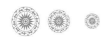
二、壮药的制备和使用

壮药除鲜用之外,尚有炮制后使用者。炮制可以降低或消除药物的毒副作用,增强或改变药效,或用于储存、矫味等目的。

(一)传统的炮制方法

炒法:分为清炒和辅料炒。前者如清炒大枣,后者如米粉炒仙人掌增利水之效。

煨法:将壮药以湿物包裹于热灰中加热。如煨葛根,可缓解其发汗作用,增强其止泻效果。

酒炙法:将壮药与酒拌炒,使酒逐渐渗入药材内部。如酒炙艾叶能增强散寒止痛的作用。

蒸法:药材加辅料或不加辅料,以水蒸气加热的炮制方法。如多次蒸、晒仙人桃,可加强滋补作用。

制霜法:药材脱去油脂,加工成松散粉末或经药物处理析出结晶性粉末的方法。如大风子霜,制霜后可降低毒性。

其他还有水飞、煅、煮等方法。

(二)壮药使用

汤剂:将药物用煎煮或浸泡后去渣取汁的方法制成的液体剂型。

丸剂:药材细粉或药材提取物加适宜的黏合辅料制成的球形或类球形制剂。

散剂:也称粉剂,系药物与适宜的辅料经粉碎、均匀混合而制成的干燥粉末状制剂。

药囊:以一些药物装于袋中(布袋),利用药物散发的特殊气

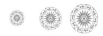

味对人体作用达到防治疾病的目的。

药槌:以布包裹药粉于木槌的一端,直接以之敲击病变部位或一定的穴位来治疗。

浸酒:壮药应用多有浸酒者,尤以补虚药、通龙路药多用。

其他还有捣汁、拔罐、熏洗、蛋疗等方法。

第二节　解药物中毒及食物中毒药

1.土银花叶

【壮名】　Mbawgo ngaenvadoj

【别名】　土忍冬、金银花、左缠藤、土银花。

【来源】　忍冬科植物灰毡毛忍冬(*Lonicera macranthoides* Hand.－Mazz)、红腺忍冬(*L. hypoglauca* Mip.)、华南忍冬(*L. confuse* DC.)或黄褐毛忍冬(*L. fulvoto-mentosa* Hsu et S.C.Cheng)的叶。

【形态】　木质藤本,长2~4m。单叶对生,卵或形长圆形,长约5cm,两面均被柔毛,全缘。夏秋间开花;花两性,多呈左右对称,两两成对,芳香,6~8朵排成聚伞花序;苞片披针形;小苞片极小;萼5裂,萼管被柔毛;花冠初白色,后变黄色,花冠管长1.6~1.8cm;雄蕊5枚;子房常3室,花柱细长,柱头头状。浆果成熟时黑蓝色。

【分布】　分布于广西上思、防城、横县、陆川、北流,四川、广东、湖南、贵州、云南等地。

【性状鉴别】　干燥叶或略带小部分嫩枝,叶卵圆形或椭圆形,两面均被柔毛,下面更甚,上面暗绿色,下面暗土黄色,羽状脉,具短柄,嫩枝被疏柔毛。以净叶、幼枝少者为佳。

【化学成分】　藤含黄酮苷、氨基酸、有机酸及糖类,其中黄酮苷为具有抗菌作用的主要成分。

【药性】　甘、寒。

【用法用量】　内服:煎汤,60～150g。外用适量,煎水洗。

【功能主治】　治痈疮、疔毒、麻痘疹毒、疳疮、痢疾、皮肤病、血热。

2.余甘子

【壮名】　Makyid

【别名】　余甘、庵摩勒、庵摩落迦果、土橄榄、望果、油甘子、牛甘子、橄榄子、喉甘子、鱼木果、滇橄榄、橄榄。

【来源】　大戟科植物余甘子 *Phyllanthus emblica* L.的果实。

【形态】　落叶小乔木或灌木,高3～8m。树皮灰白色,薄而易脱落,露出大块赤红色内皮。叶互生于细弱的小枝上,2列,密生,极似羽状复叶;近乎无柄;落叶时整个小枝脱落;托叶线状披针形;叶片长方线形或线状长圆形,长1～2cm,宽3～5mm。花簇生于叶腋,花小、黄色;单性;雌雄同株,具短柄;每花簇有1朵雌花,每花有花萼5～6片,无瓣;雄花花盘成6个极小的腺体,雄蕊3株,合生成柱;雌花花盘杯状,边缘撕裂状,子房半藏其中。果实肉质,直径约5cm,圆而略带棱,初为黄绿色,成熟后呈赤红色,味先酸涩而后回甜。花期4—5月,果期9—11月。

【分布】　除广西东北部及北部少见外,国内其余地区亦常见。

【性状鉴别】　余甘子果实球形或扁球形,直径1.2～2cm。表面棕褐色至墨绿色,有淡黄色颗粒状突起,具皱纹及不明显的6棱,果梗长约1mm,果肉(中果皮)厚1～4mm,质硬而脆。内果皮黄白色,硬核样,表面略具6棱,背缝线的偏上部有数条维管束,干

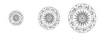

后裂成6瓣。种子6颗,近三棱形,棕色。气微,味酸涩,回甜。

【化学成分】　具有丰富的维生素 C、维生素 E、维生素 B、多种微量元素及矿物质,同时还含有人体所需的 14 种氨基酸以及超氧化物歧化酶(SOD)和丰富的有机硒。

【药性】　甘、酸、涩、凉。

【用法用量】　内服:煎汤,15～30g;或鲜品取汁。

【功能主治】　清热利咽、润肺化痰、生津止渴。

3.阳桃

【壮名】　Gofiengz

【别名】　五敛子、洋桃、三廉子等

【来源】　酢浆草科植物阳桃 *Averrhoa carambola* L.的果实。

【形态】　阳桃为常绿小乔木,高可达 12m。羽状复叶互生,由于叶子会对热和光产生反应,受到外力触碰会缓慢闭合,小叶 5～13 片,卵形至椭圆形,顶端渐尖,基部圆,一侧歪斜。花小,两性,花枝和花蕾深红色;花瓣背面淡紫红色,边缘色较淡,有时为粉红色或白色,腋生圆锥花序;花期春末至秋。浆果卵形至长椭圆形,淡绿色或蜡黄色,有时带暗红色。果实呈五角形。

【分布】　我国岭南地区。

【性状鉴别】　浆果卵形或椭圆形,长 5～8cm,淡黄绿色,光滑,具 3～5 翅状棱。

【化学成分】　含草酸、柠檬酸、苹果酸、蔗糖、果糖、葡萄糖和极少量脂肪。

【药性】　味酸、甘,性寒。

【用法用量】　内服:煎汤,30～60g;鲜果生食,或捣汁饮。外用:适量,绞汁滴耳。

【功能主治】　清热,生津,利尿,解毒。治疗风热咳嗽,咽痛,烦渴,石淋,口糜,牙痛,疟母,酒毒。

4.番石榴

【壮名】　Makfanhsizliuzganh

【别名】　鸡矢果、拔子、番稔、花稔、番桃、缅桃、胶子果。

【来源】　桃金娘科番石榴属植物番石榴 *Psidium guajava* L.,以叶和果入药。春、夏采叶,秋季采果,晒干。

【形态】　落叶乔木,高 5~10m。树皮浅黄褐色,嫩枝四方形,具白色短毛,老则脱落;芽密被白色短毛。单叶互生,稀有轮生,矩圆状椭圆形至卵圆形,长 5~12cm,宽 3~5cm,揉之有香气,革质,先端圆或短尖,基部钝至圆形,全缘,上面深绿色,叶脉微凹或平坦,嫩时疏生短毛,下面浅绿色,疏生小腺体,密被短柔毛,主脉隆起,侧脉 7~11 对,亦隆起,斜出将近叶缘而弯曲;叫柄长 4mm。花两性,腋生 1~4 朵;萼 5 片,绿色,卵圆形;花瓣白色,卵形,长 2~2.5cm;雄蕊多数,与花瓣等长,花丝白色,花药浅黄色,纵裂;雌蕊 1,花柱长于花丝,柱头圆形,子房下位,3 室,胚珠多数。浆果球形、卵圆形或洋梨状,长 2.5~8cm,直径 3~5cm,果肉通常黄色,也有白色或胭脂红色。种子卵圆形,淡白色。花期 5—8 月。果期 8—11 月。

【分布】　分布于广西南部和西部,广东、云南、福建、四川等省有栽培,有时逸为野生。

【性状鉴别】　干燥的未成熟幼果,呈圆球形,卵形或梨形不等,横径 2~3cm,鲜时表面绿色,干者黑褐色;表面稍粗糙坚硬,先端有宿存的花萼及残存花柱。果肉坚硬,浅棕色,5 室,有多数种子密集镶嵌于内;种子灰褐色,大如绿豆,呈不规则之扁圆形或三角形。味微酸而涩,气微香。

【化学成分】　叶含 β-谷甾醇、三萜类,又含槲皮素、番石榴苷、没食子酸、并没食子酸、无色矢车菊素、维生素 C。

【药性】 味涩,性平。

【用法用量】 内服:煎汤,6~9g;或烧灰,开水送下。

【功能主治】 收敛止泻,消炎止血。叶、果:急、慢性肠炎,痢疾,小儿消化不良;鲜叶:外用治跌打损伤,外伤出血,臁疮久不愈合。

第三节 解虫蛇毒药

1.六角莲

【壮名】 Lienzroekgok

【别名】 独脚莲、山荷叶、八角莲、金盘三七、金盘托荔枝。

【来源】 小檗科植物六角莲 *Dysosma pleiantha*(Hance)Woods 的根、茎。

【形态】 多年生草本,茎直立,无毛,高 10~20cm。根茎粗壮,节明显。茎生叶对生,常 2,盾状着生;叶柄长 10~15cm,无毛;叶片长圆形或近圆形,长 16~22cm,宽 9~18cm,无毛 6~9 浅裂,裂片宽三角状卵形,边缘有针状细齿。花 5~10 朵,排成伞形花序,生于两茎叶柄的交叉处,花梗长 2~3cm,有的达 6cm,花下垂;萼片 6,卵状或椭圆状长圆形,花瓣 6,紫红色,长圆形,长 2.5~3.5cm,宽 1~1.5cm;雄蕊 6,长 1.2~2.3cm,花药长圆形,先端钝;子房上位,1 室,花柱短,柱头盾状。浆果近球形。花期 5—6 月,果期 8—9 月。

【分布】 分布于广西武鸣、融水、临桂、容县、凌云、贺州、钟山、横县、百色、桂平、天等等地,湖北、湖南、河南、安徽、浙江、四川、云南、福建等地亦有分布。

【性状鉴别】　根茎呈结节状,长6~10cm,直径0.7~1.5cm,鲜时浅黄色,干后呈棕黑色;表面平坦或微凹,上有几个小的凹点,下面具环纹。须根多数,长达20cm,直径约1mm,有毛,鲜时浅黄色,干后棕黄色。质硬而脆,易折断。根茎断面黄绿色,角质;根的断面黄色,中央有圆点伏中柱。气微,味苦。

【化学成分】　根和根茎含抗癌成分鬼臼毒素(podophyllotoxin)和脱氧鬼臼毒素(deoxypodophyllotoxin)。

【药性】　味苦、辛、性凉、有毒。

【用法用量】　内服:煎汤,3~12g;磨汁,或入丸、散。外用:适量,磨汁或浸醋、酒涂搽;捣烂敷或研末调敷。

【功能主治】　根状茎供药用,有散瘀解毒功效。主治毒蛇咬伤、痈、疮、疔、瘰以及跌打损伤等。

2.七叶一枝花

【壮名】　Gocungzlouz

【别名】　华重楼、七叶楼、铁灯台、草河车、重楼。

【来源】　为百合科植物七叶一枝花 Paris polyphylla 的根茎。

【形态】　七叶一枝花植株高35~100cm,无毛;根状茎粗厚,直径1~2.5cm,外面棕褐色,密生多数环节和许多须根。茎通常带紫红色,直径0.8~1.5cm,常为1.0cm,基部有灰白色干膜质的鞘1~3枚。叶5~10枚,常为7枚,矩圆形、椭圆形或倒卵状披针形,长7~15cm,宽2.5~5cm,先端短尖或渐尖,基部圆形或宽楔形;叶柄明显,长2~6cm,带紫红色。花梗长5~16cm;外轮花被片绿色,3~6枚,常为4枚,狭卵状披针形,长3~7cm,常为4.5cm;内轮花被片狭条形,通常比外轮长;雄蕊8~12枚,花药短,长5~8mm,与花丝近等长或稍长,药隔突出部分长0.5~1mm,有时2mm;子房近球形,具棱,顶端具一盘状花柱基,花柱粗短,具4~5

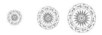

壮医药

分枝。蒴果紫色,直径 1.5~2.5cm,3~6 瓣裂开。种子多数,具鲜红色多浆汁的外种皮。花期 4—7 月,果期 8—11 月。

【分布】 分布于广西武鸣、马山、上林、宾阳、横县、融水、桂林、临桂、全州、兴安、永福、龙胜等地,广东、浙江、江西、湖北、安徽、四川、贵州、云南、江苏等地亦有分布。

【性状鉴别】 根茎类圆锥形,常弯曲,直径 1.3~3cm,长 3~8cm。表面淡黄棕色或黄棕色,具斜向环节,环节突起不明显,茎痕半圆形或椭圆形,略交错排列;顶端有凹陷的茎残基,或有芽痕。质较坚实,易折断,断面平坦,粉质,少数部分角质。气微,味苦。

【化学成分】 根茎含七叶一枝花皂苷 A(polyphyllin A)、薯蓣皂苷元-3-O-α-L 吡喃鼠李糖基(1→4)-β-D-吡喃葡萄糖苷、蚤休皂苷(pariphyllin)、蚤休皂苷 A 和 B、薯蓣皂苷(dioscin)、七叶一枝花皂苷 C-H、薯蓣皂苷元-3-O-α-L-呋喃阿拉伯糖基-(1→4)-α-L-吡喃鼠李糖基-(1→2)β-D-吡喃葡萄糖苷、薯蓣皂苷元-六乙酰基-3-O-α-L-吡喃鼠李糖基-(1→2)-β-D-吡喃葡萄糖苷〔diosgenin-hexaacetyl-3-O-α-L-rhamnopyranosyl-(1→2)-β-D-glucopyranoside〕、薯蓣皂苷元-3-O-α-L-呋喃阿拉伯糖基-(1→4)-β-D-吡喃葡萄糖苷〔diosgenin-3-O-α-L-arabinofuranosyl-(1→4)-β-D-glucopyranoside〕、喷诺皂苷元-3-O-α-L-呋喃阿拉伯糖基-(1→4)-a-L-吡喃鼠李糖基-(1→2)-β-D-吡喃葡萄糖苷〔pennogenin-3-O-α-L-arabinofuranosyl-(1→4)-α-L-rhamnopyranosyl-(1→2)-β-D-glucopyranoside〕、喷诺皂苷元-六乙酰基-3-O-α-L-吡喃鼠李糖基(1→2)-β-D-吡喃葡萄糖苷〔pennogenin-hexaacetyl-3-O-α-L-rhamnopyransyl-(1→2)-β-D-glucopyranoside〕、蚤休甾酮(paristerone)、甲基原薯蓣皂苷(methylprotodioscin),以及丙氨酸(alanine)、天冬酰胺(asparagine)等多种氨基酸。

【药性】 味微苦、麻,性凉。有小毒。

【用法用量】 内服:煎汤,10～30g;研粉3～5g。外用:根茎鲜品,适量,捣敷。

【功能主治】 清热解毒、消肿止痛、解痉。

3.了哥王

【壮名】 Gonyozlox

【别名】 九信菜、鸡子麻、山黄皮、鸡杜头、南岭荛花、蒲仑等

【来源】 瑞香科植物南岭荛花 *Wikstroemia indica*（L.）C. A. Mey 的根。

【形态】 小灌木,高达1m,全株光滑。茎红褐色,皮部富纤维。叶对生,纸质,长椭圆形或倒卵形,长2～5cm,宽8～15mm;几无柄。花黄绿色,数朵排成顶生的短总状花序;花被筒状,顶端4裂;雄蕊8,2轮;子房椭圆形,顶部被毛,柱头大,近球形。浆果卵形,长约6mm,熟时鲜红色。花期5—9月,果期6—12月。

【分布】 分布于广西桂平、那坡、上林、靖西、天等、岑溪、平南各地,广东、福建、台湾、江西、湖南、四川等地亦有分布。

【性状鉴别】 根长圆柱形,弯曲,老根常有分支,长达40cm,直径0.5～3cm。表面黄棕色或暗棕色,有支根痕和不规则浅纵皱纹及横裂纹,老根有横长皮孔。质坚韧,断面皮部类白色,厚1.5～4mm,强纤维性,与木部分离,撕裂后纤维呈棉毛状。味微苦甘,而后有持久的灼热不适感。

【化学成分】 根皮含南荛苷(wikstroemin),并含荛花酚(wikstoeniol)、牛蒡酚(arctigenin)、罗汉松脂素(matairesinol)和冷杉松脂酚(pinamoresinol)。

【药性】 苦、辛,寒,有毒。

【用法用量】 根10～15g,根皮9～12g,久煎后服用。

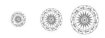

【功能主治】 清热解毒,消肿散结,止痛。治瘰疬、痈肿、风湿痛、百日咳、跌打损伤。

4.白花丹

【壮名】 Godonhhau

【别名】 白雪花、白皂药、山波苓、一见消、乌面马、火灵丹、假茉莉、猛老虎、白花岩陀。

【来源】 为蓝雪科蓝雪属植物白花丹 Plumbago zeylanica L.,以根和叶入药。秋季采集,根晒干后入药,鲜叶仅供外用。

【形态】 常绿半灌木,高 1~3m,直立,多分枝;枝条开散或上端蔓状,常被明显钙质颗粒,除具腺外无毛。叶薄,互生,通常长卵形,长 4~9.5cm,宽 1.5~5cm,先端渐尖,下部骤狭成钝或截形的基部而后渐狭成柄;叶柄基部无或有常为半圆形的耳。穗状花序通常含 25~70 枚花;总花梗长 5~15mm;花轴长 3~15cm(结果时延长可达 1 倍),与总花梗皆有头状或具柄的腺;苞片长 4~8mm,宽 1~2.5mm,狭长卵状三角形至披针形,先端渐尖或有尾尖;小苞长约 2mm,宽约 0.5mm,线形;花萼长 10.5~11.5mm,结果时至 13mm,萼筒中部直径约 2mm,先端有 5 枚三角形小裂片,几乎全长沿绿色部分着生具柄的腺;花冠白色或微带蓝白色,花冠筒长 1.8~2.2cm,中部直径 1.2~1.5mm,冠檐直径 1.6~1.8cm,裂片长约 7mm,宽约 4mm,倒卵形,先端具短尖;雄蕊约与花冠筒等长,花药长约 2mm,蓝色;子房椭圆形,有 5 棱,花柱无毛。蒴果长椭圆形,淡黄褐色;种子红褐色,长约 7mm,宽约 1.5mm,厚约 0.6mm,先端尖。花期 10 月至翌年 3 月。果期 12 月至翌年 4 月。

【分布】 分布于广西天峨、宁明、崇左、大新、武鸣、恭城、贵港、桂平、陆川、博白等地,我国南部其他省区市亦有分布。

【性状鉴别】 主根细长,可达 30cm,略弯曲,多分枝,上端着生多数细根,表面灰褐色或棕黄色;质硬易断,断面皮部淡黄色,纤维状,皮部质松,淡白色,颗粒状,髓部白色。完整叶片展平后长圆状卵形,长4~10cm,宽2~5cm,表面黄绿色,背面灰绿色。穗状花序,花萼管状,有腺体,淡黄白色。气微,味辛辣。

【化学成分】 根含白花丹酸、白花丹醌、香草酸、isoshinanolone、β-谷甾醇、对羟基苯甲醛、反式桂皮酸、香兰子酸、2,5-二甲基-7-羟基-色原酮、3-吲哚甲醛、羽扇烯酮、羽扇豆醇酯。

【药性】 辛、苦涩,温,有毒。

【用法用量】 内服:煎汤,9~15g(久煎3~4h)。外用:煎水洗,捣敷或涂擦。

【功能主治】 祛风,散瘀,解毒,杀虫。治风湿关节疼痛、血瘀经闭、跌打损伤、肿毒恶疮、疥癣。

5.曼陀罗

【壮名】 Mbawmwnhdaxlaz

【别名】 醉葡萄、天茄子、胡茄子、狗核桃、风茄果、金茄子、洋大麻子、山大麻子、六轴子、闹羊花子、伏茄子、醉仙桃。

【来源】 茄科植物洋金花 *Datura metel* L.或毛曼陀罗 *Datura innoxia* Mill.花的干燥花。

【形态】 (1)洋金花。一年生直立草木而呈半灌木状,高0.5~1.5m,全体近无毛;茎基部稍木质化。叶卵形或广卵形,顶端渐尖,基部不对称圆形、截形或楔形,长5~20cm,宽4~15cm,边缘有不规则的短齿或浅裂、或全缘而波状,侧脉每边4~6条;叶柄长2~5cm。花单生于枝权间或叶腋,花梗长约1cm。花萼筒状,长4~9cm,直径2cm,裂片狭三角形或披针形,果时宿存部分增大成浅盘状;花冠长漏斗状,长14~20cm,檐部直径6~10cm,筒中部之下较细,向上扩大呈喇叭状,裂片顶端有小尖头,白色、黄色或浅紫

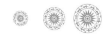

色,单瓣、在栽培类型中有 2 重瓣或 3 重瓣;雄蕊 5,在重瓣类型中常变态成 15 枚左右,花药长约 1.2cm;子房疏生短刺毛,花柱长 11~16cm。蒴果近球状或扁球状,疏生粗短刺,直径约 3cm,不规则 4 瓣裂。种子淡褐色,宽约 3mm。花果期 3—12 月。

(2)毛曼陀罗。一年生直立草本或半灌木状,高 1~2m,全体密被细腺毛和短柔毛。茎粗壮,下部灰白色,分枝灰绿色或微带紫色。叶片广卵形,长 10~18cm,宽 4~15cm,顶端急尖,基部不对称近圆形,全缘而微波状或有不规则的疏齿,侧脉每边 7~10 条。花单生于枝杈间或叶腋,直立或斜升;花梗长 1~2cm,初直立,花萎谢后渐转向下弓曲。花萼圆筒状而不具棱角,长 8~10cm,直径 2~3cm,向下渐稍膨大,5 裂,裂片狭三角形,有时不等大,长 1~2cm,花后宿存部分随果实增大而渐大呈五角形,果时向外反折;花冠长漏斗状,长 15~20cm,檐部直径 7~10cm,下半部带淡绿色,上部白色,花开放后呈喇叭状,边缘有 10 尖头;花丝长约 5.5cm,花药长 1~1.5cm;子房密生白色柔针毛,花柱长 13~17cm。蒴果俯垂,近球状或卵球状,直径 3~4cm,密生细针刺,针刺有韧曲性,全果亦密生白色柔毛,成熟后淡褐色,由近顶端不规则开裂。种子扁肾形,褐色,长约 5mm,宽 3mm。花果期 6—9 月。

【分布】 洋金花分布于广西岑溪、昭平、北流、玉林、五鸣、那坡、东兰各地,浙江、江苏、福建、广东、湖北等地亦有分布。毛曼陀罗分布于河北、山东、河南、湖北、江苏、新疆阿尔泰地区,我国大连、北京、上海、南京等许多城市多有栽培。

【性状鉴别】 (1)洋金花。花萼已除去,花冠及附着的雄蕊皱缩成卷条状,长 9~16cm,黄棕色。展平后,花冠上部呈喇叭状,先端 5 浅裂,裂片先端短尖,短尖下有 3 条明显的纵脉纹,裂片间微凹陷;雄蕊 5,花丝下部紧贴花冠筒,花药扁平,长 1~1.5cm,为

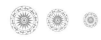

花冠的 3/4;雌蕊 1,柱头棒状。烘干品质柔韧,气特异;晒干品质脆,气微臭,味辛苦。

(2)毛曼陀罗。花形与洋金花类似但较短,萼筒黄绿色至灰绿色,花萼为花冠长 1/2,萼筒上有 5 棱,长 3~5cm,灰绿色,外被灰白色柔毛。花冠长 10~18cm,花冠边缘 5 裂,裂片三角形,裂片长约 1.5cm,表面密生毛茸,裂片间有短尖,花丝与花冠近等长,柱头截形。花药长约 1cm。

【化学成分】 洋金花富含生物碱,其中东莨菪碱(scopolamine)约占总生物碱85%,莨菪碱(hyoscyamine)和阿托品(atropine)共约占 15%;亦含醉茄甾五环内酯类化合物 daturametelin A、daturametelin B、daturametelin,醉茄甾六环内酯类化合物 daturilin、daturlinol、daturametelin D、daturametelin F、daturametelin G-Ac、datumetelin。毛曼陀罗花主要化学成分为生物碱,含量约为 0.19%~0.53%,其中东莨菪碱为 0.17%~0.53%、莨菪碱为 0.01%~0.49%,还含阿托品、酪胺(tyramine)、阿朴东莨菪碱(aposcopolamine)即阿朴天仙子碱(apohyoscine)等;含黄酮类成分,如 7-O-α-L-吡喃鼠李糖基-山柰酚(7-O-α-L-rhamnopyranosyl-kaempferol)、7-O-β-D-吡喃葡萄糖基-山柰酚(7-O-β-D-glucopyrano-syl-kaempferol)、3-O-β-D-吡喃葡萄糖基-7-O-α-L-吡喃鼠李糖基-山柰酚(3-O-β-D-glucopyranosyl-7-O-α-L-rhamnopyranosyl-kaempferol)、3-O-β-D-吡喃葡萄糖基(1→2)-β-D-吡喃葡萄糖基-山柰酚[3-O-β-D-glucopyranosyl(1→2)-β-D-glucopyranosyl-kaempferol]等;还含木脂素类成分,如(+)-pinoresinol-O-β-D-diglu-copyranoside、(+)-pinoresinol-O-β-D-glucopyranoside、(+)-isolariciresinol。

【药性】 苦、辛,温,有毒。

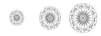

【用法用量】 煎汤;0.15~0.3g,或浸酒。外用:煎水洗或浸酒涂擦。

【功能主治】 平喘止咳、麻醉止痛、解痉止搐。用于哮喘咳嗽、脘腹冷痛、风湿痹痛、癫痫、惊风、外科麻醉。

第四节　清热解毒药

1.鱼腥草

【壮名】 Yizcinghcauj

【别名】 岑草、蕺菜、菹菜、紫背鱼腥草、紫蕺、菹子、臭猪巢、侧耳根、猪鼻孔、九节莲、折耳根、臭腥草。

【来源】 双子叶植物三白草科蕺菜 *Houttuynia cordata Thunb* 的全草。

【形态】 鱼腥草为多年生草本,高30~50cm,全株有腥臭味;茎上部直立,常呈紫红色,下部匍匐,节上轮生小根。

叶互生,薄纸质,有腺点,背面尤甚,卵形或阔卵形,长4~10cm,宽2.5~6cm,基部心形,全缘,背面常紫红色,掌状叶脉5~7条,叶柄长1~3.5cm,无毛,托叶膜质长1~2.5cm,下部与叶柄合生成鞘。花小,夏季开,无花被,排成与叶对生、长约2cm的穗状花序,总苞片4片,生于总花梗之顶,白色,花瓣状,长1~2cm,雄蕊3,花丝长,下部与子房合生,雌蕊由3个合生心皮所组成。蒴果近球形,直径2~3mm,顶端开裂,具宿存花柱。种子多数,卵形。花期5—6月,果期10—11月。

【分布】 分布于我国中部、东南至西南部各省区市。

【性状鉴别】 茎扁圆形,皱缩而弯曲,长20~30cm;表面黄棕色,具纵棱,节明显,下部节处有须根残存;质脆,易折断。叶互生,多皱缩,展平后心形,长 3~5cm,宽 3~4.5cm;上面暗绿或黄绿色,下面绿褐色或灰棕色;叶柄细长,基部与托叶合成鞘状。穗状花序顶生。搓碎有鱼腥气,味微涩。以叶多、色绿、有花穗、鱼腥气浓者为佳。

【化学成分】　全草含挥发油,其中有效成分为癸酰乙醛(即鱼腥草素,decanoyl acetaldehyde)、月桂醛(lauraldehyde)、2-十一烷酮(2-undecanone)、丁香烯(caryophyllene)、芳樟醇(linalool)、乙酸龙脑酯(bornyl acetate)、α-蒎烯(α-pinene)、莰烯(camphene)、月桂烯(myrcene)、d-柠檬烯(d-limonene)、甲基正壬基酮(methyl-n-nonylketone)、癸醛(capric aldehyde)、癸酸(capric acid)、槲皮素(quercetin)、槲皮苷(quercitrin)、异槲皮苷(isoquercitrin)、瑞诺苷(reynoutrin)、金丝桃苷(hyperin)、阿夫苷(afzerin)、芸香苷(rutin)。

【药性】　性微寒,味苦。

【用法用量】　内服:煎汤,15~25g,不宜久煎;或鲜品捣汁,用量加倍。外用:适量,捣敷或煎汤熏洗。

【功能主治】　清热解毒,利尿消肿。治肺炎、肺脓疡、热痢、疟疾、水肿、淋病、白带、痈肿、痔疮、脱肛、湿疹、秃疮、疥癣。

2.金银花

【壮名】　Vagimngaenz

【别名】　金银藤、银藤、二色花藤、二宝藤、右转藤、子风藤、鸳鸯藤、二花。

【来源】　本品为忍冬科植物忍冬 *Lonicera japonica* Thunb.的干燥花蕾或初开的花。夏初花开放前采收,干燥。

【形态】　多年生半常绿缠绕木质藤本,长达 9m。茎中空,多分枝,幼枝密被短柔毛和腺毛。叶对生;叶柄长 4~10cm,密被短

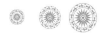

柔毛;叶纸质,叶片卵形、长圆卵形或卵状披针形,长 2.5~8cm,宽 1~5.5cm,先端短尖、渐尖或钝圆,基部圆形或近心形,全缘,两面和边缘均被短柔毛。花成对腋生,花梗密被短柔毛和腺毛;总花梗通常单生于小枝上部叶腋,与对柄等长或稍短,生于下部者长 2~4cm,密被短柔毛和腺毛;苞片 2,叶状,卵形或椭圆形,长约 3.5mm,被毛或近无毛;小苞片长约 1mm,被短毛及腺毛;花萼短小,萼筒长约 2mm,无毛,5 齿裂,裂片卵状三角形或长三角形,先端尖,外面和边缘密被毛;花冠唇形,长 3~4cm,上唇 4 浅裂,花冠筒细长,外面被短毛和腺毛,上唇 4 裂片先端钝形,下唇带状而反曲,花初开时为白色,2~3 天后变金黄色;雄蕊 5,着生于花冠内面筒口附近,伸出花冠外;雌蕊 1,子房下位,花柱细长,伸出。浆果球形,直径 6~7mm,成熟时蓝黑色,有光泽。花期 4—7 月,果期 6—11 月。

【分布】 全国各地。

【性状鉴别】 下细,略弯曲,长 1.3~5.5cm,上部直径 2~3mm。表面淡黄色或淡黄棕色,久贮色变深,密被粗毛或长腺毛;花萼细小,绿色,萼筒类球形,长约 1mm,无毛,先端 5 裂,萼齿卵状三角形,有毛;花冠筒状,上部稍开裂成二唇形,有时可见开放的花;雄蕊 5,附于筒壁;雌蕊 1,有一细长花柱。握清香,味甘微苦。

【化学成分】 含绿原酸(chlorogenic acid)、异绿原酸(isochlorogenicacid)、白果醇(ginnol)、β-谷甾醇(β-sitosterol)、豆甾醇(stigmasterol)、β-谷甾醇-D-葡萄糖苷(β-sitosteryl-D-glucoside)、豆甾醇-D-葡萄糖苷(stigmasteryl-D-glucoside),还含挥发油其成分有芳樟醇(linalool)、左旋-顺三甲基-2-乙烯基-5-羟基-四氢吡喃(cis-2,6,6-trimethyl-2-vinyl-5-hydroxy-tetrahydroxypyran)、棕榈酸乙酯(ethyl palmitater)、1,1-联二环己烷(1,1-bicyclohexyl)、亚油酸甲酯

（methy linoleate）、3-甲基-2-（2-戊烯基）-2-环戊烯-1-酮、反-反金合欢醇（trans,trans-farnesol）、亚麻酸乙酯（ethyl linolenate）、β-荜澄茄油烯（β-cubebene）、顺-3-己烯-1-醇（cis-3-hexen-1-ol）、α-松油醇（α-terpineol）、牻牛儿醇（geraniol）、苯甲酸苄酯（benzyl benzoate）、2-甲基-1-丁醇（2-methyl-1-butanol）、苯甲醇（benzyl alcohol）、苯乙醇（phenethyl alcohol）、顺-芳樟醇氧化物（cis-linalool oxide）、丁香油酚（eugenol）及香荆芥酚（carvacrol）等数十种。

【药性】 甘,寒。

【用法用量】 内服,煎汤,10~20g;或入丸散。外用:适量,捣敷。

【功能主治】 清热解毒,凉散风热。用于痈肿疔疮、喉痹、丹毒、热毒血痢、风热感冒、温病发热。

3.马鞭草

【壮名】 Gomaxbien

【别名】 紫顶龙芽草、野荆芥、龙芽草、凤颈草、蜻蜓草、退血草、燕尾草。

【来源】 为马鞭草科植物马鞭草 Verbena officinalis L.的地上部分。

【形态】 多年生草本,通常高30~80cm。茎上部方形,老后下部近圆形。叶对生,卵形至短圆形,长2~8cm,宽1~4cm,两面有粗毛,边缘有粗锯齿或缺刻,茎生叶无柄,多数3深裂,有时羽裂,裂片边缘有不整齐锯齿。穗状花序顶生或生于上部叶腋,开花时通常似马鞭,每花有1苞片,苞片比萼略短,外面有毛;花萼管状,5齿裂;花冠管状,淡紫色或蓝色,近2唇形;雄蕊4,二强;子房4室,每室1胚珠。熟时分裂为4个长圆形的小坚果。花期6—8月,果期7—11月。

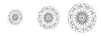

【分布】 全国各地。

【性状鉴别】 本品茎呈方柱形,多分枝,四面有纵沟,长0.5~1m;表面绿褐色,粗糙;质硬而脆,断面有髓或中空。叶对生,皱缩,多破碎,绿褐色,完整者展平后叶片3深裂,边缘有锯齿。穗状花序细长,有小花多数。无臭,味苦。

【化学成分】 全草含马鞭草苷(verbenalin)、5-羟基马鞭草苷;另含苦杏仁酶、鞣质;叶又含腺苷(adenoside)、β-胡萝卜素。

【药性】 苦,凉。归肝、脾经。

【用法用量】 4.5~9g。

【功能主治】 活血散瘀,截疟,解毒,利水消肿。用于症瘕积聚、经闭痛经、疟疾、喉痹、痈肿、水肿、热淋。

4.绞股蓝

【壮名】 Gocaetmbaw

【别名】 天堂草、福音草、超人参、公罗锅底、遍地生根、七叶胆、五叶参和七叶参等。

【来源】 为葫芦科植物绞股蓝 *Gynostemma pentaphyllum* (Thunb.) Mak.的全草。

【形态】 草质攀缘植物;茎细弱,具分枝,具纵棱及槽,无毛或疏被短柔毛。叶膜质或纸质,鸟足状,具3~9小叶,通常5~7小叶,叶柄长3~7cm,被短柔毛或无毛;小叶片卵状长圆形或披针形,中央小叶长3~12cm,宽1.5~4cm,侧生叶较小,先端急尖或短渐尖,基部渐狭,边缘具波状齿或圆齿状牙齿,上面深绿色,背面淡绿色,两面均疏被短硬毛,侧脉6~8对,上面平坦,背面凸起,细脉网状;小叶柄略叉开,长1~5mm。卷须纤细,2歧,稀单一,无毛或基部被短柔毛。花雌雄异株。雄花圆锥花序,花序轴纤细,多分枝,长10~15cm,分枝广展,长3~4cm,有时基部具小叶,被短柔毛;花梗丝状,长 1~4mm,基部具钻状小苞片;花萼筒极短,5 裂,裂片三角形,长约 0.7mm,先端急尖;花冠淡绿色或白色,5 深裂,裂片卵状披针形,长 2.5~3mm,宽约 1mm,先端长渐尖,具 1 脉,边缘具缘毛状小齿;雄蕊 5,花丝短,联合成柱,花药着生于柱之顶端。雌花圆锥花序远较雄花之短小,花萼及花冠似雄花;子房球形,2~3 室,花柱 3,短而叉开,柱头 2 裂;具短小的退化雄蕊 5。果实肉质不裂,球形,直径 5~6mm,成熟后黑色,光滑无毛,内含倒垂种子 2 粒。种子卵状心形,径约 4mm,灰褐色或深褐色,顶端钝,基部心形,压扁,两面具乳突状凸起。花期 3—11 月,果期 4—12 月。

【分布】　分布于广西临桂、灵川、龙胜、蒙山、灵山、平南、容县、百色、靖西、那坡、乐业、隆林、河池、南丹、都安、金秀等地,陕西南部和长江以南各省区亦有分布。

【性状鉴别】　本品为干燥皱缩的全草,茎纤细灰棕色或暗棕色,表面具纵沟纹,被稀疏毛茸,润湿展开后,叶为复叶,小叶膜质,通常 5~7 枚,少数 9 枚,叶柄长 2~4cm,被糙毛;侧生小叶卵状长圆形或长圆状披针形,中央 1 枚较大,长 4~12cm,宽 1~3.5cm;先端渐尖,基部楔形,两面被粗毛,叶缘有锯齿,齿尖具芒。常可见到果实,圆球形,直径约 5mm,果梗长 3~5mm。味苦,具草腥气。

【化学成分】　含绞股蓝皂苷 1-52(gypenosides 1-52),其中 3、4、8、12 分别与人参皂苷 Rb1、Rb3、Rd、Rf2 结构相同,另含有黄酮、糖类。

【药性】　味苦,微甘,性凉。

【用法用量】　内服:煎汤,15~30g,研末,3~6g;或泡茶饮。外用:适量,捣烂涂擦。

【功能主治】　益气健脾,化痰止咳,清热解毒。

5.半枝莲

【壮名】 Nomjsoemzsaeh

【别名】 通经草、紫连草、并头草、牙刷草、小韩信草、水韩信、小耳挖草、溪边黄芩、金挖耳、野夏枯草、方草儿、半向花、半面花、偏头草、四方草、耳挖草、小号向天盏、虎咬红、再生草、赶山鞭、狭叶向天盏。

【来源】 为唇形科植物半枝莲 *Scutellaria barbata* D. Don 的全草。开花时采收,去根,鲜用或晒干。

【形态】 多年生草本。根须状。茎直立,四棱形,高 15～50cm。叶对生;卵形至披针形,长 7～32mm,宽 4～15mm,基部截形或心脏形,先端钝形,边缘具疏锯齿;茎下部的叶有短柄,顶端的叶近于无柄。花轮有花 2 朵并生,集成顶生和腋生的偏侧总状花序;苞片披针形,上面及边缘有毛,背面无毛;花柄长 1～15mm,密被黏液性的短柔毛;花萼钟形,顶端 2 唇裂,在花萼管一边的背部常附有盾片;花冠浅蓝紫色,管状,顶端 2 唇裂,上唇盔状、3 裂,两侧裂片齿形,中间裂片圆形,下唇肾形;雄蕊 4,二强,不伸出;子房 4 裂,花柱完全着生在子房底部,顶端 2 裂。小坚果球形,横生,有弯曲的柄。花期 5—6 月,果期 6—8 月。

【分布】 分布于河北、山东、陕西、河南、江苏、浙江、台湾、福建、江西、湖北、湖南、广东、广西、四川、贵州、云南等省区。

【性状鉴别】 干燥全草,叶片多已脱落,为带有花穗的茎与枝,长 15～25cm,四棱形,表面黄绿色或紫棕色,光滑,质柔软,折断面纤维状,中空;残留的叶片深黄绿色,多破碎不全,皱缩卷曲,质脆而易脱落;花穗着生在枝端,黄绿色。臭微弱,味微咸苦。

【化学成分】 全草含红花素(carthamidin)、异红花素(iso-carthamidin)、高山黄芩素(scutellarein)、野黄芩苷(scutellarin)、β-

谷甾醇(β-sitosterol)、硬脂酸(steraric acid)、汉黄芩素(wogonin)、半枝莲素(scutervulin)、半枝莲种素(rivularin)、柚皮素(naringenin)、芹菜素(apigenin)、粗毛豚草素(hispedulin)、圣草素(eriodictyol)、木犀草素(luteolin)、5,7,4-三羟基-8-甲氧基黄烷酮(5,7,4-trihydroxy-6-methoxyflavanone)、4-羟基汉黄芩素(4-hydroxy wogonin)、7-羟基-5,8-二甲氧基黄酮(7-hydroxy-5,8-dimethoxyfla-vane)、对-羟基苯甲醛(p-hydroxy benzaldehyde)、对-羟基苄基丙酮(p-hydroxy benzylacetone)、对-香豆酸(p-coumaric aicd)、原儿茶酸(protocatechuic acid)、乌苏酸(ursolic acid)、甾醇、生物碱、多糖等。

【药性】　辛,平。

【用法用量】　内服:煎汤,25～50g(鲜品50～100g);或捣汁。外用:捣敷。

【功能主治】　清热,解毒,散瘀,止血,定痛。治吐血、衄血、血淋、赤痢、黄疸、咽喉疼痛、肺痈、疔疮、瘰疬、疮毒、癌肿、跌打刀伤、蛇咬伤。

6.淡竹叶

【壮名】　Gogaekboux

【别名】　碎骨子、山鸡米、金鸡米、迷身草。

【来源】　本品为禾本科植物淡竹叶 *Lophatherum gracile* Brongn.的干燥茎叶。夏季未抽花穗前采割,晒干。

【形态】　多年生草本,高40～100cm。有短缩而稍木质化的根茎,须根中部常膨大为纺锤形的块根。茎丛生,细长直立,中空,表面有微细的纵纹,基部木质化。叶互生;叶片披针形,长5～20cm,宽2～3.5cm,先端渐尖,基部楔形而渐狭缩成柄状,全缘,两面无毛或具小刺毛,脉平行,小横脉明显,中脉在背面明显突起;叶

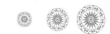

鞘光滑或一边有纤毛;叶舌截形,长 0.5~1mm,质硬,边缘有毛。圆锥花序顶生,长 10~30cm,分枝较少,小穗疏生,长 7~12mm,宽 1.5~2.5mm,伸展或成熟时扩展,基部光滑或被刺毛,具极短的柄;颖矩圆形,具 5 脉,先端钝,边缘膜质,第一颖较第二颖短;外稃较颖长,披针形,具 7~9 脉,顶端的数枚外稃中空,先端具短芒,内稃较短,膜质透明;子房卵形,花柱 2 枚,柱头羽状。花期 7—9 月,果期 10 月。

【分布】 分布于广西融水、桂林、临桂、永福、龙胜、金秀、龙州等地,江苏、安徽、浙江、江西、福建、台湾、湖南、广东、广西、四川、云南等省区亦有分布。

【性状鉴别】 干燥带叶的茎枝,全长 30~60cm。茎枯黄色,中空,扁压状圆柱形,直径 1~2mm;有节,叶鞘抱茎,沿边缘有长而白色的柔毛。叶片披针形,皱缩卷曲,长 5~20cm,宽 2~3.5cm,青绿色或黄绿色,二面无毛或被短柔毛,脉平行,有明显的小横脉,质轻而柔弱。气微弱,味淡。以色青绿、叶大、梗少、无根及花穗者为佳。

【化学成分】 茎、叶含三萜类化合物芦竹素、印白茅素、蒲公英赛醇和无羁萜,另外地上部分含酚性成分、氨基酸、有机酸、糖类。

【药性】 甘淡,寒。

【用法用量】 煎服,6~9g。

【功能主治】 清心火,除烦热,利小便。治热病口渴、心烦、小便赤涩、淋浊、口糜舌疮、牙龈肿痛。

7.三叉苦

【壮名】 Gosamnga

【别名】 三丫苦、三叉虎、三桠苦、斑鸠花、小黄散、三岔叶、跌打五(广西)、鸡骨树。

【来源】　芸香科吴茱萸属植物三叉苦 *Evodia lepta*（Spreng.）Merr.，以根及叶入药。全年可采，根洗净，切片晒干备用；叶阴干备用。

【形态】　高 2~8m，全株味苦。树皮灰白色，有长圆形皮孔。叶为三数复叶，对生；叶柄长 3~10cm，基部略胀大；小叶片长圆状披针形，长 6~12cm，宽 2~6cm，纸质，先端钝尖，全缘或不规则浅波状，叶上面深绿色，下面黄绿色，有腺点，小叶柄短。伞房状圆锥花序腋生，花轴及花梗初时被短柔毛，花后渐脱落。花小，单性，黄白色，略芳香；萼深裂，广卵形，长约 0.5mm；花瓣 4，卵圆形至长圆形，长 1.5~2mm，有腺点；有雄蕊 4，较花瓣长，花丝线形，花药卵状长圆形，退化子房短小；子房密被毛，退化雄蕊 4，较花瓣短，花药不育。蓇葖果常 2~3，稀 1 或 2，外果皮暗黄褐色至红褐色，有乳点；种子黑色有光泽，卵状球形。

生于丘陵、平原、溪边，林缘的灌丛中。

【分布】　分布于台湾、福建、江西、广东、海南、广西、贵州及云南南部，最北限约在北纬25°，西南至云南腾冲。

【性状鉴别】　枝叶多已切成碎块。茎皮表面灰青色，间有白皮斑，皮部易脱落，木部白色，致密细结；茎枝断面中央有白色的髓，具油臌(败油)气，味苦。完整叶片展平后呈三出指状复叶，具长柄；小叶纸质，长 6~12cm，宽 2~5cm，先端长尖，基部渐窄下延成小叶柄，全缘或不规则微波状；叶面黄绿色，光滑，可见小油点，叶背颜色较浅。揉之有香气，味极苦。

根呈不规则的片块状，直径 2~5cm，片厚 1~2cm。根皮表面黄白色，稍粗糙，有微突起的淡黄色皮孔。

【化学成分】　叶、根含生物碱。叶还含挥发油，油中主要成

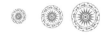
分为 α-蒎烯和糠醛。

【药性】 苦,寒。

【用法用量】 15~30g,水煎服;或研粉入丸、散剂。外用鲜叶捣烂敷或煎水洗患处。

【功能主治】 清热解毒,行气止痛,燥湿止痒。用于热病高热不退、咽喉肿痛、热毒疮肿、风湿痹痛、湿火骨痛、毒蛇咬伤、胃热痛、跌打肿痛。外用治肤湿热疮、皮肤瘀痒、痔疮。

第五节 补虚药

1.龙眼

【壮名】 Nohmaknganx

【别名】 桂圆、圆眼。

【来源】 本品为无患子科龙眼属植物龙眼 *Dimocarpus longan* Lour.的假种皮。夏、秋二季采收成熟果实,干燥,除去壳、核,晒至干爽不黏。

【形态】 常绿乔木,高达 10m,树皮暗灰色,粗糙,枝条灰褐色,密被褐色毛。羽状复叶互生;小叶 4~12,革质,椭圆形或椭圆状披针形,长 6~20cm,宽 2~5cm,全缘或微波状,下面粉绿色。圆锥花序顶生或腋生,有锈色星状柔毛;花小,杂笋,黄白色;花萼 5 深裂,黄色;花瓣 5,被白毛,花盘明显;雄蕊 7~9;子房上位,密被毛。果球形,外果皮黄褐色,略有细瘤状突起。鲜假种皮白色透明,肉质味甜。种子黑色,有光泽。花期 3—4 月,果期 7—8 月。

【分布】 我国西南部至东南部栽培很广,以福建最盛,广东次之;云南及广东、广西南部亦见野生或半野生于疏林中。

【性状鉴别】 生药为由顶端纵向裂开的不规则块片,长约

1.5cm,宽1.5~3.5cm,厚不及1mm,表面黄棕色,半透明;靠近果皮的一面皱缩不平,粗糙;靠近种皮的一面光亮而有纵皱纹。质柔韧而微有黏性,常黏结呈块状。气香,味浓甜而特殊。以片大、肉厚、质细软、色棕黄、半透明、味浓甜者为佳。

【化学成分】　干果肉含可溶性部分79.77%、不溶性物质19.39%、灰分3.36%。其可溶性部分含葡萄糖(glucose)26.91%、蔗糖(sucrose)0.22%、酸类(以酒石酸计)1.26%、腺嘌呤(adenine)和胆碱(choline)等含氮物质6.31%等。此外,尚含蛋白质5.60%和脂肪杂质及残留的核壳。

【药性】　甘;温。

【用法用量】　内服:煎汤,10~15g,大剂量30~60g;或熬膏;或浸酒;或入丸、散。

【功能主治】　补心脾,益气血,安心神。主心脾两虚、气血不足所致的惊悸、怔忡、失眠、健忘、血虚萎黄、月经不调、崩漏。

2.枸骨

【壮名】　Gazhaemz

【别名】　猫儿刺、老虎刺、八角刺、鸟不宿、狗骨刺、猫儿香、老鼠树。

【来源】　为冬青科的植物枸骨 *Ilex cornuta* Lindl.et Paxt.的果实。

【形态】　树皮灰白色,高(0.6~)1~3m;稀有8~10m。幼枝具纵脊及沟,沟内被微柔毛或变无毛,二年枝褐色,三年生枝灰白色,具纵裂缝及隆起的叶痕,无皮孔。叶片厚革质,二型,四角状长圆形或卵形,长4~9cm,宽2~4cm,先端具3枚尖硬刺齿,中央刺齿常反曲,基部圆形或近截形,两侧各具1~2刺齿,有时全缘(此情况常出现在卵形叶),叶面深绿色,具光泽,背淡绿色,无光泽,两面无毛,主脉在上面凹下,背面隆起,侧脉 5 或 6 对,于叶缘附近网结,在叶面不明显,在背面凸起,网状脉两面不明显;叶柄长 4~8mm,上面具狭沟,被微柔毛;托叶胼胝质,宽三角形。花序簇生于二年生枝的叶腋内,基部宿存鳞片近圆形,被柔毛,具缘毛;苞片卵形,先端钝或具短尖头,被短柔毛和缘毛;花淡黄色,4 基数。雄花:花梗长 5~6mm,无毛,基部具 1~2 枚阔三角形的小苞片;花萼盘状;直径约 2.5mm,裂片膜质,阔三角形,长约 0.7mm,宽约 1.5mm,疏被微柔毛,具缘毛;花冠辐状,直径约 7mm,花瓣长圆状卵形,长 3~4mm,反折,基部合生;雄蕊与花瓣近等长或稍长,花药长圆状卵形,长约 1mm;退化子房近球形,先端钝或圆形,不明显的 4 裂。雌花:花梗长 8~9mm,无毛,基部具 2 枚小的阔三角形苞片;花萼与花瓣像雄花;退化雄蕊长为花瓣的 4/5,略长于子房,败育花药卵状箭头形;子房长圆状卵球形,长 3~4mm,直径 2mm,柱头盘状,4 浅裂。果球形,直径 8~10mm,成熟时鲜红色,基部具四角形宿存花萼,顶端宿存柱头盘状,明显 4 裂;果梗长 8~14mm。分核 4,轮廓倒卵形或椭圆形,长 7~8mm,背部宽约 5mm,遍布皱纹和皱纹状纹孔,背部中央具 1 纵沟,内果皮骨质。花期 4—5 月,果期 10—12 月。

【分布】 分布于广西桂林、临桂等地,江苏、上海、安徽、浙江、江西、湖北、湖南等省区市亦有分布。

【性状鉴别】 枸骨叶呈类长方形或矩圆状长方形,偶有长卵圆形,长 3~8cm,宽 1.5~4cm。先端具 3 枚较大的硬刺齿。上表面黄绿色或绿褐色,有光泽,下表面灰黄色或灰绿色。叶脉羽状,叶柄较短。革质,硬而厚。气微,味微苦。

【化学成分】 主要含三萜皂苷、黄酮、多酚、脂肪酸等多种类型化合物。枸骨中富含三萜及其苷类化合物,已发现的苷元有 3

种类型,分别为羽扇豆烷型、乌苏烷型和齐墩果烷型;糖的种类主要有阿拉伯糖、葡萄糖及其衍生物,连接位置分别为 3 位和(或) 28 位。枸骨叶含有黄酮类化合物,如槲皮素、异鼠李素、金丝桃苷、山奈酚-3-O-β-D-葡萄糖苷、异鼠李素-3-O-β-D-葡萄糖苷。枸骨含有多酚类及其衍生物,如 3,4-二咖啡酰鸡纳酸、3,5-二咖啡酰鸡纳酸、2,4-二羟基苯甲酸、3,4-二羟基桂皮酸、七叶内酯。枸骨叶也有含脂肪酸类成分,如正二十二烷酸和正二十六烷酸。枸骨叶还含有其他类型成分,如链状倍半萜 tanacetene、腺苷、胡萝卜苷、2 个新的糖脂类化合物苦丁茶糖脂素甲和乙。

【药性】 苦、涩,微温。

【用法用量】 内服:煎汤,9~15g,或浸酒。

【功能主治】 滋阴,益精,活络。治阴虚身热、淋浊、崩带、筋骨疼痛。

3.黄花倒水莲

【壮名】 Govahenj

【别名】 黄花大远志、黄花远志、吊黄、倒吊黄花。

【来源】 为远志科植物黄花倒水莲 *Polygala fallax* Hemsl.的根或全株。

【形态】 落叶灌木,高 1~3m,全株有甜味。根粗壮,淡黄色,肉质。树皮灰白色。叶互生;膜质;披针形或倒卵状披针形,长 8~20cm,宽 3~7cm,先端渐尖,基部渐狭或近圆形,全缘;具短柄。总状花序顶生,下垂;花黄色,左右对称;萼片 5,内面 2 枚大而花瓣状;花瓣 3,下部合生,中央的一瓣较大,呈囊状,近顶端处有流苏状附属物;雄蕊 8,花丝下部合生;子房上位,2 室。蒴果阔肾形,扁平。种子有毛,一端平截,一端突起。花期夏季。

【分布】 分布于广西武鸣、马山、上林、融水、桂林、阳朔、临

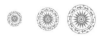

桂、灵山、兴安、永福、龙胜、恭城、苍梧、上思、平南、玉林、容县、凌云、隆林等地,江西、福建、湖南、广东、云南等省区亦有分布。

【性状鉴别】　根粗大,肥厚多肉,直径 0.6~3cm,有分枝,表面淡黄色,味略苦。单叶互生,具柄;叶片质薄,多皱缩,完整叶呈窄长方形或倒卵状披针形,长 5~20cm,宽 3~7cm,先端渐尖,基部渐窄或楔形或近圆形,全缘,两面无毛或疏毛短柔毛。气微,味淡。

【化学成分】　含皂苷、多糖等成分。

【药性】　甘,微苦,性平。

【用法用量】　内服:煎汤,15~30g。外用:适量,捣敷。

【功能主治】　补虚健脾、散瘀通络。主治劳倦乏力、子宫脱垂、小儿疳积、脾虚水肿、带下清稀、风湿痹痛、腰痛、有经不调、痛经、跌打损伤。

第六节　调气药

1.黄皮

【壮名】　Gomaedgyaj

【别名】　接骨木、山黄皮、假黄皮、山茴香。

【来源】　为山茱萸科植物长圆叶梾木 *Swida oblonga*（Wall.）Sojak 的树皮。

【形态】　常绿灌木或小乔木,高约 3m。全株有香气,以叶为甚。奇数羽状复叶互生,常聚生于枝顶,长 15~40cm;小叶柄带红色,长 4~8mm;小叶 5~15,卵形、卵状披针形至披针形,长 5~9cm,宽2.5~4cm,先端急尖或渐尖,或尾状尖而钝头,基部钝斜或为宽楔形至楔形,两侧略不对称,边缘有明显的圆锯齿,上面深绿,下面浅绿,近于无毛。聚伞圆锥花序腋生;花柄无毛;萼片 4,稀为 5,广卵形,长不超过 1mm;花瓣 4~5,白色,长圆形,长 3~4mm;子房上位,近圆球形,花柱比子房短,柱头略成四棱。浆果近圆球形,直径 6~10mm,紫黑色或暗紫色;每果有种子 1~4 颗。花期夏季,果期秋季。

【分布】　分布于我国南部,广西各地、广东、福建均有栽培。

【性状鉴别】　本品为单数羽状复叶,小叶 5~13,多皱缩,破碎,黄绿色至深绿色,完整者呈阔卵形或卵状椭圆形,密布细小半透明油点及疏柔毛,长 4~13cm,宽 2~5cm,先端急尖或短渐尖,基部楔形至圆形,两侧不对称,叶全缘或浅波状至浅圆齿状,略反卷,叶脉于叶面凹下,于背面凸起,小叶柄被短柔毛,长 2~4mm,质脆。气香,味微苦辛。

【化学成分】　根皮含欧前胡内酯(imperatorin),齿叶黄皮素(dentatin),去甲齿叶黄皮素(nordentatin)。

【药性】　味苦、辛,性温。

【用法用量】　内服:煎汤,15~30g(鲜品 30~60g)。外用:适量,煎水洗或捣烂敷。

【功能主治】　祛风散寒,活络止痛。主治风寒湿痹、腰痛、跌打损伤、骨折。

2.九里香

【壮名】　Gogoujleixyieng

【别名】　石辣椒、九秋香、九树香、七里香、千里香、万里香、过山香、黄金桂、山黄皮、千只眼、月橘。

【来源】　芸香科植物千里香 *Murraya exotica* L.的枝叶。

【形态】　小乔木,高可达 8m。枝白灰或淡黄灰色,但当年生枝绿色。叶有小叶 3~5,少见 7,小叶倒卵形或倒卵状椭圆形,两侧常不对称,长 1~6cm,宽 0.5~3cm,顶端圆或钝,有时微凹,基部短尖,一侧略偏斜,边全缘,平展;小叶柄甚短。花序通常顶生,或

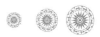

顶生兼腋生,花多朵聚成伞状,为短缩的圆锥状聚伞花序;花白色,芳香;萼片卵形,长约 1.5mm;花瓣 5,长椭圆形,长 10~15mm,盛花时反折;雄蕊 10,长短不等,比花瓣略短,花丝白色,花药背部有细油点 2 颗;花柱稍较子房纤细,与子房之间无明显界限,均为淡绿色,柱头黄色,粗大。果橙黄至朱红色,阔卵形或椭圆形,顶部短尖,略歪斜,有时圆球形,长 8~12mm,横直径 6~10mm,果肉有黏稠胶质液,种子有短的棉质毛。花期 4—8 月,也有秋后开花,果期 9—12 月。

【分布】 分布于广西宁明、上思、那坡、隆林、凌云、乐业、南丹、都安、鹿寨、灵川,台湾、福建、广东、海南等省区亦有分布。

【性状鉴别】 九里香嫩枝呈圆柱形,直径 1~5mm。表面灰褐色,具纵皱纹。质坚韧,不易折断,断面不平坦。羽状复叶有小叶 3~9 片,多已脱落;小叶片呈倒卵形或近菱形,最宽处在中部以上,长约 3cm,宽约 1.5cm;先端钝,急尖或凹入,基部略偏斜,全缘;黄绿色,薄革质,上表面有透明腺点,小叶柄短或近无柄,下部有时被柔毛。气香,味苦、辛,有麻舌感。

【化学成分】 九里香叶含多种香豆素类化合物,如九里香甲素(isomexoticin)、九里香乙素(murpanidin)、九里香丙素(murpanicin)、长叶九里香内酯二醇(murrangatin)、长叶九里香醛(murralongin)、5,7-二甲氧基-8-(3′-甲基-2′-酮基丁基)香豆精[5,7-dimethoxy-8-(3′-methyl-2′-oxobutyl)-coumarin]、海南九里香内酯(hainanmurpanin)、7-甲氧基-8-(2′-甲基-2′-甲酰基丙基)-香豆精[7-methoxy-8-(2′-methyl-2′-formylpropyl) coumarin]、脱水长叶九里香内酯(phebalosin)、8-异戊烯基柠檬油素(8-isopentenyllimettin)、欧芹酚甲醚(osthole)、月橘香豆素(coumurrayin)、九里香香豆精(paniculatin)、欧前胡内酯(im-peratorin)、水合橙皮内酯(meranzin hydrate)、九里香酸(paniculin)、九里香内酯酮

醇(murpaniculol)、水合橙皮内酯甲酸酯(coumurrin)、水合橙皮内酯异戊酸酯(murrayatin)、小芸木呋喃内酯(microminutin)、异橙皮内酯(isomeranzin)、橙皮油内酯烯酸(auraptenol)、长叶九里香内酯二醇乙酸酯(murrangatin acetate)、异九里香内酯酮醇异戊酸酯(paniculonol isovalerate)、九里香内酯醛(panicular)、异长叶九里香醇烟酸酯(isomurralonginol nicotinate)、九里香内酯烯醇醛(panial)、顺式欧芹烯酮酚甲醚(cis-osthenon)等;还含黄酮类化合物,如3′,4′,5,5′,7-五甲氧基黄酮(3′,4′,5,5′,7-pentamethoxy flavone)、3,3′,4′,5,5′,6,7-七甲氧基黄酮(3,3′,4′,5,5′,6,7-heptamethoxy flavone)、3,3′,4′,5,5′,7,8-七甲氧基黄酮(3,3′,4′,5,5′,7,8-heptamethoxy flavone)、3′,4′,5,5′,7,8-六甲氧基黄酮(3′,4′,5,5′,7,8-hexamethoxy flavone)、月橘素(exoticin)、4′-羟基-3,3′,5,5′,6,7-六甲氧基黄酮(4′-hydroxy-3,3′,5,5′,6,7-hexamethoxy flavone)等;又含半胱氨酸(cysteine)、丙氨酸(alanine)、脯氨酸(proline)、酪氨酸(tyrosine)、亮氨酸(leucine)等游离氨基酸,以及催吐萝芙木醇(vomifoliol)、二十八醇(octacosanol)、三十一烷(hentriacotane)、葡萄糖(glucose)。另含挥发油,油中有荜澄茄烯(cadinene)、邻氨基苯甲酸甲酯(methyl anthranilate)、甜没药烯(bisabolene)、β-丁香烯(β-caryophyllene)、牻牛儿醇(geraniol)、3-蒈烯(3-carene)、丁香油酚(eugenol)、香茅醇(citronellol)、水杨酸甲酯(methyl salicylate)、硫-愈创木薁(S-guaiazulene)等。

【药性】 味辛、微苦,性温,小毒。

【用法用量】 内服9~15g,水煎服。外用适量,捣烂敷患处。

【功能主治】 行气活血,散瘀止痛,解毒消肿。主治胃脘疼痛、跌打肿痛、风湿骨痛、牙痛、破伤风、流行性乙型脑炎、虫蛇咬伤、局部麻醉。

第六章　壮医名师

　　在长期与疾病做斗争的实践中,壮医药事业逐渐发展,壮医药专业人员队伍不断壮大。宋代苏颂主编的《本草图经》提到"二广俚医","俚医"是对壮族民间医师的最早称呼,说明至少在宋代,壮族已出现专职医师,并得到社会承认。明清以后也涌现出许多壮族名医。

第一节　古代壮医名师

1. 董奉

　　董奉,字君异,三国时吴国人,今福建省福州人,任侯官,后移居广西梧州。医术高明,擅治内科病。年老时迁居庐山,给人治病不收诊费,嘱家人在后山栽杏树五棵,董奉用杏仁换置药物以施救患者,其高尚医德为后人传颂。

2. 俞仲昌

　　俞仲昌,宋代广西贵县东部人。不求仕途功名,乐善好施,生平忠厚,精通医术,妙手仁心,为人治病不图回报,被人颂扬。

3. 梁大用

　　梁大用,宋代广西苍梧人。为针灸名医。传说他得遇奇人,赠送他一个白色的石头,剖开得到三根针灸用的银针,同时得到针灸的书籍,后来遇到患者,用针灸治疗没有治不好的。

4. 傅林

傅林,明代广西临桂人。医术高明,救死扶伤,活人无数,为众人敬仰。

5. 章润

章润,字良玉,明代广西永福人。弘治甲子年考中举人,擅长作诗,但也精通医术,历任德庆、海阳、四会教谕,后辞官回乡,著有《荆石吟稿》。

6. 梁雍

梁雍,明代广西柳城人。万历壬午年考中举人,历任广通、宜城、来阳知县,均有政绩。后遇到饥荒,瘟疫流行,梁雍即制作药物,分给各家各户,救活无数民众。

7. 舒谧

舒谧,字继安,明代广西宣城人。其曾祖父为太医院名医,后随军队到宾州。舒谧得到医术秘传,救活病危者无数,且不收分毫,对穷人也一样,得众人称颂。

8. 于湘

于湘,字华峰,清代广西鹿寨人。喜好读书,潜心学医数十年,很有心得体会,医名颇著,享年82岁。

9. 邓晴山

邓晴山,清代榴江古班村人。为清朝九品官,善脉医病,享年81岁。

10. 于继唐

于继唐,字授虞,清代榴江人。自幼丧母,生性聪慧,屡试高第,为人端方正直,精通医术及卜卦之术,老年无疾而终。

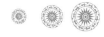

11. 覃德本

覃德本,清代象县同庚村人。生性洒脱,不拘束,少年时遇奇人传授技击秘诀,加上他自己钻研医术,所以善于治疗跌打及刀伤,所带徒弟众多,其后代也继承了他的医术。

12. 侯第福

侯第福,广西三江佳林村人。因家境贫寒,本人跛足而流落到湖南,得奇人传授医术,精通脉理,善用草药,后回乡行医,手到病除,远近闻名,且不索取诊金,受人敬重。

13. 龙云翘

龙云翘,清代广西三江县泗里乡泗福村人。精通医术,擅长内科、外科,自制药丸,均亲自尝试过才用于患者。性慈善,好施舍,数十年如一日,救活患者无数。

14. 李朝连

李朝连,清代邑人。康熙年间,游京都双塔寺学到异术,能诊断出人体五脏的症结,擅长针刺,因常推车卖药,故人称"车子李"或"双塔李"。

15. 黄基奏

黄基奏,清代邑人。精通疮疡金创术,擅长接骨术。

16. 王维相

王维相,字介臣,另一字循齐。喜好读书,特别喜欢读医疗典籍,凡内经素问、仲景、河间、丹溪、东垣等诸医家的书籍,都要精读研究,并领会其中的奥妙,因而医术非常精湛,能够起死回生,且生性慷慨,遇到穷人患病,赠送药物,分文不收。

17. 邓崇

邓崇,清代广西宁明人。精于医术,人称长耳邓公,传颂其诸多诊病的奇异事迹,认为他是扁鹊复生。

18. 扬四

扬四,清代广西邕宁县人。精通医术,擅治奇难重症,因四处游走,故人称为"扬四先生",真名不得而知。

19. 张学敏

张学敏,字士升,清代武缘县人。擅长医术,有人求治,不管刮风下雨,黑夜严寒,必立刻前往诊治,手到病除,享有仲景的美誉。

20. 黎鲸

黎鲸,清代广西藤县人。精通切脉之术及养生之术。

21. 袁鼎玉

袁鼎玉,清代常和药济人。精通医术,享年 91 岁。其子孙继承了他的衣钵。

22. 龙光荣

龙光荣,清代来宾人。性情敦厚,家境贫寒,行医以敬父母,后家境稍为宽裕,对患者则施与药。

23. 周棣华

周棣华,清代建乡萃英村人。精通医术,光绪二十八年疬疫流行,周救活多人,享年 84 岁。

24. 阎铭校

阎铭校,清代全县西边人。精通医术,享年 81 岁。

25. 文运昭

文运昭,字济盛,清代广西兴安县人。父亲早逝,母亲管教严厉,学习勤奋,后遵母命弃学而从医,每次遇到穷人就会免费赠送药,不图回报。

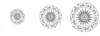

26. 李欢光

李欢光,清代广西桂平人。为当地名医。

27. 周景焕

周景焕,清代乐昌桥甘村人。医术精湛,擅长针刺疗法,有起死回生之术,被当地誉为"活菩萨"。

28. 谢济东

谢济东,清代万乡桥渡村人。精通医理,善于著书作诗,著有《适园诗抄》《脉理素精》。

29. 甘庸德

甘庸德,字元夫,又字玉山,别号一剂先生,清代乾隆时期人,家住平南大乌里,因长于医术而闻名。年少时读书善记忆,日记万言,背诵不忘。15 岁时,学会了按脉诊病。同窗有病,为之开方,服药后很快好转。甘庸德治病,不拘泥古方,深得刘河间、朱丹溪医治的方法。他往往炼药为丸,装在葫芦中,每次诊病必带葫芦去,按病给药,或三四丸至十多丸不等。不能用丸时,就开药方。他制的药丸均以朱砂为衣,如绿豆粒的形状。这种药丸常使患者起死而回生,世人却不知道他如何制法。

他中年时,由于感到出诊步履不便,于是在大安圩设立"佐化堂"药店。中书舍人梁之瑰,去北方供职时,向他要了 100 粒药丸以备用。到京都后,因为这些药不够使用,于是寄信返乡嘱咐甘庸德复制药丸,并愿以百两金买他的制药处方。庸德不给药方,只寄去药丸数千粒。他的堂弟甘业德,在平乐县当训导的官,患病县署中,一帮医生束手无策,因此送返乡里。庸德诊治时,业德病势已危,家人绕床哭泣。庸德略为按脉,对家人说:无妨。吩咐家人拿十多个铜钱出圩市买甘草,随后又叫准备糜粥。说等甘草汤饮后患者必出汗,出汗后苏醒,苏醒后必然饥饿。有人问:何故用甘草?甘庸德说:弟本来没有大病,医生温、凉、补、泻共下,以至水火交战,因药愦乱,甘草解之,先治其标,后治其本。不久,业德病愈。其医术高明,类似如此。县令尚政文有病,服用他的方药,痊愈后书"才堪华国"四字的匾额赠送给他。

甘庸德生平著有《药性赋》《锡葫芦赋》《药王游猎赋》。他去世的时候,梁之瑰已回老家,挽联说道:"济世有方,医术竟难治老;长生无限,仙方何不传人?"

30. 程士超

程士超,号上达,军陵里竹山塘村人。禀性灵敏,自幼诵读经书无数,并能领会。因家境贫寒不能进考举人,便潜心学习医术,四处云游,后遇名医朱易,即拜师从之学医。朱易,号"星洲先生",江西人,生于清代乾隆年间,医术高明,为乡邻所称颂。士超白天随先生看病,晚上则诵读古代经方典籍。不久随先生回九江行医,朱易先生的名声在九江变得非常有名,无论贵贱或贫富之人均称朱易为朱先生,十余年后,朱易逝世。士超继承朱易先生的衣钵,其医术并不亚于朱易先生,所以大家都像尊敬朱易先生一样尊敬士超。士超更加勤奋钻研医术,除了传授与学习老师的医术外,还参考张介宾、薛立斋的经验,善于治疗外淫内伤的疾病。

道光年间匪患渐起,清廷调贵州标营驻扎九江,士兵生病的特别多,管理粮台的官员杨某请士超医治,全营患病的士兵均痊愈,士超而被赏赐六品顶戴的官职。洪秀全起义期间,县令李孟群调军驻扎在九江,士兵又染上瘟疫,请士超到军营治疗,也有好的疗效,后上奏朝廷即补县丞,归吏部选用。咸丰五年,在陈开攻陷九江期间,士超返回家乡居住,将其平日经验诸方编辑成册,成一书,

名《星洲实录》(星洲为朱易先生悬壶济世的名号)。其于光绪十三年终,享年84岁。

31.屈遵德

屈遵德,字明古,清代辣刘村人,乾隆丙午科举人,任宜山县教谕。精深经术,旁通诸子百家。乡里推荐到宜山任职时,同城的广远太守的6岁小孩没有同行。小孩黄瘦,脸上没有红润的颜色,请很多医生诊治都没有效果,请遵德医治。其笑着说:您儿子没有病,不吃药好得更快。太守问:那应该如何处理呢?遵德说:只需要每天把小孩放在地上,不让小孩母亲和婢仆抱着,禁食肥甘厚味的食物,待小孩饿的时候再给少量的食物,病不久将痊愈。按照遵德的建议,不多久小孩的气色变得非常好,饮食大进;过了两月而精神焕发,行走轻捷,已经很强壮了。太守给予酬金而不受,于是设宴席招待,并请教道:您是我小儿的再造恩人,您是如何以非医治的方法治好他的?遵德说:这是胃病啊,您对他爱护太过,女仆遵照您的吩咐,整天抱着他,使您的儿子几年都没有沾土气,而胃是属于土的脏腑,所以他五行缺一,胃怎么可能不弱?现在我们把他放在地上,则土气生,肌肤通畅,各种病均消失,为什么需要药呢!穷人的小孩,生活清贫而俭朴,但比富家小儿更健壮。这就是富贵家庭爱惜太过,反而导致生病。太守说:你说的很对,医术虽然是小道,至理存焉,您的医术,是真正的领会了医道的奥妙啊。自此以后,太守与遵德经常交往,成了莫逆之交。太守后来推荐遵德到太医院任职,后来太医任满,即出任县令,未过多久就逝于宜山任所。

屈遵德著有《医门心镜》六卷,无力刊行,后遭遇动乱,书稿已被毁,与其他著作均没有流传下来。

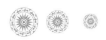

第二节 近代壮医名师

1. 黄周

黄周,字达成,清代高田乡人。天性聪明敏锐,精通医学,著有《灵素内经体用精蕴》《新法要义》《剩稿汇编》《医学撮要》,刊行于世。

2. 谭祚延

谭祚延,号寿丞,清代象县人。自幼习医,中年迁居广州,后到澳门镜湖医院研究西医治疗方法,意欲沟通中外医术,著有《四诊记》。

3. 黄庆业

黄庆业,清代广西龙州县金龙敢村人。17岁拜赵方兰为师学医,8年后辞师回乡,以医师为业,擅长跌打正骨。行医两年即被县府抓丁,任随军医官,一去15年。后再度从师赵方兰,医术日益精湛,用当地草药治病,深受欢迎。子孙继承他的医技,擅治跌打骨伤,喜用壮药,远近闻名。

4. 梁廉夫

梁廉夫,字子材,清代城厢人。道光丙午年科副贡,博学品端,乐行善事,如立义仓、扩街道、重建武庙、衙署、试院。招收门徒中多有知名之士。清代同治初年兵灾,接着闹饥荒,他在路途中见到许多饿死的人,于是筹集款项购买粮食,亲自分给贫苦百姓,活人无数。历任灵川县教谕、百色厅学正、南宁府教授。后解组归里,苦读史书,尤精岐黄,老而不倦,著有《不知医必要》《潜斋吟》《见闻录》,享年84岁。

5. 程尹扬

程尹扬,广西军陵里官河村人,举人程道光之子,年二十一补博士弟子员,非常精于医术,他涉猎很广,博学多才,对古代和现代的方技和术数无所不窥,能从广博出发,继而务精深,最终达到简约,所以治病就非常有疗效。广西吉一里何桂芬家比较富裕,他的妻子患上肌肉不自主的颤动、头部变大的疾病,他家出丰厚的报酬请远近的医生来为他妻子诊病,但都没有疗效。最后请了尹扬,他开的药剂里肉桂和附子的分量特别重,桂芬当时不太相信,尝试剂量减半服用,他妻子很快就痊愈了。后来再次请尹扬复诊,诊断后以尹扬脚踩地说:你为什么要减少我的用药剂量,现在虽然病愈了,但明年八月中秋将复发,没有救了。到期桂芬妻的病果然复发,桂芬思考尹扬的话,就派人去请尹扬来诊治,说得非常凄惨。尹扬回答:我去没有任何用处了。那晚三更桂芬妻就去世了。同里韦村的蒙姓人家有孙媳,当月农历十五的时候生病,尹扬诊病之后拱手说:冬天您将要抱曾孙了,到了时间果然生下一男孩。守备黄某的后妻,年龄五十三了,妊娠期已过,身体感到不舒适,虽然请了很多名医诊治也不知道是什么症状。尹扬入门见其额头光彩夺目,嘴唇左边像珍珠一样润滑,即向守备黄某作揖道:您夫人已经怀孕半个月了,十月过后将生下一男孩,其诊治非常神奇灵验。

6. 黄道章

黄道章,字东初。自年幼就学习医术,脉法学自李濒湖,治法学自张介宾。每次看病时,切脉后很快就能向患者详述病情,确定治疗方法。有次在闲暇的时候逛市场,途中偶遇姓莫的邻居,惊讶地说道:你的病已经非常危急了,现在不治疗五日后将不能治了。姓莫的邻居不相信,但五日后果然生病,立刻派人请他诊治,并且询问他是如何能预先知道会发病的,回答说:我看他的脸色和眼睛青紫,额头和嘴唇尤其严重,早点治疗还有机会,现在发病已晚已经没有办法治疗了,快点去准备后事吧,他的医术可以精细到如此的地步。后来乡里的经历事故的老人谈到善于诊脉的医生,最推崇的还是道章。黄应桂,字乙枝,道章的儿子,年幼即跟着父亲学习医术,长大后继承了道章的衣钵,非常善于治疗儿痘等疾病。生性豪迈好义,喜欢结交朋友。清咸丰同治年间战乱,应桂凭军功赏赐得到六品顶戴的官职。他遇到医道中有一技之长的医生,就虚心求教,务必得到真传,后来每每遇到世上所谓的疑难杂,动手施治均能很快起到作用。曾经到亲戚家,听到邻居小孩的哭声,非常惊讶对人说道:这个小孩的病情已经很危险了,现在不治疗将没有机会了。后亲自到患者家探访,得知那家人太贫困而付不起医药费,于是直接免费诊治直至痊愈。平生诊治的病理很多,著有《家传验方集》。

7. 唐征濂

唐征濂,字慕周,清代灌阳县人。自幼就精通医术,每遇疑难杂症都会药到病除,人称"唐半仙"。曾在当地驻军瘟疫流行的时候,依方配制药剂,用大锅煮药,让军中士兵均饮用,救活很多人。对于贫穷患者,不收诊金,还赠送药物。著有《各仲奇方》。

8. 龚振家

龚振家,字香山,清代郭西里桐岭村人。精通岐黄之术。著《医书撮要》,梁廉夫为之作序。

9. 赵廷桢

赵廷桢,号松涛,清代永宁州人。凡星象堪舆诸学,靡不通晓,尤其精通岐黄之术。凡遇患者家贫无力,便为之免费医治,著有

《至善剂》。

10. 周启烈

周启烈,清代广西六都江头洲人。精通医术,著有《选择慎用》《行文口诀》《续方书撮要》《方脉秘传》。

11. 龚彭寿

龚彭寿,字介眉,清代贵县桐岭村人。为清代秀才,精通中医及占卜的方术。晚年著五万多字的《医学粗知》。

12. 路顺德

路顺德,清代融县古鼎村人。为清朝举人,精晓医学,著有《治蛊新编》。

13. 唐式谷

唐式谷,清代全县长乡新鲁村人。为当地名医,擅长外科,著有《医学初步》《外科手法》《心法》等。

14. 唐锡祀

唐锡祀,清代全县建乡人。精通医理,光绪二十八年(1902年)瘟疫流行,救活数百人,资助贫穷者,不图回报。著有《医科备要》《养元居诗草》等。

15. 蒋励惺

蒋励惺,清代全县万乡龙水村。因自幼多病而成良医,著有《惺斋医案》。

16. 王振秩

王振秩,字慎五,号叙斋,清代灌阳县江口人。秉性正直,乐于施舍,擅长医术,著有《医案秘要》。

17. 陆兰溪

陆兰溪,清代桂平县上秀里南乔村人。博学精医,专长温补,属李东垣派,著有《兰溪医案》。

18. 王少卿

王少卿,清代隆山县人。承其祖传医术,行医二十余年,将其临症用药经验汇集著成《临症经验医案选录》。

19. 区景荣

区景荣,字心安,清代龙津县人。性格善良敦厚,从名师学习中医,学成后悬壶济世,后回乡里行医,无论深夜风雨贫富,均随时赴治,诊资多少不计,遇贫穷者不收诊费,且赠予药,受人敬重。著有《心安医话》。

20. 黄德仁

黄德仁,字北溪,清代浔州府人。擅长拳术和医术,患者有请必至,甚至送药,救活患者无数。

21. 黄朴初

黄朴初,字弥厚,清代广西桂平县上秀里南乔村人。用药平稳缓和,疗效甚佳。

22. 赵振准

赵振准,清代广西兴安县箭楼人。精通医术,活人无数,乐善好施。

23. 韦本初

韦本初,广西桂平县金田乡李村人。自幼爱好医药,21 岁任三等军医佐,随军至广东罗浮山寺临时救伤医院工作。擅长伤科,尤其精通草药制剂,创制伤科药供部队使用。先后在陆荣廷、李宗

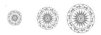

仁部下任一等军医兼总司令部军医医院院长等职,曾任李宗仁私人医生,颇为李宗仁、白崇禧所器重。

24. 陈绍良

陈绍良,民国时广西武宣县禄仁村人。平生精通医术,40岁那年得到江西道人传授的脉诀,能够预知3年后的病情,治好不少本地人的疾病。后来他的医术传授给多人。

25. 欧阳绍庭

欧阳绍庭,民国时龙津县黎匠村人。他书生出身,用上等的药物在乡里行医,医德高尚,医术精湛,凡是有人向他求取药材的,他一定亲临患者家,详细诊察,然后给予药物治疗。

26. 颜德荣

颜德荣,民国时龙津县白沙街人。出身农家,掌握民间医药知识,尤其精通外科。他虽然医术高明,但是不以自己的医术来获取个人的私利。颜德荣除懂医外,还精通拳术。本地喜欢习练拳术、健身祛病的人,大多是他的学生。

27. 黎东旭

黎东旭,字旦庭,号史堂,民国时思东县板祥村人。书生出身。他的父亲聪明,懂得医药,掌握清代名医陈修园的诊疗方法,医术高明。黎东旭先生博通经史,并从父习医。他的医术在当地非常有名,常常说不为良相,即为良医。有人问他:"您的医术能治好重病,是通过什么途径而达到这个水平的?"他回答:"我的医术是从四书五经里得来的,以此可以给人治病,也可以提高学识。"由于家道贫穷,先生未能考取功名,先生只好以医为业。

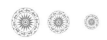

第三节　当代壮医名师

1. 班秀文

班秀文,壮族,首届国医大师,出生于广西隆安县雁江乡长安村那料屯一个农民家庭。祖父是当地颇有名望的骨伤科医生,班秀文6岁就常跟祖父上山采药,在祖父的熏陶下,他自幼对医学产生了浓厚的兴趣。1937年秋,他以全县第一名的优秀成绩考上广西省立南宁医药研究所。大学3年寒窗,他勤奋学习,寒暑不辍。他把许多中医经典著作通读精读,口诵心记、由浅及深,从博返约、日积月累。他还随时随地虚心向老师、同学请教,深得学校教师的喜爱。老师常带他到自己的诊所见习,传授医案,使他奠定了坚实的中医理论和临床基础。

他热心中医教学,先后讲授过中医诊断学、中医内科学、伤寒论、金匮要略、温病学、中医妇科学、中医基础理论、内经等10多门课程。每讲授一门课程,他都认真备课,注意教学方法,使理论和临床案例相结合,深得学生的好评。他培养的陈慧侬等一批学生已成为全国、广西名老中医,18名中医硕士研究生和3名高级职称的学术继承人,均已成为中医学术界的骨干力量。李莉是第一批拜师的学术继承人之一,现在已是全国首届百名杰出女中医师、全国首届中医药传承高徒奖、广西名中医。

他积数十年的理论学习和临床实践,擅长治疗妇、内、儿科疑难杂病,对中医经典著作和历代名家学术思想颇有研究,对妇科造诣尤深。著有《班秀文妇科医论医案选》《妇科奇难病论治》《班秀文临床经验辑要》等学术专著;主编《中医药基础理论》《妇科讲义》《中医妇科发展史》等教材;在国内外发表有影响的学术论文

70余篇,其中《六经辨证在妇科的应用》受到国内外中医学者的重视,被日本东洋出版社摘要出版。这些论著内容广泛,博中有专,集中反映了班氏妇科学术理论和经验,得到国内行家的赞誉。

班秀文还积极投入壮族医药的发掘整理工作。他在壮族地区行医期间,就将民间壮医药经验进行了广泛的收集和整理,并应用到临床实践,取得了良好的疗效。1984年6月,他兼任广西中医学院壮医研究室主任,直接指导壮医门诊部的筹建和诊疗工作;1985年9月,招收第一批攻读壮族医药史的硕士研究生,为创新壮医药研究成果和引入研究生、本科生教育奠定了基础。经过一代又一代壮医药工作者长期的不懈努力,目前壮医药在理论研究、诊疗方法、壮药开发以及应用推广方面都取得了丰硕的成果。著名壮医专家黄汉儒、黄瑾明教授回忆,班秀文当年常说"这是一种民族宝藏,我不想在当地老医师过世后,后人就不知道壮族的这些辉煌医学史了。"班秀文在百色地区工作期间,几乎走遍了壮乡村寨,收集整理到1 000多条民间验方,是现代壮医药理论的奠基者。经过20多年的艰苦奋斗,《广西壮族自治区发展中医药壮医药条例》《广西壮药质量标准》已经颁布实施,壮医药迎来了历史发展机遇,并将取得又好又快的发展。如今,壮医目诊、甲诊、腹诊、指诊、经筋疗法、药线点灸、角吸、火攻等独特神奇的疗法,已被列入中医药适宜技术在国内数百家医疗机构推广应用,并传播到港澳台地区,以及东南亚、欧美国家。

班秀文常言:"医者,病家性命所系。为医者既要有割股之心,又须医道精良,方能拯难救厄。"从医几十年来,他对自己要求严格而刻苦,对学生诲而不倦。昼则应诊、授课,夜则读书、撰文,嗜书成癖,别无所好,白发之年,未尝释卷。班秀文治学中最大的特点就是一个"勤"字,即勤读、勤思、勤问、勤写。勤读:即熟读经典,博览群书,博中有专。班秀文在长期的医药实践中深深体会到,要在医学领域中有所作为,必须在中医经典原著上狠下功夫。中医学术理论源远流长,要溯本求源,就必须以经典原著为基础,根基牢固,日后才能根深叶茂。勤思:古人言"学而不思则罔",熟读还须精思,思而得悟,举一反三。班秀文认为,对经典名著中的精辟论述,常精研细读,反复玩味,去粗存精,突破前人理论和治疗上的局限,进行创造性发挥,临症才能得心应手。如对《伤寒论》的学习,他认为贵在"灵活"二字,既要正确评价《伤寒论》,也要学以致用,把《伤寒论》的辨证论治和各科临床实际紧密结合起来。他赞同《伤寒来苏集》"六经为百病立法,不专系伤寒"的提法,认为《伤寒论》固然是一部以六经辨证为核心论述外感伤寒,也能适用于各科杂病。勤问:即不耻下问。班老认为作为医生,要有虚怀若谷、谦逊向贤的美德。班秀文信守"三人行,必有我师"之古训,除在学习上辛勤砥砺、孜孜以求外,认为道之所存,师之所在。他除虚心向前贤及同道质疑求教外,还注意时时处处向群众学习,收集民间单方、验方,总结群众防病治病经验,集众之长,融会贯通,从而形成了自己独特的治疗风格。勤写:即善记笔记,勤写心得,不断积累经验。班秀文不仅谙熟古典医籍和各家学说之精华,而且对近代医书及报刊的有关论著与经验亦博收广集,一有所得,便记心得笔记,以备后学。有的还留存,以备查阅分析,揣摩总结。学术有年,临证日久,则注意总结治疗的经验教训,掌握规律,以便更好地指导临床。

　　班秀文不仅内、妇、儿、针灸均有所擅长,对妇科造诣尤深。他继承了《内经》中妇人"有余于气,不足于血,以其数脱血"的观点,在此基础上发展创新,形成了自己独特的学术观点。他认为妇科病的治疗,既要着眼于阴血的濡养,又要考虑阳气的温煦,务必做

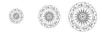

到"治血不忘气,调气须及血",立法遣方,以甘平或甘温之剂为宜。因甘能生血养营,温则生发通行,从而使气血调和,阴阳平衡。他先后在国内外学术刊物上发表70余篇学术论文,其中《论六经辨证在妇科的运用》《论治肝的特点与妇科病的治疗》《试论心与妇科的关系》等在全国学术会议上宣读,许多论文因有突出的见解而为其他刊物引用。

班秀文不仅医学精湛,医技神奇,且医德高尚,体察民疾。他承担繁重的教学任务外,利用晚上为慕名前来上门求诊的患者义务看病。他的斗室即是卧室、书房又兼诊室,先来的患者坐在小板凳上,后来的患者则坐在他的床铺上,有时屋里屋外都是候诊的人群。对来诊的患者,不论地位高低,贫贱富贵,他都一视同仁。热情随和,宽厚善良,经他治愈的患者难以计数。

2. 罗家安

罗家安,男,广西德保县人,壮族,著名民间壮医,擅长用针挑疗法治病。少年时代开始向当地民间医师学习壮医药知识。自1938年起在乡里为群众治病,精通壮医针挑疗法,独树一帜,自成一家。尤其在对痧症的诊断、挑治和预防方面,积累了丰富的经验,在当地群众中享有很高的声誉。1965年,将其经验编成《痧症针方图解》(手抄本)一书,该书记载了近百种痧症的临床表现、挑治方法,并配以简图,标明针挑所用挑点或部位。多年来,罗家安用壮医针挑疗法治愈了不少疑难危急重症。曾应聘到广西中医学院壮医门诊部工作,并受到崔月犁的亲切接见。1995年,由广西区卫生厅立项,对罗家安老壮医的医疗经验进行全面的挖掘整理。

3. 覃保霖

覃保霖,男,广西柳州人,壮族,中南军政大学文教研究班毕业,家传壮医。现为柳州民族医药研究所壮医副主任医师,原广西民族医药协会副会长。长期从事壮医、中医的临床医疗及研究工作,是我国最早研究壮医药的专家之一。发表壮医研究论文多篇,主要有《壮医陶针考》《诊察指甲与甲象辨证》《壮医源流综论》《壮医与壮药》《壮医学术体系综论》等。著作有《陶针疗法》《鲜花透穴疗法》等。

4. 王鉴钧

王鉴钧,男,广西忻城县人,壮族,主任医师。1941 年毕业于广西省立桂林医药研究所,曾任广西民族医药协会副会长,中华全国中医学会广西分会常务理事。从事壮医和中医的临床、教学、科研工作 50 多年,对民族医药的研究工作成绩显著。主要著作有《广西中医验方选集》(一、二集)、《广西民间常用草药》(一、二集)、《广西中草药》(一、二册)、《广西本草选编》(上、下册)、《常见病民间便方》、《药用花卉》等。并参与编写出版了《实用中医学》《广西民族医药验方汇编》等。

5. 黄汉儒

黄汉儒,男,壮族,广西忻城县人。1985 年后主持创办广西民族医药研究所,首任所长。第八届全国人大代表,广西壮族自治区第六届、第八届政协委员。中国民族医药学会副会长、中华中医药学会理事、广西民族医药协会会长、广西中医药学会副会长、民族医药报社社长,壮医硕士研究生导师,享受国务院特殊津贴专家。长期从事中医及壮医临床、医史文献及理论研究,在壮医药的发掘、整理、研究方面尤多着力,是我国壮医药学科的主要学科带头人。著有《壮族医学史》《中国壮医学》《发掘整理中的壮医》《广西民族医药验方汇编》《中国传统医药概览·壮医药》《中国少数民族传统医药大系·壮医药》《壮族通史·壮医药》《续名医类案》(点校本)8 部著作。他主编的《壮族医学史》1999 年荣获全国优

秀民族图书一等奖和第四届国家图书奖提名奖,被有关专家誉为
"壮医发展史上的里程碑"。发表论文50多篇,其中学术代表作
《关于壮族医学史的初步探讨》《壮药源流初探》《靖西县壮族民间
医药情况考察报告》等荣获广西壮族自治区科协优秀论文奖;与
黄瑾明教授共同主持的《壮医药线点灸疗法的发掘整理和疗效验
证研究》荣获广西医药卫生科技进步奖一等奖和国家中医药科技
进步奖二等奖。《壮医理论体系概述》获国际民族医药学术研讨
会和全国民族医药学术交流会优秀论著一等奖。主持和完成的
"壮医理论的发掘整理与临床实验研究"课题成果荣获2002年度
广西科技进步奖二等奖和2003年度中华中医药学会科学技术奖。
1996年应泰国朱拉隆功大学邀请出访做学术交流。

　　黄汉儒教授为发展壮医药执着奉献。1985年5月广西壮族
自治区和国家科委批准成立了广西民族医药研究所。毕业于中国
中医研究院硕士研究生、时任广西中医学院科研处副处长的黄汉
儒受命主持创办和筹建广西民族医药研究所。20年来黄汉儒教
授怀着对民族医药的深厚感情,将自己全部精力投入到了民族医
药工作中。他身为所长,一方面要完成和处理大量的行政事务,另
一方面要承担民族医药特别是壮医药的发掘、研究、临床验证工
作。在他的主持和带领下,先后完成了对广西60多个县市的民族
医药普查整理工作,收集民族医药验方、秘方10 000多条,采制民
族药物标本数千种,获得民族医药文物60多件,并普查登记了
3 000多名壮、瑶、侗、苗民族民间医生。1985年以来,研究所在上
级的支持下,从无立身之地到先后建成包括一幢7层科研临床大
楼在内的10 000多平方米建筑面积的具有浓郁民族风格的业务大
楼。黄汉儒教授20年来以顽强的拼搏精神和惊人的毅力,和其他
所领导班子成员一道,共同带领全所(院)干部职工迎难而上,开

拓创新,从开设了具有浓郁民族特色的壮医门诊、通过组织程序在全区招收了10余名具有独特专长的民族民间医生到研究所工作,到创办民族医药报社、民族医药培训部、民族医药技术开发等,把研究所办成了集医、教、研、宣传、开发等多功能于一体的充满生机和活力的全国规模最大的省级民族医药研究机构。

黄汉儒教授还任中国药学会药学史专业委员会副主任委员、广西中医药大学学术顾问和教授、广西中医药大学壮医药学院名誉院长、广西民族学院壮学研究中心学术委员会委员、主任中医师。在40多年的医学生涯中,致力于中医和民族医药特别是壮医药的发掘、整理和研究,使壮医从口耳相传,师徒授受,民间流传发展成为一门独立的、较高层次的壮医理论体系,填补了中国没有壮医学学科的空白。他是我国壮医药学科的主要奠基人和学术带头人之一。

6. 黄瑾明

黄瑾明,男,广西贵港市人,壮族,1965年毕业于广西中医学院医疗专业。曾任广西中医学院教务处处长。现任广西中医药大学教授,硕士研究生导师,兼任中华中医药学会理事、中国民族医药学会理事、广西中医药学会和广西民族医药协会副会长等职,享受国务院特殊津贴。全国第二批老中医药专家学术继承工作导师。黄瑾明教授从医从教30多年来,具有丰富的教学和临床经验。特别是1982年以来主攻壮医药的发掘研究和推广应用,参加创建广西中医学院壮医门诊部,并在区内外大力推广应用壮医药线点灸疗法,成果卓著,为我国壮医药事业做出了积极的贡献。1990年以来,多次应邀赴澳大利亚、美国等讲学及开展医疗服务,深受欢迎。黄瑾明教授还主持完成了一系列的科研项目研究工作。其中《壮医药线点灸疗法的发掘整理和疗效验证研究》成果,荣获广西医药卫生科技进步奖一等奖和国家中医药科技进步奖二等奖;《壮医药线点灸疗法的研究和教学实践研究》成果,获广西优秀教学成果二等奖;《伤寒六书》点校研究成果,荣获广西高等院校优秀成果三等奖等。出版有《壮医药线点灸疗法》《壮医药线点灸临床治验录》等著作 10 多本;发表有《壮医药线点灸治疗流行性出血性结膜炎 125 例疗效分析》《壮医药线点灸治疗脾虚证的临床研究》等论文 30 多篇。另外,出版了《壮医药线点灸疗法》电视录像片一部。1995—1997 年主持完成由国家自然科学基金和广西自然科学基金资助的《壮医药线点灸治疗脾虚证的作用规律及疗效原理研究》,首次运用实验研究和临床研究相结合的方法,深入探讨壮医疗法作用的客观规律及疗效机理,取得了预期效果。此项研究成果已于 1999 年 4 月通过了由广西壮族自治区科技厅组织的科技成果鉴定,认为"本成果体现了壮族医药特色,又与现代科学技术相结合,是运用现代科学方法研究民族传统医药的一个成功实例""综观本成果的科学性、先进性和临床使用价值,评审专家一致认为,达到国内同类的先进水平"。

7. 庞宇舟

庞宇舟,男,汉族,广西博白人。现任广西中医药大学党委副书记,二级教授,中央民族大学、广州中医药大学博士研究生导师,第六批全国老中医药专家学术经验继承工作指导老师,广西优秀专家,广西名中医。国家中医药管理局重点学科(壮医学)带头人,广西优势特色重点学科(壮医学)带头人,广西壮瑶医药与医养结合人才小高地首席专家,广西壮瑶药工程技术研究中心主任,广西高校重点实验室(壮医方药基础与应用)主任。兼任世界中医药联合会药膳食疗专业委员会副会长,中国民族医药学会副会长,广西民族医药协会执行会长,广西中医药学会副会长,广西卫生标准化技术委员会中医壮瑶医专业副主任委员,广西民族医药协会壮医风湿病学专业委员会主任委员,国家自然科学基金项目评审专家,中华中医药学会科学技术奖励评审专家,广西科技项目评估咨询专家,广西药品评审专家,广西民族药评审专家,广西壮瑶药协同创新中心专家,广西桂学研究会特聘研究员,民族医药博士后合作导师,服务国家特殊需求蒙药学博士人才培养项目指导委员会委员,广西中医民族医临床人才培养项目第一批指导老师,广西中医药大学桂派杏林师承班导师,广西省级精品课程《壮医药学概论》负责人。

1986年7月开始从事中医内科学教学、临床工作,2005年10月创办广西中医学院壮医药学院并任首任院长。近10多年来主要从事壮医理论、临床及壮药基础与应用研究。率先阐述了壮医毒论核心理论和壮医毒论应用理论,充实发展了"毒虚致百病"的壮医病因病机学说,形成了"毒论—毒病—解毒法—解毒药"的壮医学术思想体系,突出了壮医学的特色和优势。临床上善于从"气、血、痰、瘀、毒"论治内科疑难杂症,特别对咳嗽、眩晕、胃痛、痹证(风湿病)、淋证(尿路感染与结石)、消渴(糖尿病)、失眠等内科杂病治疗有独到的经验。2012年以来,先后主持国家级、省部级科研项目10项,公开发表学术论文70余篇,主编出版专著3部,教材1部,在编国家"十三五"规划教材3部。先后获广西科技进步奖一、二、三等奖各1项;首届中国民族医药学会、中国民族医药协会民族医药科学技术奖一等奖1项;中华中医药学会科学技术奖三等奖1项;广西卫生适宜技术一等奖、二等奖各1项;广西高等教育自治区级优秀教学成果一等奖1项、二等奖2项,广西高校优秀教材一等奖1项。2007年6月、2017年11月先后两次被国家中医药管理局、国家民委授予"全国民族医药工作先进个人"和"全国少数民族医药工作表现突出个人"称号。

8. 钟鸣

钟鸣,男,广西德保人,壮族,研究员,广西首批特聘专家,广西新世纪十百千人才。1983 年毕业于广西右江民族医学院医学系,现任广西中医药研究院院长、党委副书记,中国药理学会理事,广西药理学会副理事长,广西中医药协会副会长,广西民族医药协会副会长,广西中药材产业协会副会长,广西食蟹猴医学应用工程技术研究中心学术委员会副主任,广西中医药大学硕士研究生导师、客座教授,《中国民族医药杂志》《世界华人消化杂志》《中国实验方剂学杂志》《广西中医药》编委。主持和参加 26 项国家、省(部局)、厅级科研课题的研究工作,其中主持国家"十一五"科技支撑计划项目 2 项,国家自然科学基金课题 3 项,国家中医药管理局课题 2 项,广西自然科学基金重点课题 1 项,广西自然科学基金课题 2 项,自治区科技攻关课题 2 项,自治区卫生厅重点课题 2 项,参与各类课题 11 项。其中《壮医诊疗技术规范化研究与推广应用》分别获 2014 年广西科学技术进步奖二等奖和中国民族医药科学技术进步奖一等奖,《壮医内科学的发掘整理研究》获 2005 年广西科学技术进步奖二等奖,《广西中药信息资源网络化集成开发》获 2009 年广西科学技术进步奖二等奖,《壮药理论与应用研究》获广西医药卫生适宜技术推广奖三等奖,《壮医目诊的规范化与应用研究》获 2010 年广西医药卫生适宜技术推广奖二等奖和 2011 年中华中医药科学技术奖三等奖。主编《简明壮医药学》《常用壮药 100 种》《中国壮药学》《常用壮药临床手册》《壮药理论与现代研究》等著作,在学术刊物发表学术论文 50 余篇。

9. 林辰

林辰,男,广西崇左人,汉族,二级教授,广西名中医,广西卓越学者和知识产权领军人才,世界手法医学与传统疗法名医,硕士研究生导师,养生学者,广西五一劳动奖章获得者。1988 年起从事中医临床、教学、科研工作。现任广西中医药大学编辑部主任,中国传统医学研究院(德国,Chinesische Naturheikunde Akademie e. V)副院长;兼任世界手法医学联合会常务副主席,中国民族医药学会壮医药分会、科研分会、药用资源分会、肝病分会副会长,中华中医药学会养生康复分会常务理事,世中联中医心理学专委常务理事,广西民族医药协会副会长;国家自然基金项目和国家科技进步奖励评审专家,湖南省、江西省科技奖励评审专家,广西壮药质量标准及药品评审专家、民族药评审专家,广西高校高水平创新团队带头人、省级教学团队带头人。潜心钻研医术,创新颇多。倡导"三因"健康养生理念;临床以擅治奇难杂病为长,独创"多维联用壮医外治法""壮医环针法",以药食相助、针药结合,治疗不育不孕、子宫肌瘤、乳腺增生、月经不调、胃病、失眠、诸虚劳损,专美容瘦身、养生长寿。先后主持国自然基金、攻关项目等国家级、省部级、厅局级课题 20 多项,发表学术论文 80 多篇,出版著作、教材 10 多部,尤以独著《中国壮医针刺学》为中国第一部以文字记载配以壮医针刺穴位图进行系统和完整表述的专著和《中国壮医经筋学》,填补了壮医临床发展史的空白;获授权专利 4 项;获民族医药科技进步奖一等奖 2 项,广西科技进步奖二等奖 3 项及其他奖项多项。多次为华为公司、工商银行、中石油等国内著名企业及在国际养生论坛上做健康及养生专题演讲;多次应邀到德国、美国等地讲学;多次被广西电视台、南方电视台、南国早报、南宁晚报、当代生活报、北海日报等地方主流媒体报道。

10. 陈永红

陈永红,男,广西南宁人,教授,广西名老中医。出生于医药世家,是"普济安堂"第五代传人。1986 年 3 月广西医科大学临床系本科毕业,现任广西国际壮医医院明秀分院门诊部主任,壮医特色疗法(外治疗法)学科带头人之一。近年来,积极投入实施壮瑶医药振兴计划,致力于中西医、壮医和瑶医结合的临床及科研工作。担任中国民族医药协会理事、广西民族医药协会常务理事,广西科技项目评估中心的项目评估咨询专家、广西民族药评审专家、国家自然科学基金课题评审专家(民族医药专项评审)。曾先后到中国中医研究院师从朱汉章教授、金惠生教授学习,广西中医学院师从黄瑾明学习,擅长应用中西医结合及民族医药特色疗法开展颈肩腰腿痛、椎间盘突出症、各种关节痛、骨质增生症、退行性病变、风湿、类风湿性关节炎、痛风、哮喘等病症的治疗,对多种危重病的治疗、抢救也有较丰富的经验,医疗技术精湛,疗效显著,群众认可,社会影响力较大。先后主持和参加了16项国家、省、厅、局级科研课题的研究工作,取得科研成果7项:国家自然科学基金优秀成果2项、广西科学技术进步奖二等奖2项、中华中医药科学技术奖三等奖1项、广西卫生适宜技术推广奖一等奖1项、广西医药卫生科技进步奖二等奖1项;在国家级核心期刊、省级刊物上发表论文25篇(第一作者或独著的13篇);国际学术会议交流论文3篇;作为副主编出版书籍4部。

11. 李凤珍

李凤珍,女,广西百色人,壮族,广西名中医,中医主任医师。现任国家临床重点专科——广西壮医医院壮医风湿病专科主任,学科带头人,2012年被国家中医药管理局评为全国先进工作者。2007年,她所在的科室被评为国家中医药管理局"十一五"民族医重点建设专科,2012年被评为国家临床重点专科,是医院的龙头科室。她医学造诣颇高,主张以民族技法治疗为主,融合中医、西医多方综合治疗,具有丰富的临床经验,现主要从事风湿病防治研究,擅长运用壮瑶医药治疗类风湿关节炎、痛风、骨关节炎、强直性脊柱炎、系统性红斑狼疮、干燥综合征、银屑病关节炎。在刻苦钻研、潜心研究、临床实践的基础之上,她创新壮医风湿病理论和诊疗技术,逐步规范壮医药物竹罐疗法、壮医刺血疗法、壮医药熨疗法、壮医熏蒸疗法、壮医药浴疗法等治疗风湿病技术的操作规程。她所在的科室已形成壮医特色浓厚、诊疗水平较高、临床疗效显著、创新能力较强、社会影响较大、具有示范带动作用的品牌专科。发表论文 20 多篇,主编及参加编写壮医著作 10 部,主持和参加课题 16 项,主要参加的课题分别获得中国民族医药科技奖一等奖、广西科学技术进步奖二等奖、广西卫生适宜技术推广奖二等奖、广西卫生适宜技术推广奖三等奖。她主持的壮医刺血疗法治疗痛风的技术,分别列入 2009 年第一批广西基层常见病多发病壮医药适宜技术推广项目、2010 年国家中医药管理局民族医药适宜技术筛选推广项目;她主持的壮医药物竹罐疗法治疗膝骨关节炎的技术,列入 2012 年第二批广西基层常见病多发病壮医药适宜技术推广项目。2008 年研发的壮药痛风立安胶囊(内服药),现已在全区40 家县级中医民族医医院调剂使用,疗效显著。

12. 龙玉乾

龙玉乾,男,广西柳江人,壮族,柳州民族医药研究所所长,壮医副主任医师。自幼接受祖传医技,并以壮医药线点灸疗法享誉区内外。1947 年参加中医学习班学习,1951 年参加工作,用壮医药线点灸疗法为群众治病达万余人次。1986 年曾应聘到广西中医学院壮医门诊部工作,1988 年后主持柳州民族医药研究所工作,多年来运用壮医、中医、西医医技治愈了大批患者,病种达一百多种。并多次办班传授壮医药线点灸疗法,学员来自全国各地及美国、澳大利亚等国家和地区。其主要著作有《壮医药线点灸疗

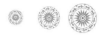
法》（合著）、《壮医药线点灸疗法用穴详注200例》。

13. 黄冬玲

黄冬玲,女,广西扶绥人,壮族,广西中医药大学兼职教授。现任广西民族医药协会副秘书长、广西老科协民间医师分会会长、广西壮学研究会理事。1984年广西中医学院医疗系毕业,1988年广西中医学院壮医史专业硕士研究生毕业,获医学硕士学位,后在广西民族医药研究所工作,1997年调入广西中医学院。对壮族医药史有较深的研究,先后发表壮医学术论文30多篇,承担多项科研课题。擅长用中西医药、壮医药结合治疗各类肝病、胃十二指肠溃疡、口腔溃疡、妇科疾病、风湿性关节炎、小儿疳积、皮肤病等。

14. 王柏灿

王柏灿,男,广西岑溪人,壮医副主任医师,现任广西壮族自治区卫生健康委民族医药古籍办副主任、广西民族医药协会副秘书长。1984年毕业于广西中医学院医疗系,1990年考取广西中医学院硕士研究生,主攻中医、壮医针灸疗法。1993年后在广西民族医药研究所工作,长期师从黄汉儒教授进行壮医药史、壮医基础理论的研究及壮医验方秘方技法的发掘整理,对壮医药的历史、现状、壮医基础理论有较深的研究,曾在《中国民族医药杂志》《中国民族民间医药》《中国针灸》等杂志上发表多篇学术论文,承担和参与多项科研课题,并擅长于运用中西医结合、中医针灸、各种壮医医疗技法治疗内科杂症。

15. 韦金育

韦金育,男,广西南宁人,壮族,广西中医学院本科毕业。曾任广西民族医药研究所党委书记,壮医临床研究室主任,主任医师,广西中医学院兼职教授、中国中西医结合实验医学委员会委员、广西民族医药协会副会长、广西抗癌协会理事。1992 年起享受国务院特殊津贴。擅长用中医药及壮医药治疗肿瘤和肝病,对风湿类疾病、性功能障碍、不孕不育症等也有相当造诣。发表论文 50 多篇,如《花吊钟等九种壮药和食品抗诱变试验报告》《绞股蓝总皂甙治疗 AFP 低持阳的临床观察》等。主要学术代表著作有《当代中医诊治风湿类疾病》《防癌抗癌食谱》等。曾获 16 项科研成果,其中获省(部)厅级科技进步奖 11 项,其中《黄曲霉素致肝癌作用及其阻断和肝癌预防措施的研究》,1986 年获广西科学技术进步奖二等奖。

16. 牙廷艺

牙廷艺,男,广西东兰人,壮族,大学文化,广西名中医。现任国际壮医院主任医师、广西民族医药协会副秘书长。1974 年高中毕业后跟随当地老壮医学医,在壮医药理论研究及实际运用方面有一定造诣。先后在省级以上刊物发表了《毒论——壮族医药学的重要理论》等 30 多篇学术论文,出版了多部壮医药、民族民间医药专著,如《古秘书精选》、《民间治病小手册》、《民间诊病奇术》、《民间治病奇术》、《中国民族民间医药秘方精选》、《广西民族医药验方汇编》(合著)、《中国民族民间医生名录》(第一、第二集)(合著)等。

17. 黄老五

黄老五,又名黄鹏,男,广西东兰人,壮族,壮医副主任医师。1965 年开始从事壮医药工作,为"壮医目诊"的创始人。1986 年调入广西民族医药研究所。"壮医目诊"分别列为自治区级和国家部级科研课题,其与另一位壮医药专家刘智生合写的论文《简介壮医目诊在临床上的应用》一文,收入 1991 年《国际传统医药大会论文集》。壮医目诊配合壮药内服在临床上对治疗淋巴结核、脉管炎、甲亢、再生障碍性贫血、白血病、糖尿病、高血压等有较好的疗效。1992 年 2 月,法国传统医药研究院院长迪·顾·库莫尔到广西民族医药研究所考察目诊技艺,誉其为中华民间一绝。

18. 黄正雄

黄正雄,男,广西巴马人,壮族,现为广西国际壮医院壮医副主任医师。擅长壮医治疗肿瘤病,特别是肺癌、食道癌。1986 年经广西壮族自治区卫生厅考核,吸收到广西民族医药研究所从事壮医研究及临床工作。

19. 岑利族

岑利族,男,广西乐业人,壮族,曾任广西民族医药研究所壮医主治医师。家传壮医药物拔罐疗法,对风湿病、腰腿痛有显著的疗效,根据其经验整理的《壮医药物竹罐疗法的发掘整理研究》已通过有关部门组织的专家鉴定。

20. 黄尚勋

黄尚勋,男,广西宁明人,壮族,曾任广西民族医药研究所主治医师。擅长用壮医验方治疗肝病。创制"肝舒袋泡茶"壮药制剂,对治疗乙肝有较好的疗效。

21. 李秀新

李秀新,女,广西上林人,壮族,著名民间壮医,中华中医药学会会员、中国民间中医药研究开发协会会员。在长期的医疗实践中,继承和创新了壮医草药治疗皮肤癌、皮肤病毒性感染、脉管炎和静脉炎引起的皮肤溃烂等,尤其独创草药泡熏,皮肤用药治疗痛风方法为区内独创,疗效显著,享誉中外。2014 年 11 月受邀出席由农工党中央、国家中医药管理局主办,中国中医科学院、中华中医药学会、中国中医药研究促进会、中国中药协会、中国民间中药研究开发协会、中国民族医药学会协办,以"中医药——国家战略资源"为主题的首届中医科学大会。

22. 覃彩京

覃彩京,男,广西武鸣人,壮族,著名民间壮医。对人体解剖结构十分熟悉,能熟练地用壮语名称叫出人体各部位的解剖名称及骨骼各部位名称。长于用壮医接骨术治疗骨伤科疾病。

23. 莫五妹

莫五妹,女,广西河池人,壮族,著名民间壮医。擅长挑、刮、针等与众不同的疗法,尤其是麝香针疗法为广西区内首创,这种针法对治疗风湿病有独特的疗效。

24. 郭庭璋

郭庭璋,男,广西天等人,壮族,擅长壮医治疗内科杂病。出生于壮医世家,属第四代传人,从小酷爱壮医药,在前辈的熏陶下,掌握了一套比较完整的壮医诊疗技法,尤其长于治疗奇难杂症,行医四十余载,每每得心应手。

25. 陆爱莲

陆爱莲,女,广西大新人,壮族,著名民间壮医。擅长用祖传接骨秘方及接骨技术治疗各种骨伤科疾病,疗效显著。

26. 农秀香

农秀香,女,广西马山人,壮族,著名民间壮医。擅长于用祖传农氏腹诊法诊断妇科疾病。这种腹诊法已有 100 多年的历史,主要是通过检查脐部及腹部的血脉跳动情况来诊断疾病,尤其适用于诊断妇科经、带、胎、产方面的疾病,是一种独具特色的壮医诊断方法。

27. 赵作锦

赵作锦,又名赵妙元,男,广西靖西人,壮族。1988年毕业于百色地区壮医师资班,1991年参加广西乡村医生培训中心函授三年。现任广西靖西壮医药学校校长、靖西民间壮医红十字会会长、靖西县民间壮医药研究所所长、民族传统人道医德研究教学靖西分会会长。出生在一个壮族医学世家,自小便在家人的指导下学习壮医学的知识。高中毕业以后,又进入当地的卫校,系统学习了西医、中医的理论知识。1988年在靖西开办了我国第一家壮医学校——靖西民族医药学校,开始招收壮族医学和药学专业的学生。

28. 陈建英

陈建英,女,广西宁明人,壮族,著名民间壮医。自幼随父行医,悉心研究壮族民间医疗方法60余载。集各科临床丰富经验和体会,绘著有灯花烧灸穴位图解一册,备述30余种病症的施治方法部位。在临床上尤以擅长治疗内、妇、儿科疾病而远近闻名于宁明、崇左等地,得其除痼疾者甚众。

29. 吕琳

吕琳,女,广西陆川人。1989年6月广西医科大学病理硕士研究生毕业。毕业后一直在广西民族医药研究所从事民族医药的临床科研工作,现任广西民族医药研究所壮医临床研究室副主任,副主任医师。先后承担和参加过15项国家、部、省、厅级科研课题的研究工作,取得科研成果10项,并在《中医杂志》《中国针灸》《中医外治杂志》《中医药学报》《中国民族医药杂志》等发表学术论文25篇,出版著作3部。

30. 王毛生

王毛生,男,湖南衡山人,曾任广西民族医药研究所壮医副主任医师,毕业于广州军区卫生学校。从医 40 年,集中医、西医、壮医于一身,有较丰富的临床实践经验。应用壮药金樱根治疗烧伤、黄皮叶治疗肝炎的临床课题研究,曾分别获广州军区科研三等奖。发表论文 9 篇,如《壮药黄龙汤治疗乙肝》《壮药银花马鞭散治疗消化道溃疡》《壮医理论指导治疗恶性肿瘤》等。

31. 陈秀香

陈秀香,女,广东梅县人,研究员。1960 年毕业于中山大学生物系。曾先后在北京中国医学科学院药物研究所、广西中医药研究所、广西民族医药研究所工作,主要研究药用植物分类及资源调查,曾参加编写《广西药用植物名录》和《广西本草选编》等书籍。近年来主持承担国家中医药管理局下达的壮药资源调查和开发利用课题,主编《广西壮药新资源》一书。

32. 黄燮才

黄燮才,男,广西桂平人,壮族。著名药用植物学家和壮药专家。大学毕业后从事生草药研究 30 多年。发现植物药新品种 16 种,发表论文 30 多篇,出版《中国本草图录》《中药材真伪鉴别图谱》《广西民族药简编》《中国少数民族传统医药大系·壮医药》等专著 25 本。曾任广西药检所主任药师、中国中医药学会中药鉴定专业委员会委员、中国民族民间医药研究会理事、广西民族医药协会学术顾问等职务,享受国务院特殊津贴专家。

33. 刘智生

刘智生,男,广西环江人,壮族。1982 年毕业于广西中医学院医疗系。曾任广西中医药研究所副所长、广西民族医药协会副会长兼秘书长,壮医副主任医师。对壮医目诊、内病外治有较深的研究。参与了《广西民族医药验方汇编》、《续名医类案》(点校本)

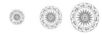
的编撰。主要学术代表作有《名老壮医陈建英临证治验随录》《简介壮医目诊在临床上的应用》等。

34. 唐虹

唐虹,女,广西兴安人,1983 年毕业于广西中医学院医疗系。现任《民族医药报》记者,壮医副主任医师。对壮医理论及壮医内病外治有较深研究,长期从事民族医药古籍整理及《民族医药报》的编辑工作。参与了《广西民族医药验方汇编》《民族医药报验方汇编》的编撰。主要学术代表作有《"动"与"通"——壮医理论体系的精髓》。

35. 韦松基

韦松基,男,广西藤县人,壮族,教授。曾任广西中医药大学壮医药学院副院长、壮医药研究所副所长、新药研究开发中心副主任、药学院药用植物教研室主任,是广西药学会、广西植物学会会员。1978 年毕业于南京大学生物系药用植物专业,毕业后一直从事药用植物学教学和科研工作。发表学术论文 26 篇,参编全国高等中医药院校有关教材 7 部,参加省部级课题 3 项,院级课题 5 项。其中《壮药质量标准研究》研究成果获 2003 年广西科学技术进步奖二等奖,出版《壮药生药学质量标准研究》等专著 3 部。

36. 郑建宇

郑建宇,女,右江民族医学院附属医院针灸科主任、教授。现任中国针灸学会临床分会针药结合专业学术委员会委员、广西针灸学会常务理事、百色市中医药学会常务理事,曾任右江民族学院第一届学术委员会委员。在辽宁得到了"针圣"继承人田维柱教授的真传,学到了眼针疗法这一绝招,临床治疗缺血性中风即见奇效,有"一针准"的美称。临床经验丰富,医术精湛,擅长运用传统中医针灸术诊治各种常见病症及疑难杂症。总结推广运用穴位埋线疗法治疗各种慢性疼痛疾病和功能紊乱疾病;运用透刺法配合艾灸治疗周围性面瘫;运用穴位自血疗法配合放血疗法治疗痤疮及皮肤护养美容;运用挑刺疗法治疗小儿厌食症、针药治疗颈椎病、双手拨针法治疗顽固性呃逆等均有较好疗效。主持地厅级科研课题 5 项,获科技成果奖一项。在国家级核心刊物及省级医学刊物上发表论文近 20 篇。

37. 赖良策

赖良策,男,广西融安人。曾任广西巴马瑶族自治县人民医院内科副主任医师。善用中草药治疗胃下垂、脱肛、脱发再生、斑秃、胆肾尿路结石、急慢性肝炎、高血压、癌症及肝癌术后预防复发等症。是《当代医药人才选编》《临床医学治验》各卷的编委。论文《抑酸剂加抗生素治疗消化性溃疡 50 例的疗效观察》发表于《右江医学》(1993 年第 3 期);《用中草药预防肝癌复发及治疗的探讨》被收入《疑难杂症治验》(1996 年第 3 卷),该文于 1996 年在北戴河召开的第四届全国疑难杂症诊治学术研讨会上宣读,并获全国医药优秀学术论文二等奖。

第七章　壮医药发展

壮医药是祖国传统医药学的重要组成部分。当前"崇尚自然、回归传统"、发展"绿色药业"已成为世界消费潮流时尚,这给壮族传统医药的发展带来了良好机遇。回顾近 50 年来广西壮医药的发掘整理和现代研究工作所取得的重大进步与成果,展望未来前景,明确目标,采取措施,迎接挑战,进一步推动和加快广西壮医药及其产业化发展。

第一节　壮医药文化

壮医药文化是中国壮族人民的宝贵财富,是中华文化的重要组成部分,在保障少数民族群众健康方面发挥着重要的作用。随着时代的进步和科学的发展,壮医药已不可能生存在原来的自然环境和人文环境之中,势必受到西医中医的激烈竞争和广大患者的自发选择。人们相信壮医药是因为壮医药内在的科学性,特别是它对某些疾病和疑难绝症的独特疗效,使患者及家属把期望的目光投向未知的医学领域,以寻找生存的一线希望,而壮医药正好像是他们面前闪烁希望之光。同时,由于化学药物的毒副作用使人们倾心于天然药物。

中华医药文化源远流长,博大精深。壮医药是我国文化传统的一部分,它和壮族少数民族的思维方式、生活方式等紧密相关,是我们宝贵的遗产,是中国的人文标签,是我们保持文化多样性的重要资源。传承和发展壮医药,不仅是出于对民族传统文化的认知与尊重,而且是实现民族团结、稳定的重大举措。

我们尊重少数民族就要尊重他们创造的文化成果,加以研究整理、继承发扬。从功能层面上讲,壮医药发挥着特殊的作用,在很多西医没有普及或者比较偏远的地区,壮医药起到了救死扶伤、保障人们生命健康的作用,大力普及壮医药对于解决比较落后的农村地区医疗问题是大有帮助的。开发壮医药资源对经济发展有很大的提升作用,民族医药产业已成为很多少数民族地区的支柱产业和新的经济增长点。壮医药的发展,必将促进我国医学的百花齐放和百家争鸣,成为我国医药文化繁荣发达的标志之一,也将为发展传统医药提供新的经验,为各国补充医学提供广泛的选择。

壮医药文化的发展是时代的需要,近年来取得了长足的进步,而且还有相当大的发展空间,但同时也存在许多的不足,尚有大量的工作要做。

我们相信在全国各族人民的共同努力下,壮医药文化与时俱进,朝着更加光明的方向发展,大放光彩,造福人类。

第二节 壮医药机构

我国壮医药的医疗机构全部于中华人民共和国成立以后建立,是壮医药事业进一步发展的重要物质基础和条件。有文献统计,广西目前有民族医药机构15所,其中自治区级民族医药科研机构1所,高校壮医研究所1所,地市级民族医药科研机构2所,民族医院8所,民族药定点生产厂家4家,这些机构分布在广西南宁、柳州、河池、百色几个壮族聚居地区。

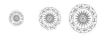

1. 广西国际壮医医院

广西国际壮医医院(广西中医药大学附属国际壮医医院)项目,是广西壮族自治区成立六十周年庆重大公益性建设项目。它是一所集医疗、教学、科研、康复、保健、壮药医成教培训、特色制剂、民族医药文化传承和国际交流为一体的三级甲等民族医医院。是广西壮族自治区、南宁市医保定点单位。广西国际壮医医院的成立将加快实施广西壮瑶医药振兴计划,进一步增进民族团结,促进与东盟各国的交流合作,提高各族人民健康水平和提升壮医药在全国民族医药中的地位,并服务国家"一带一路"倡议。医院定位为:以壮瑶等民族医药为特色,中医药为基础,现代诊疗技术为支撑,集医疗、预防、保健、康复、教学、科研、制剂、民族医药文化传承和国际交流为一体的、壮族文化特色浓郁的综合性现代化国际化医院(内设壮医博物馆)。医院位于南宁市五象新区平乐大道和秋月路口东北侧,用地面积 20hm²,建设用地 13.3hm²。医院按1 000 张床位规划设计,总建筑面积约为198 000m²,主要建设门诊部、急诊部、医技用房、住院用房、壮瑶医学保健用房、壮医药国际交流中心(壮医博物馆)、壮瑶医学全科医生临床培训基地、壮瑶药剂医学研发中心以及相关配套附属设施。医院估算总投资约为16.16 亿元。医院建筑形象在立面风格上体现广西特色,凸显民族特色的同时,体现国际化与现代化特点。

2.广西民族医药研究所

该研究所是 1985 年 5 月经国家科学技术委员会批准建立的我国首家省级民族医药科研机构,全民所有制,隶属广西壮族自治区卫生与计划生育委员会。研究所的主要研究方向和任务是:对我国南方壮、瑶等少数民族医药进行发掘整理、研究提高。经过多年的潜心努力,该所已发展成为初具规模的民族医药科研机构,在国内外产生一定影响。为壮医药的发掘、整理、研究工作及学术交流发挥巨大作用。目前研究所已经并入广西国际壮医医院。

3.广西中医药大学壮医药研究所和壮医门诊部

创建于 1983 年,壮医药研究所及下设的壮医门诊部是以发掘、整理、研究壮医药为主的科研及医疗机构。注重壮医壮药、壮医药线点灸、壮医针挑等壮医特色医疗的理论及临床研究,其中壮医针挑治疗头痛、壮医药线点灸治疗风湿性关节炎、肩周炎、泄泻、痛经、崩漏、小儿遗尿和各种皮肤病等方面有独到之处。

4.广西壮族自治区民族医院

创建于 1952 年,前身是桂西壮族自治区人民医院、桂西壮族自治州人民医院、南宁地区人民医院,1986 年经广西壮族自治区党委和政府批准,扩建为广西壮族自治区民族医院。临床上以治疗心血管疾病、泌尿系统结石、胸腹肿瘤等见长。并开展独具特色的民族医熏蒸、微型刀针等疗法。

5.壮药研究基地——广西药用植物园

创建于 1959 年,前身是广西药物试验场,先后引种栽培了药用植物2 100多种,药用动物 11 种,是我国和亚太地区面积最大、栽培品种最多的药用植物园。拥有广西特产药物区、药物疗效分类区、草本药物区、荫生药物区、藤本植物区、温室区、姜科药物区、药用动物区、民族药物区及混乱药物鉴别区等 11 个药物展览区,是中草药和民族药科研、生产、教学、科普基地。主要从事收集保存中药材种质资源,引种栽培国内外药用植物,特别重视对南药和民族药的调查研究与开发利用,保存与扩大繁殖珍稀濒危药用植物以及研究解决广西道地药材生产中的问题。

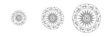

6.广西民族医药协会

1986 年 12 月成立,是广西民族医药工作者的学术性群众团体,其宗旨是贯彻落实党的民族医药工作方针、政策,努力继承、发掘、整理和提高民族医药,积极开展民族医药科研和学术交流,团结广大民族医药人员,加强民族团结,密切党、人民政府和广大民族医药人员的联系,反映广大民族医药人员的意见和愿望,维护、保障广大民族医药人员的合法权益。

7.广西柳州民族医药研究所

创建于 1983 年 3 月,目前该所主要是在临床上推广运用民族医疗技法治疗常见病、多发病和疑难杂症,治疗病种达 150 多种,并在推广运用壮医药线点灸疗法方面有一定的影响。

8.广西百色民族医药研究所

创建于 1986 年 4 月,通过信函形式对百色地区民族医药情况进行调查,共收集单方、验方3 000多条,医药歌诀2 000多首及部分医籍手抄本,整理编写了《壮医学简编》《壮医药知识汇编》。该所门诊部运用灯火灸、药线点灸、刮痧、针挑等 20 多种壮医疗法,为群众诊治疾病,收到良好效果。

第三节 壮医药学术会议

壮医药的国内外学术交流正在逐步开展,特别是 1984 年全国民族医药工作会议以来,古老的壮医药开始了有组织、有计划地发掘整理和研究提高工作,学术交流也进入了一个新的发展阶段。

1. 2016 年全国壮医药大会在南宁召开

由广西民族医药协会、中国民族医药学会主办,广西国际壮医医院(广西民族医药研究院)、民族医药报社承办的 2016 年全国壮医药大会在南宁市举行。

大会围绕"加快壮医药发展,推动壮医药国际化"主题,交流的内容包括壮医经筋疗法治疗中风偏瘫、经筋理论在针刀治疗软组织损伤的应用、经筋疗法治疗腰背疼痛性疾病、小针刀与民族传统疗法结合治疗骨伤疾病、壮医痧病诊治、壮医湿毒病研究进展、壮医治疗风湿性疾病、小儿脑瘫康复治疗、壮医康复理论及应用、云南文山壮医药发展概况、古骆越医药与骆越文化等。本次交流的内容以壮医经筋疗法及其他一些外治法为主,同时涵盖了其他一些内容。会议对加强壮医药的学科建设、理论深化、人才培养、推广应用有重要作用。通过这个平台,促进了全国壮医药工作者的协作交流和学术水平的提高,推动了壮医药事业在新的历史条件下加快发展。

2. 中国民族医药学会壮医药分会成立大会暨首届壮医药(国际)学术研讨会召开

中国民族医药学会壮医药分会成立大会暨首届壮医药(国际)学术研讨会于 2015 年 11 月在广西南宁举行。会议由中国民族医药学会、广西科学技术学会、广西中医药管理局主办,广西民族医药协会、广西民族医药研究院承办。

大会期间,14 位来自全国各地的民族医药专家、1 位马来西亚的专家,就弘扬传统医学、发掘整理民族医药文献、推广应用民族医药特色诊疗技术、推动民族医药的国际交流合作等方面进行了交流。

广西药材资源丰富,经过开发利用,壮医药已经建立了比较完整的教学和科研体系。壮医药的国际性学术会议尚属首届,对推动壮医药的科技创新、学术繁荣、国际国内交流合作起到了重要的作用。对于推动壮医药在新的历史条件下加快国际化进程,推动壮医药与东盟的合作交流,推动壮医药积极融入国家"一带一路"建设大格局具有重要的意义。

3. 广西壮医医院建院十周年暨壮瑶医药学术研讨会举行

广西壮医医院建院十周年暨壮瑶医药学术研讨会于 2012 年 12 月在广西南宁举行。卫生行政官员、壮瑶医药专家等众多业内人士为壮瑶医药发展出谋划策。专家们普遍看好壮瑶医药的发展前景,并就壮医药服务体系建设、瑶医药研究、民族药产业开发等内容进行了交流。

2012 年起正式实施的《广西壮族自治区壮瑶医药振兴计划》将为广西居民使用民族医药营造一个更好的环境,为壮瑶医药发展制定了具体的方向和时间表:到 2015 年,建成一家自治区级壮瑶医医院,建设 4 家地市级、28 家县级壮瑶医医院,30%的中医医院设立壮瑶医专科。到 2020 年,全区 60%的城市社区卫生服务中心和乡镇卫生院设立壮瑶医科,80%的中医医院设立壮瑶医专科。

4. 中国民族医药学会壮医药分会筹备成立大会

经前期精心准备并征得中国民族医药学会和广西中医药管理局同意,中国民族医药学会壮医药分会筹备成立大会于 2013 年 4 月 10 日下午在广西南宁隆重召开。

会议中介绍了中国民族医药发展的基本概况、中国民族医药学会各分会成立的基本情况、对壮医药分会筹备成立的一些程序和要求等。介绍了近年来广西民族医药发展取得的成就、当前的机遇和挑战等,对壮医药分会今后的工作提出三点意见:一是要高度重视分会的建设,严格按中国民族医药学会章程办事,把分会办好;二是广西要认真学习各兄弟省区民族医药分会发展民族医药的经验,取长补短,加强交流合作;三是要创新发展,把分会的工作同政府关心的工作紧密结合起来,当前首要工作是与壮瑶医药振兴计划紧密结合起来。

中国民族医药学会壮医药分会成为学术研讨的舞台、合作交流的平台、凝聚力量的平台,让壮医药分会发挥应有的作用,为民族医药事业的发展做出更大的贡献。

5. 第十六届国际传统药物学大会和第八届药博会开幕

2016 年 5 月 16 日,第十六届国际传统药物学大会和第八届中国(玉林)中医药博览会在玉林市文化艺术中心隆重开幕。国际传统药物学大会是由国际传统药物学会牵头主办的以弘扬传统药物学为宗旨的国际性学术大会,本届国际传统药物学大会以传统药物学的"保护·融合·创新"为主题,围绕"传统药物知识的保护"等主题,邀请国内外医药研发学术机构以及国际传统药物学知名专家学者出席,共同探讨中医药资源的可持续利用和保护。

第八届中国(玉林)中医药博览会以"弘扬中医药文化,发展中医药产业,壮大南方药都"为宗旨,打造以中医药传统医药以及成品药为媒介的展示展销、产品购销、合作交流平台。药博会已成为中医药领域重要的品牌展会和一个里程碑。通过药物学大会和药博会这个平台,有效提升了"中国南方药都"的品牌效应,扩大了"中国南方药都"在国内外的知名度和美誉度。

第四节　壮药企业

1. 桂林三金药业

桂林三金药业股份有限公司是三金集团的核心企业,主营中成药、天然药物的研发和生产,是国内最早生产现代中药制剂的厂家之一,也是广西医药龙头企业。1985 年以来,桂林三金坚持改革创新,依靠科技进步和科学管理,从一个名不见经传的中药作坊小厂蜕变成为全国知名的现代中药企业,跻身中国中药行业50强前列。企业先后荣获全国企业管理杰出贡献奖、全国"五一劳动奖状"、全国思想政治工作优秀企业、全国文明单位、全国中药行业优秀企业等荣誉。

三金作为区内外知名的高新技术企业,建有国家认定的企业技术中心、博士后科研工作站及广西中药产业化工程院等创新平台。多年来,一直致力推进和实施中药产业现代化规划,积极培养、提高企业的自主创新能力。公司的特色中药新药均由企业技术中心主导研制。目前,三金拥有200多个注册品种和13个药品剂型,拥有桂林西瓜霜、西瓜霜润喉片、三金片、脑脉泰胶囊等自主开发的独家特色品种42种。经过多年努力,三金在咽喉、口腔用药和泌尿系统用药方面已形成较强的专业和市场优势,代表产品三金西瓜霜系列、三金片多年稳居全国同类中成药前列。2009年7月,桂林三金以高成长、高效益的崭新面貌,成功进入资本市场,迎来企业高速发展的新阶段。近年来,为积极响应桂林市委、市政府"向西发展,再造一个新桂林"的号召,也为解决企业生产基地及仓储设施分散与企业快速发展之间的矛盾,三金启动了"三金现代中药产业化技术改造工程"的建设。目前,该项目一期已经正式投产并实现了主要生产线的整体搬迁。

面对未来,三金将秉承"创新推动医药进步"的企业使命和"敢为先"企业精神,实施以中药制药为主体,致力发展生物制药和大健康产业的"一体两翼"发展战略,视质量、信誉为企业第一生命,突破创新,不断增强三金的竞争实力,锐意进取,以发展报国、回报投资者,以打造中国领先的医药制造集团为目标,推动中药产业现代化、国际化!

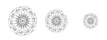
2. 广西玉林制药

广西玉林制药集团有限责任公司前身为广西玉林制药厂,创立于 1956 年,是一家以中成药和天然药物研发、生产、销售为主业的中药制药企业,是国家商务部首批认定为"中华老字号"的企业,是中国中药制药 50 强企业和广西区农业产业化重点龙头企业。玉林制药的业务已拓展到中药饮片加工、中药材种植与经营、药用空心胶囊制造、国内国际贸易等领域。公司始终坚持以市场为导向,项目为载体,加强产学研的联合,具备良好的产品研发能力和对外技术合作基础,拥有各类专业人员 360 多人,是广西较早建立区(省)级技术中心的企业之一。长期以来,玉林制药始终秉承"珍爱生命、关注健康"的经营宗旨,为人类创造健康、为股东创造利益、为员工创造前途、为社会创造效益。近年来先后研发出湿毒清胶囊、银蒲解毒片、珍黄胶囊(珍黄丸)、三七伤药胶囊、复方鸡骨草胶囊等多个新产品。

3. 广西花红药业

广西壮族自治区花红药业股份有限公司是集药材种植、科研、生产、销售为一体的国家重点中成药企业,始建于 20 世纪 70 年代初。2002 年完成国有改制,与上海复星医药进行合资合作;2005 年完成股份制改制;2006 年至今,根据大健康发展战略,通过独资、合资、并购等方式,逐渐发展形成药品经营、植物药品生产销售及女性健康服务等产业结构,相继成立花红医药、金松药业等子公司。花红药业拥有 64 项国家专利,是国家高新技术企业,拥有广西女性健康中成药工程技术研究中心、柳州市医药行业公共技术服务平台及中试实验平台等科研技术中心。

花红药业推行品牌战略,打造了闻名全国的花红品牌,"花红片品牌发展之路"被评为 2004 年度中国医药十大营销案例之一。

主导产品花红片、消肿止痛酊已分别成为治疗妇科炎症和全国外用镇痛酊类用药知名产品。花红药业拥有中成药 54 个品种,21个品种入选《国家基本医疗保险药品目录》,花红片(颗粒、胶囊)入选《2012 版国家基本药物目录》,花红片、花红胶囊、花红颗粒、消肿止痛酊、葛根芩连丸、解毒生肌膏等 6 个产品列入《国家基本医疗保险、工伤保险和生育保险药品目录(2017 年版)》。

面向未来,花红药业继续奉行"关心健康,爱护家庭"的宗旨,秉承"坦诚、开放、严谨、感恩"的企业理念,致力于女性健康事业,为改善和提高女性健康水平,提供专业化的优质药品和服务,发展以品牌为核心的妇科产品群,努力成为中国乃至全球女性用药的一流企业和女性健康专家。

4. 广西金嗓子

广西金嗓子集团是全国制药行业优秀科技型企业,该集团原为柳州市糖果二厂,始建于 1956 年,1994 年公司自筹资金 780 万元成立广西金嗓子制药厂。1998 年经柳州市人民政府批准,由广西金嗓子制药厂和柳州市糖果二厂改制成立。公司年生产能力金嗓子喉片 50 亿片,年产值规模 10 亿。历经半个多世纪的发展,现已成为我国中成药生产企业 50 强,广西企业 100 强之一,荣获中国驰名商标、国家级高新技术企业、中国优秀诚信企业、全国守合同重信用企业、广西首批优秀科技型企业、广西质量效益型先进企业、柳州市纳税大户等荣誉称号。公司专注于制药和食品健康产业,主要产品有金嗓子喉片、无糖金嗓子喉宝、金嗓子健康糖、金银三七胶囊、银杏叶片、罗汉果玉竹颗粒等 60 多种药品,以及老土司元春酒、花生牛轧糖、月饼等十多种传统食品。其中,生产的产品金嗓子喉片具有疏风清热、解毒利咽、芳香辟秽的功效,深受消费者喜爱,在同类产品中市场占有率多年来一直名列前茅,并出口美国、加拿大、欧盟、俄罗斯、澳大利亚以及东南亚等20多个国家和地区。

公司率先在广西通过药品生产质量管理规范 GMP 认证、食品安全管理体系 HACCP 认证、ISO 9001:2000 质量管理体系认证、ISO 22000 食品安全体系认证、测量管理体系认证、出口食品卫生注册认证、美国 FDA 认证、欧盟 COM 认证、澳大利亚保健食品认证、马来西亚卫生部认证、印尼卫生部注册认证等。公司是中国质量诚信消费者(用户)信得过单位,中国农业银行 AAA 级信用单位,全国中药企业 50 强,中国食品行业优秀企业。系广西利税大户,广西用户满意服务称号企业。

5. 广西灵峰药业

广西灵峰药业有限公司创建于 1975 年,是广西壮族自治区重点植物药生产企业,致力于女性健康药品的研发与生产。灵峰药业位于广西贺州市,公司占地140 000 m^2,建筑面积50 000 m^2。拥有先进的生产技术与设备,引进了德国进口的胶囊填充机,7 台颗粒分装机,中药提取全面采用多功能提取罐及真空浓缩和喷雾干燥等工艺设备,可生产片剂、冲剂、胶囊剂、糖浆剂、合剂、丸剂、酊剂、膏滋剂等多种剂型。2006 年美国东方生物技术有限公司(AO-BO)成功收购灵峰药业,使其成为 AOBO 旗下第三支药品制造企业,是 AOBO 植物制药的主体生产基地。AOBO 的成功进入,为灵峰药业的发展注入了新的生机与活力。灵峰药业国内首创的妇科良药金鸡牌金鸡系列产品曾于 1985 年、1990 年两度获中国国家质量奖银质奖,独家研制生产的药制龟苓膏、健脾安神合剂曾多次被评为广西壮族自治区优质产品,金鸡颗粒、金鸡片、强力枇杷露、板蓝根颗粒等 28 个品种进入《国家基本医疗保险药品目录》。药制龟苓膏、金鸡胶囊、金鸡颗粒、金鸡片获得中国国家中药保护品种。灵峰药业现有 65 个国药准字号品种。

6.广西圣特药业

广西圣特药业有限公司,其前身为广西柳州地区制药厂,始建于 1970 年,是广西生产中西成药的骨干企业。经过 30 多年的发展,生产工艺成熟,产品质量稳定。已健全一套完整的规章和质量保证体系。生产设备及工艺先进,有一套生产片剂、冲剂、胶囊、溶液剂的生产设备;提取设备是广西中药提取浓缩机械化、自动化程度较高的设备。具有一套与生产品种检测要求相适应的精密检测仪器,检测手段科学,在广西医药行业处于领先水平。

7. 桂林中族中药

桂林中族中药股份有限公司,原桂林永福制药厂,创建于 1974 年,地处桂林永福,具 30 多年的中成药生产历史,是国内较大罗汉果制品出口企业,广西中成药生产基地。用地面积 17.3hm^2,总资产 1.3 亿元,拥有 GMP 标准厂房12 000 m^2,仓库 6 000 m^2,近 5 亿元年产值能力。拥有冲剂、片剂、胶囊剂、酊水剂、散剂、糖浆剂、饮料等 7 大剂型和 60 余个产品。注册商标有"中族""凤山""今舒"等品牌,主导产品有罗汉果冲剂、中族山绿茶降压片、中族当归调经颗粒、中族牛黄消炎片、中族板蓝根颗粒、中族强力枇杷露等。企业利用罗汉果资源,积极开发投产罗汉果制品,产品遍及国内市场,远销东南亚,并不断开拓欧美市场。至今生产罗汉果系列产品有罗汉果止咳冲剂、罗汉果止咳糖浆、罗汉果茶、罗汉果银花含片等。

8. 广西中医药大学制药厂

广西中医药大学制药厂创建于 1971 年,是广西中医药大学的产学研基地;是集研发、教学、生产、经营于一体的高科技企业,现已发展成为国家中型企业、中成药专业生产基地；是国家药品GMP认证企业、国家高新技术企业、国家民族药定点生产企业、广西壮族自治区企业技术中心、广西壮族自治区级研发中心、广西壮族自治区产学研用一体化企业、广西壮瑶药工程技术研究中心保健品研发分中心、南宁市壮瑶保健产品工程技术研究中心、南宁市国际科技合作基地。总部位于首府南宁市政治、经济、文化中心的青秀区。制药厂拥有近30 000m³的生产、科研教学和实训面积，拥有现代化制剂大楼，配备先进的全自动药品和保健食品生产线，拥有现代化中心实验室。目前已经通过国家药品GMP认证、保健食品GMP认证、食品SC认证及中药饮片GMP认证，是专业生产中成药、原料药、保健食品、中药饮片、食品的综合生产企业，曾先后被评为中国100家最大医药工业企业，广西经济效益百强企业。制药厂生产的产品有10大剂型36个品种的中成药和原料药，研制的"百年乐"牌复方扶芳藤合剂等中药名牌产品多年来畅销不衰。其中有一批药品被列为《中国药典》品种、国家中药保护品种、国家基本药物。主导药品有名牌产品复方扶芳藤合剂、国家一类新药龙血竭、国家中药保护品种杧果果止咳片等。

第五节　壮医教研体系

民族医药是少数民族的传统医药，在漫长的历史岁月中，对于少数民族乃至整个中华民族的繁衍发展做出了巨大贡献。中华人民共和国成立以来，党和政府高度重视民族医药发展，尤其是2000年以来，在国家有关部门的关心和支持下，民族医药的继承发展全面展开，专业科研队伍逐步形成，文献整理、临床研究和药物研究等方面均取得了较大进展。

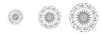

据了解，藏族、蒙古族、维吾尔族、傣族等民族医药都早已形成了自己的理论体系和临床体系，而壮医药由于历史原因，长期未能得到全面系统的发掘整理和研究提高，许多特色的诊疗技法和验方秘方流散于民间，有的甚至濒临失传。

1984 年第一次全国民族医药工作会议以来，国家有关部门和广西壮族自治区党委、政府把抢救、继承和发展壮医药等民族医药提到了重要的议事日程，先后成立了广西民族医药研究院、广西壮医医院、广西中医学院壮医药学院等省区级壮医药教研机构；在全区开展了大规模的民族医药古籍普查整理工作，壮医理论于 2002 年通过了主管部门组织的权威专家鉴定。

2008 年，经卫生部医师资格考试委员会批准，壮医执业医师资格考试逐渐铺开。这意味着历史悠久的民间壮医终于拥有了"合法身份"。此前，蒙古族、维吾尔族、藏族、傣族四大民族医药体系已经相继获得卫生部和国家中医药管理局的批准，开展了执业医师资格考试。2008 年 12 月，广西壮族自治区颁布施行《广西壮族自治区壮药质量标准》。这是首部由地方政府主管部门制定和颁布的壮药标准，为壮医药的研发、生产、监管等环节提供了法定的质量技术依据。

20 多年来，广西民族医药研究所、广西中医药大学等机构的科研人员先后承担了包括国家自然科学基金项目在内的上百项壮医药研究课题，发表了数百篇壮医药方面的学术论文。历史上壮医药缺乏系统的文字记载，主要是靠口耳相传，经过有关部门和科技工作者的抢救性发掘整理，大量散落在民间的诊疗技法和验方、秘方被整理出来，完成了壮医药的历史源流、药物学、临床经验等方面的著作。现在，可以说壮医药理论体系和教研体系已经基本形成。

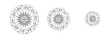

第六节 壮医药教育

研究与开发壮医药是发展祖国传统医药的重要举措,也是提高民族自尊心,继承和发扬民族优秀文化的重要内容。对增进民族团结、发展民族经济、促进传统医药现代化、实现富民兴国均有极为重要的意义。

中共中央、国务院在《关于卫生改革与发展的决定》中也强调指出:"各民族医药是中华民族传统医药的组成部分,要努力发掘、整理、总结、提高,充分发挥其保护各民族人民健康的作用。"要加速壮医药发展,高素质的壮医药人才队伍是关键,而壮医药人才的培养又依赖于壮医药教育水平的提高,因此,壮医药教育成为发展壮医药事业的关键。

广西中医药大学壮医药学院成立于 2005 年 10 月,是我国唯一培养壮医药高级专门人才的教育基地,也是壮医药理论挖掘整理、传承创新及壮医临床技能和壮药新药研究开发的科研基地。

1983 年,广西中医学院(现广西中医药大学)成立了国医大师班秀文为主任、科研处副处长黄汉儒为副主任的壮族医药研究室,这是全国最早的壮医药研究机构。1985 年,广西中医学院开始招收中医医史文献(壮医方向)硕士研究生。2002 年开始招收中医学(壮医方向)五年制本科生。2006 年,民族医学硕士点获国务院学位办授权二级学科硕士点。2011 年学院在中医学专业(壮医方向)基础上开设了壮医学专业并正式招生。学院至今已向国内外各级卫生医疗单位培养及输送壮医本科毕业生 300 多名、民族医学硕士研究生 30 多名,在读本科生 300 多名、在读民族医学研究生 20 多名。壮医学成为继藏医学、蒙医学、维吾尔医学之后开展高等教育的民族医学。

学院科研工作注重突出特色,确立了壮医理论体系构建、壮医方药基础与应用研究、壮医临床应用研究三个稳定的主攻方向。学校教师先后承担了 100 多项研究项目,陆续出版了《壮医药线点灸疗法》《中国壮医针刺学》《中国壮医经筋学》等壮医学著作30 多部及《壮医药学概论》等 12 部高等学校壮医学专业本科系列教材。出版刊物相继获得国家级、省部级奖励,数百篇学术论文在国内外刊物公开发表。学科建设也是一步一个脚印向前推进:壮医学学科 2006 年被确定校级重点学科,接着先后被确定为广西高校重点建设学科、广西高校重点学科和国家中医药管理局重点学科、广西"十二五"优势特色重点学科,壮医方药基础与应用研究重点实验室获广西高校重点实验室立项。

壮医学专业开设的专业课程主要有壮医学、中医学、壮医基础理论、壮医医学史、壮医诊断学、壮医方药学、壮医内科学、壮医外科学、壮医伤科学、壮医妇科学、壮医儿科学、壮医皮肤性病学、壮医刺灸学、壮医经筋治疗学、壮医特色诊疗技法、中医基础理论、中医诊断学、中药学、方剂学、中医内科学、针灸学、现代医学基础、西医诊断学、西医内科学、西医外科学等课程。

壮医学专业学生毕业时,经审查符合《广西中医学院普通本科毕业生学士学位授予实施细则》规定者,授予医学学士学位。学生毕业后主要从事各级中、西医疗机构中的壮医临床医疗、教学、科研及其他相关行业的工作。壮医学专业学生具备较为扎实的壮医、中医理论;较强的实践能力、创新能力、壮医传承能力和壮医及中医思维能力;具有较强的交流适应能力以及良好的职业道德,能在各级壮医院、民族医院、中医院、综合性医院壮医科、中医科及科研机构等部门从事壮医临床医疗、预防、保健、康复工作和科学研究工作,并能从事中医药临床、科研工作的医学高级专业人才。

<h1 style="text-align:center">第七节　壮医药的研究与创新</h1>

1. 主要研究内容

(1)壮医学术源流研究:通过开展文献研究和田野调查,对壮医的起源、历史、传承和发展脉络进行广泛的挖掘、梳理和总结,摸清壮医独特的医学观念、伦理方法、物质基础和防病治病经验,奠定壮医理论构建与特色方药和诊疗技术研发的基础。

(2)壮医理论构建研究:基于壮医对人与自然,人体的生理特点、病理现象和疾病发生与防治的认识与经验,通过总结提炼、理论思维,构建壮医理论,使壮族民间医学经验上升为理论。

(3)壮医特色方药的研究:通过广泛收集壮族民间用药和验方,对其中特色鲜明、效果确切的壮药、壮药方剂进行整理、总结和验证,创建壮医方药学。

(4)壮医特色诊疗技术研究与开发:通过广泛收集壮族民间诊疗方法,对其中特色鲜明的诊断和治疗方法进行整理、总结和验证,开发壮医实用适宜诊疗技术,建立壮医特色诊疗方法技术规范及应用标准。

(5)壮医临床体系构建研究:基于壮医临床实践经验,通过系统总结、梳理和分化,构建壮医临床学科,创立壮医临床体系。

2. 创新方面及意义

(1)创立构建了以"阴阳为本,三气同步的壮医天人自然观""脏腑气血骨肉、三道两路、巧坞主神的壮医生理病理观""毒虚致百病、壮医毒论的壮医病因病机论"核心的壮医理论体系,"调气、解毒、补虚"的治疗原则,结束壮医没有理论的历史,确立壮医的学术地位。

（2）明确了壮药的范畴、分类、药性、功用,总结出常用壮药和壮药方,创立壮医方药体系。

（3）制定壮医目诊、甲诊、指诊等特色诊断方法和壮医药线点灸、壮医经筋、壮医药物竹罐、壮医刺血等特色治疗方法等技术规范和应用标准,创建壮医特色诊疗方法技术规范和应用标准体系。

（4）构建壮医内、外、伤、妇、儿等临床学科,形成比较完整的壮医临床体系。

第八节　壮医药的产业化发展

壮药质量标准的诞生,无疑将对壮药的发展产生深远影响。我国的民族药资源十分丰富,以药材资源而言,广西所属的西南地区远胜于西北地区。

20世纪80年代,有关部门曾进行中药资源普查,近10年来,各民族地区又进行了多次调查。目前,已经基本摸清,我国民族药的药材品种有8 000余种,其中,壮医药具有十分丰富的资源,广西中药物种基源多达4 623种(其中植物药4 064种、动物药509种、矿物药50种),居全国第二位。

1959年建立的广西药用植物园占地面积202hm^2,已收集保存药用植物5 000余种,是中国最大的传统药物资源保存基地,享有"亚洲第一药园"的盛誉。全国400多种常用中药的原药材有70多种主要来源于广西,其中10多种占全国总产销量的50%～80%,罗汉果、鸡血藤、广豆根等更是高达90%以上。常用壮药达2 000种。

目前,广西拥有桂林三金药业、广西玉林制药、广西壮族自治区花红药业、广西金嗓子、广西灵峰药业等多家闻名全国的制药企业,已经形成品牌的 30 多种中成药如三金片、正骨水、湿毒清胶囊、鸡骨草胶囊、跌打丸、花红片、金嗓子喉宝、百年乐、金鸡胶囊、华佗风痛宝等,大部分都是在壮医药民间验方、秘方的基础上研制而成的。国家有关部委批准广西中医药大学制药厂、广西玉林制药有限责任公司、桂西制药厂、柳江制药厂等 30 多家企业为壮药等民族药的定点生产企业。

随着医学模式的转变、疾病谱的变化以及回归传统、崇尚自然的潮流,国内外对民族医药的需求不,断增加,许多疑难杂症的治疗也希望能从民族药中发掘新药源,壮医药的发展迎来了新的契机。

党的十七、十八大明确提出要"扶持中医药和民族医药事业的发展";国家 11 部委联合颁布了《关于切实加强民族医药事业发展的指导意见》;2008 年年底,温家宝总理在广西考察时明确指出要"大力发展民族特色产业、民族特需商品、民族医药产品";壮医药的资源优势、特色浓厚和知识产权自主等优点,将成为传统医药事业发展的突破口和切入点,为壮医药的产业化发展奠定了坚实的基础。

第九节　机遇与挑战

现代医学在 20 世纪的发展突飞猛进,成就卓著,一直主宰着全世界的医药卫生事业。随着经济社会的不断发展,人民的生活水平不断提高,对整体健康和生活质量的要求也不断提高。

近几十年来,现代医学的局限性和负效应日益暴露出来,再加上医学模式的转变和疾病谱的变化以及各种替代医学的专科特色

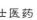

越来越明显,人类回归自然、返璞归真的绿色意识日益高涨,传统医学的回归与复兴是一个世界性的文化潮流,尤其是在科学技术一日千里、经济全球化迅速发展的今天,中国加入世界贸易组织后与世界的距离进一步的缩短,国内外对民族医药的需求不断增加,许多疑难杂症的治疗,也渴望能从民族医药中开辟新的思路,发掘新的医药资源。

壮医药在新的历史背景和良好机遇的条件下,遇到的困难和挑战也是严峻的。最根本的问题是壮医药在历史发展中丢失太多,继承不足,适应现代社会的医疗、教学科研起步较迟,起点较低。壮医药的发展缺乏总体规划,企业规模偏小,设备较差,工艺落后,剂型单一,原料药材质量不够稳定,成药产品质量控制困难,野生药材乱砍滥伐严重。壮医药本身也存在历史局限性和学术局限性,面临着西医药强大存在和中医药恢复发展的双重竞争。壮医药所处的环境,乃是在全世界现代化的激烈竞争浪潮中,机遇和挑战并存,发展与竞争相伴。需要紧扣时代脉搏,把握医药发展态势,发扬民族医学优势,突出壮医药特色光辉而闪耀于医学之林;让壮医药在世界各国代替医学中独树一帜,脱颖而出,是广大壮医药继承者艰巨而又崇高的历史使命和重大责任。

继承发展壮医药,必须以临床为基础,科技为先导,人才为关键,政策为保证。没有临床疗效,就失去了壮医药的生存能力。临床疗效的集中表现,又体现于专科专病的特色和水平。所以在全面振兴壮医药的过程中,首先抓住专科专病这个环节,发展显效、高效、长效、特效的方药或疗法,体现壮医药存在的价值,显示壮医药与西医、中医竞争的优势,并把它作为壮医药学术发展的突破口。

参考文献

［1］《壮族百科辞典》编委会.壮族百科辞典［M］.南宁:广西人民出版社,1993.

［2］陈灏珠.实用内科学［M］.北京:人民卫生出版社,2005.

［3］陈士圭,蔡景峰.中国传统医药概览［M］.北京:中国中医药出版社,1997.

［4］戴铭.壮族医学史［M］.南宁:广西民族出版社,2006.

［5］方鼎.壮族民间用药选编［M］.南宁:广西民族出版社,1985.

［6］甘霖,钟鸣.常见病证壮医诊疗规范［M］.北京:北京大学出版社,2016.

［7］广西民族医药研究所.广西民族医药验方汇编［M］.南宁:广西民族医药出版社,1995.

［8］广西食品药品监督管理局.广西壮药质量标准［M］.南宁:广西科学技术出版社,2008.

［9］广西壮族自治区卫生厅.广西中药材标准［M］.南宁:广西科学技术出版社,1990.

［10］郭成圩.医学史教程［M］.成都:四川科学技术出版社,1987.

［11］何光岳.百越源流史［M］.南昌:江西教育出版社,1989.

［12］洪宗国,邓小莲.壮医毒病论［J］.中南民族大学学报(自然科学版),2012,31(3):38-42.

［13］洪宗国,邓小莲.壮医塞病论［J］.中南民族大学学报(自然科学版),2012,31(4):45-50.

［14］洪宗国,邓小莲.壮医伤病论［J］.中南民族大学学报(自然科

学版),2013,32(2):55-58,72.

[15] 洪宗国,邓小莲.壮医虚病论[J].中南民族大学学报(自然科学版),2013,32(1):36-38,46.

[16] 洪宗国.气、经络与宏观生命科学[J].中医药学刊,2002,20(4):412-414.

[17] 洪宗国.思维的和谐[M].武汉:湖北科学技术出版社,2013.

[18] 洪宗国.中国民族医药思想研究[M].武汉:湖北科学技术出版社,2016.

[19] 洪宗国.壮医药思想内核与理论框架思考[J].中南民族大学学报(自然科学版),2012,31(2):45-49.

[20] 黄汉儒,黄景贤,殷昭红.壮族医学史[M].南宁:广西科学技术出版社,1998.

[21] 黄汉儒,梁启成.壮医药发展概况[N].中国中医药报,2004-6-7(5).

[22] 黄汉儒,梁启成.壮医药资源开发利用的现状[J].广西中医药,2003,26(6):42-43.

[23] 黄汉儒.发掘整理中的壮医[M].南宁:广西民族出版社,1994.

[24] 黄汉儒.中国壮药学[M].南宁:广西民族出版社,2001.

[25] 黄汉儒.中国壮医学[M].南宁:广西民族出版社,2000.

[26] 黄汉儒.壮医理论体系概述[J].中国中医基础医学杂志,1996,2(6):3-7.

[27] 黄瑾明,林辰.壮医药线点灸学[M].南宁:广西民族出版社,2006.

[28] 李珪,李彤.壮医目诊诊断技术规范与应用研究[M].南宁:广西科学技术出版社,2008.

[29] 李珪.壮医治疗虚症研究述评[J].中国民族医药杂志,2005,11(1):43-45.

［30］ 李洪,李婕.黄敬伟壮医经筋疗法探微［J］.中国民族医药杂志,2010,16（9）:20-22.

［31］ 梁启成,钟鸣.中国壮药学［M］.南宁:广西民族出版社,2005.

［32］ 林辰.略论壮医的证治特点及其研究思路［J］.广西中医药,2000,23（5）:47-48.

［33］ 罗婕.再探壮医"阴阳"起源［J］.中国民族医药杂志,2009,15（11）:1-2.

［34］ 庞声航,王柏灿,莫滚.中国壮医内科学［M］.南宁:广西科学技术出版社,2004.

［35］ 庞宇舟,林辰,黄爱玲.壮医药学概论［M］.南宁:广西民族出版社,2006.

［36］ 庞宇舟.壮医毒论浅议［J］.时珍国医国药,2008,19（11）:2810-2811.

［37］ 覃乃昌,潘其旭.壮学论集［M］.南宁:广西民族出版社,1995.

［38］ 滕红丽,梅之南.中国壮药资源名录［M］.北京:中国古籍出版社,2014.

［39］ 韦浩明,蓝日春,滕红丽.中国壮药材［M］.南宁:广西民族出版社,2009.

［40］ 卫生部药品生物制品检定所.中国民族药志［M］.北京:人民卫生出版社,1984.

［41］ 吴永章.中国南方民族文化源流史［M］.南宁:广西教育出版社,1991.

［42］ 谢启晃,郭在忠,莫俊卿.岭外壮族汇考［M］.南宁:广西民族出版社,1989.

［43］ 辛宁.壮药资源学［M］.南宁:广西民族出版社,2006.

［44］ 徐国钧.中国药材学［M］.北京:中国医药科技出版社,1996.

［45］ 杨顺发,关祥组.壮族医药学［M］.昆明:云南民族出版社,1995.

［46］ 叶庆莲.壮医基础理论［M］.南宁：广西民族出版社，2006.

［47］ 叶庆莲.壮医瘴病探源［J］.中国民族医药杂志，2007，13（4）：5-7.

［48］ 易自刚，徐冬英，冼寒梅.壮医方药学［M］.南宁：广西民族出版社，2006.

［49］ 张岱年，程宜山.中国文化与文化论争［M］.北京：中国人民大学出版社，1997.

［50］ 张声震.壮族通史［M］.北京：民族出版社，1997.

［51］ 郑虎占.中国现代研究与应用［M］.北京：学苑出版社，1997.

［52］ 中国高等植物图鉴［EB/OL］.［2016-12-03］.http://pe.ibcas.ac.cn/tujian/tjsearch.aspx.

［53］ 中国植物志编辑委员会.中国植物志［M］.北京：科学出版社，2004.

［54］ 中国植物志［EB/OL］.［2016-12-03］.http://frps.iplant.cn/.

［55］ 钟鸣，韦松基.常用壮药临床手册［M］.南宁：广西科学技术出版社，2010.

［56］ 钟鸣.简明壮医药学［M］.南宁：广西民族出版社，2009.

［57］ 钟鸣.中国壮医病证诊疗规范［M］.南宁：广西科学技术出版社，2009.

［58］ 周金花.壮医对痧病的认识［J］.中国民族医药杂志，1998，4（3）：6-7.

［59］ 朱华，蔡毅.中国壮药原色图谱［M］.南宁：广西民族出版社，2003.

［60］ 朱华，韦松基.常用壮药生药学质量标准研究［M］.南宁：广西民族出版社，2003.

［61］ 朱华.中国壮药志（第一卷）［M］.南宁：广西民族出版社，2003.

附录 彩图

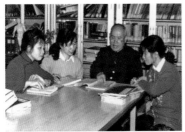

图1 国医大师、壮医专家班秀文
教授给研究生讲课

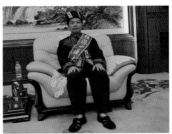

图2 桂派中医大师、壮医专家
黄汉儒教授

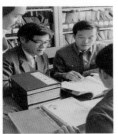

图3 壮医专家黄汉儒教授和
黄瑾明教授在查阅资料

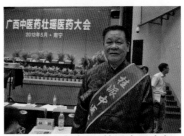

图4 全国名中医、桂派中医大师、
壮医专家黄瑾明教授

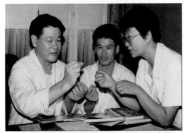

图5 全国名中医、桂派中医大师
黄瑾明教授指导研究生药线点灸

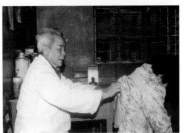

图6 壮医专家、壮医药线点灸疗法
传承人龙玉乾主任医师

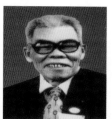

图 7　壮医专家、壮医经筋疗法
传承人黄敬伟主任医师

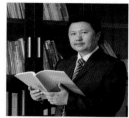

图 8　广西名中医、壮医专家
庞宇舟教授

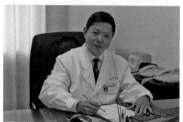

图 9　广西名中医、壮医专家
林辰教授

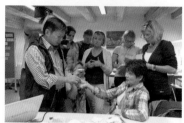

图 10　林辰教授在德国讲授
壮医针灸并示范针刺手法

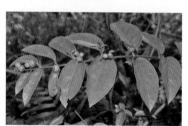

图 11　红腺忍冬

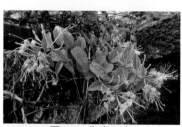

图 12　华南忍冬

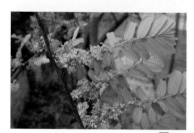

图 13　余甘子

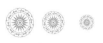

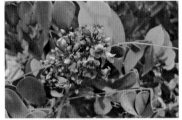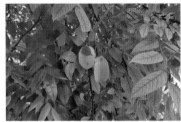

图 14 阳桃

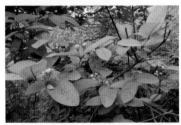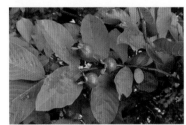

图 15 番石榴

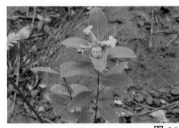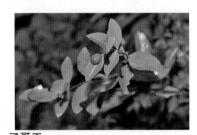

图 16 了哥王

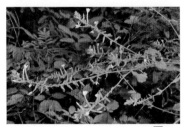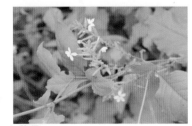

图 17 白花丹

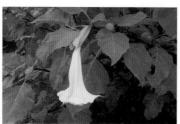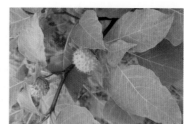

图 18　曼陀罗

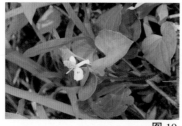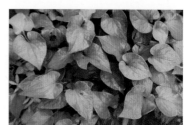

图 19　鱼腥草

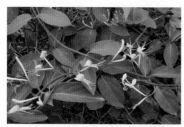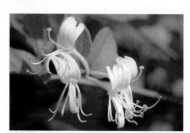

图 20　金银花

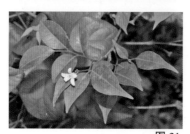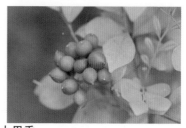

图 21　九里香

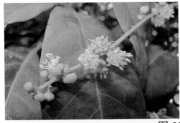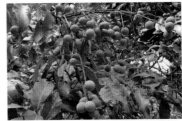

图 22　龙眼

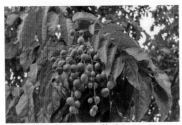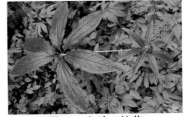

图 23　黄皮　　　　　图 24　七叶一枝花

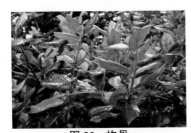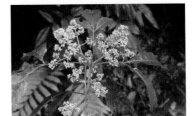

图 25　枸骨　　　　　图 26　三叉苦

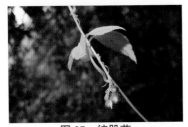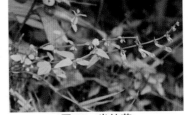

图 27　绞股蓝　　　　图 28　半枝莲

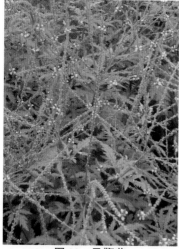

图 29 马鞭草

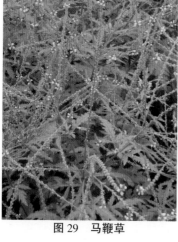

图 30 黄花倒水莲